Aggression

Angst

Ärger

Ekel

Ich

Lust

Peinlichkeit

Rache

Schmerz

Schuld

EGB

Emotionales Gesetzbuch
Dekalog der Gefühle

Herausgegeben von
Rainer Maria Kiesow
Martin Korte

Autoren
Robert André
Eva-Maria Engelen
Birte Englich
Susanne Erk
Björn Falkenburger
Marie Theres Fögen
Anja Göritz
Angela Grünberg
Martin Heisenberg
Christoph Holzhey
Tobias Jentsch
Rainer Maria Kiesow
Martin Korte
Monia Manaa
Cordula Neis
Alexandra Pontzen
Jan Philipp Reemtsma
Wolf Singer
Tilmann Walter

2005
BÖHLAU VERLAG
KÖLN WEIMAR WIEN

EGB

Emotionales Gesetzbuch
Dekalog der Gefühle

Herausgegeben von
Rainer Maria Kiesow
Martin Korte

Redaktion: Tobias Jentsch
Gestaltung: Elmar Lixenfeld
Schrift: Profondo von
Elmar Lixenfeld

Umschlaggestaltung unter
Verwendung eines Holzstichs
von Gustav Doré

Ein Projekt der Arbeitsgruppe
»Repräsentation« der Jungen
Akademie an der Berlin-
Brandenburgischen Akademie
der Wissenschaften und
der Deutschen Akademie der
Naturforscher Leopoldina.

Gefördert vom Bundes-
ministerium für Bildung
und Forschung und von der
VolkswagenStiftung.

Die Junge Akademie lud in
zwei aufeinanderfolgenden
Jahren zu einer Sommerschule
in die Villa Vigoni, Menaggio
(Italien), ein. Das erste Kolloquium, »Emotionale Wende?
Die Junge Akademie der Gefühle«, wurde 2002 veranstaltet
und fand seine Fortsetzung
unter dem Titel »Die Junge
Akademie der Gefühle. Folgen«
(2003). Das EGB verdankt
seine Entstehung dieser Sommerschule.

Bibliografische Information der Deutschen
Bibliothek: Die Deutsche Bibliothek
verzeichnet diese Publikation in der Deutschen Nationalbibliografie; detaillierte
bibliografische Daten sind im Internet über
http://dnb.ddb.de abrufbar.

© 2005 by Böhlau Verlag GmbH & Cie, Köln
Ursulaplatz 1, D-50668 Köln
Telefon (0221) 91390-0, Fax (0221) 91390-11
info@boehlau.de
Alle Rechte vorbehalten
Druck und Bindung: Druckhaus Köthen,
Köthen
Gedruckt auf chlor- und säurefreiem Papier
Printed in Germany

ISBN 3-412-17604-4

EGB Emotionales Gesetzbuch

RAINER MARIA KIESOW, MARTIN KORTE

Gefühle werden immer wichtiger – in der Forschung. Hirnforscher und Psychologen entdecken die Bedeutung der Gefühle für Entscheidungsfindungen. Philosophen erfinden die Liebe als systematischen Begriff neu. Die Literaturwissenschaft fragt danach, was wir fühlen, wenn wir lesen. In der Welt des Normativen diskutieren Juristen Rache und Vergeltung (wieder) als Dimension des Strafsystems. Mit anderen Worten, Bedeutung und Rolle von Gefühlen in der Repräsentation und Konstruktion unserer Weltwahrnehmung finden immer mehr Beachtung. Lange Zeit herrschte in sämtlichen Disziplinen das Paradigma vor, dass Gefühle Verstandesfunktionen beeinträchtigen. Diese Doktrin wird immer fragwürdiger. Die neuen Forschungen zu Gefühlen stellen die Vorherrschaft der Kognitionswissenschaften in Frage. Kann man gar von einer »emotionalen Wende« sprechen? Emotion statt Kognition? Steht eine Wende von den Kognitionswissenschaften hin zu den »Emotionswissenschaften« bevor? Und wie steht es mit den Normwissenschaften? Sind Normen Grundlage für Gefühle oder stellen nicht eher Gefühle die Grundlage für Normen dar?

Seitdem die Vernunft im Zeitalter der Lumières die Herrschaft über die (Be-)Deutung der Welt übernommen hat, Gott im Gefolge dieser Umwertung der Werte mehr und mehr in den Hintergrund tritt und sich das rationale Management des ökonomisch-industriellen Kalküls ausbreitet, wird auch der Gefühlshaushalt des Menschen dem Regime der Rationalität ausgesetzt. Das 19. Jahrhundert sieht die umfassende Alphabetisierung, Klassifizierung, Psychologisierung, Vermessung, Domestizierung der menschlichen (und tierischen) Emotionen. Natürlich strebten in der Romantik auch Phantasie und Empfindung an die Macht. Bereits im antiken, klassischen und barocken Theater wurden die Gefühle für die Darstellung vor einem Publikum ausgezeichnet, trainiert und diszipliniert. Aber seit dem 19. Jahrhundert steht die Währung der Rationalität in besonders hohem Kurs. Der Jurist Rudolph von Jhering beobachtete die neue Form der Durchdringung selbst des alltäglichen Lebens durch die kalte Macht der Ratio genau, als er 1865 schrieb: »Wo soll da plötzlich das Gefühl herkommen?«

In dem Augenblick, als die Rationalität die Gefühle aus dem Leben verbannte, kam das Gefühl in umgekehrter Richtung in die Labore der Wissenschaft. Im 19. Jahrhundert begann die bis heute reichende wissenschaftliche Auseinandersetzung mit den nun unter normierten Laborbedingungen beobachtbaren, ja reproduzierbaren, Gefühlen. Die rationale Konzeptualisierung von Gefühlen führte zu einer Reihe von normmäßig verwendbaren Begriffen (und Klischees) hinsichtlich Emotionen, Affekten, Stimmungen, Gefühlen. Diese normativ funktionierende Gefühlswissenschaft, die die Sprache der Gefühle und über die Gefühle in das Korsett des vernunftgemäßen Gebrauchs zwängte, koinzidierte mit der gesellschaftlichen Diskriminierung von Gefühlsduseleien. Victor Klemperer beschreibt die Gefühlsnorm der Jugend um 1900, als jedem einzelnen Individuum zugeschrieen wurde: »Halt Dich gerade!«

Eine der Institutionen, die ein gerades, Sicherheit verbürgendes Leben ermöglichen sollen, ist die rationale Rechtsordnung, die auf dem »berechenbaren« Regeln unterworfenen Wechselspiel zwischen Gesetz, Rechtsprechung und Rechtswissenschaft beruht. Die bis in die zweite Hälfte des 19. Jahrhunderts herrschende – trotz aller politischen, weltanschaulichen und moralischen Kontaminationen – streng rationale, geradezu mathematische, logizistische »Begriffsjurisprudenz«, aber auch die »alte« traditionelle, in der Theorie ebenfalls auf Rationalität beruhende Rechtsdogmatik, schlossen in der Theorie Gefühle, das Rechtsgefühl, bei der Rechtsfindung weitgehend aus. In der Praxis wurde zwar auch hier nicht so heiß gegessen, wie zuvor gekocht worden war, doch hatten die gedanklichen »Exzesse« der rationalitätsbesessenen Rechtswissenschaft des 19. Jahrhunderts gegen Ende desselben zu mannigfaltigen rechtstheoretischen Gegenbewegungen geführt, wie Interessenjurisprudenz, Freirechtsschule oder eben die »Gefühlsjurisprudenz«. Hier entwickelte sich von 1870 bis 1930 eine – nahezu vergessene – reichhaltige Literatur zur Bedeutung von Gefühlen für das Recht). Heute kehren die Gefühle allmählich wieder in das Recht zurück, wenn erneut (politisch und wissenschaftlich) verstärkt nach der Rolle von Rache und Vergeltung beim Strafen gefragt wird. Am – auch begriffsgeschichtlichen – Beginn des Einbruchs des (aus Sicht der großen Mehrheit der Juristen) Irrationalen in die rationale

Kathedrale des Rechts steht der berühmte Fall des Michael Kohlhaas, über den Heinrich von Kleist schrieb: »Das Rechtgefühl aber machte ihn zum Räuber und Mörder.«

Das Anrennen gegen die geltende normative Ordnung kann einen zum Sonderling werden lassen – und krank machen. Gemütskrankheiten werden im 19. Jahrhundert allmählich zu einem klinischen Phänomen. Der frühere »Zustand« der Melancholie führt nun zur wissenschaftlichen und therapeutischen Behandlung. Depression, Aggression, »krankhafte« Eifersucht, Hass, Xenophobie – (»negative«) Gefühle kommen unter das Auge und vor das Ohr des Arztes. Gefühle machen krank, Gefühle werden als Krankheiten definiert, Gefühle, durch Drogen induziert, machen abhängig. Ein ganzes Arsenal normierter Antidoten wird zur Bekämpfung der unnormalen Gefühle, des Rausches, geöffnet. Normale Gefühle werden kranken Gefühlen gegenüber gestellt. Gene, die Gemütskrankheiten begünstigen sollen, werden isoliert, kloniert und vielleicht zukünftig eliminiert. Heute kennen moderne Gesellschaften ganze Industrien, die sich milliardenschwer durch die Gesundung, Modellierung, Pervertierung von Gemütszuständen beglücken (beispielsweise mittels des populären, legalen Stimmungshebers Prozac oder der illegalen Modedroge Ecstasy). Die Norm wird zum Diener des Geldes, Glücklichsein zur Norm, Aufklärung zu einem zwiespältigen Geschäft.

Die Normierung und Normalisierung von Gefühlen fügt sich ein in eine Geschichte der Disziplinierung des emotionalen Haushalts des Menschen. Manche Gefühle sind »richtig« und groß und schön und gut – ja erhaben (etwa Liebe und Hass). Andere wiederum gelten als »falsch«, also niedrig, klein, gemischt – ja popelig (etwa Ärger und Peinlichkeit). Auf manche Gefühle meint man ein Recht zu haben (Eifersucht), andere darf man nicht (mehr) haben (Rache). Gefühl und moralisches Recht (oder Unrecht) gehen eine enge Verbindung ein und entfernen sich vom gesetzten, bürgerlichen oder strafenden, Recht des modernen Staates. Die Gefühle werden privat und dürfen nur noch privat sein, während der Staat in der Organisation und Disziplinierung des menschlichen Zusammenlebens manche Gefühle monopolisiert und verallgemeinernd objektiviert, etwa wenn er die Rache in einen öffentlichen Strafanspruch überführt. Der Staat mit seinem Recht kodifiziert, was erlaubt ist und was nicht, er bestimmt vor allem die »negativen« Gefühle und spricht die Menschen schuldig. Schuld wird zur Frage des Rechts und nicht mehr der religiösen oder privaten Moral. Aber nicht nur der öffentliche Staat setzt Gefühle. Auch im Privaten gelten »feeling rules«, wie die Emotionsforschung in den letzten Jahrzehnten hervorhebt.

›Feeling rules‹ sind das häufig nicht ausformulierte unbewusste Wissen, welcher Person man in welcher Situation welches Gefühl »schuldet«. So schuldet man einer geliebten Person und deren Angehörigen bei Verlust das Gefühl »Trauer«. Schwierigkeiten, die entsprechenden Gefühle zu entwickeln, führen einerseits zu Schuld- und Schamgefühlen, andererseits aber auch zu »Gesichtsverlust« gegenüber der Referenzgruppe. Dies ist insofern von Bedeutung, als dass Gefühle ein wesentliches Zahlungsmittel zwischen allen menschlichen Bezugsgruppen sind. Die Kenntnis dieser Gefühlsnormen setzt die Fähigkeit zur Empathie voraus. Empathie wird hierbei verstanden als die Entwicklung einer Emotion für bzw. mit einer anderen Person unter möglichst korrekter Berücksichtigung der inneren Welt des anderen und seiner Verarbeitungsfähigkeit.

Es gibt also auch gesellschaftlich definierte Normen in Bezug auf das Gefühlsleben, die sich auf Zeit, Ort, Anlass und Intensität des Erlebens beziehen. Die Entwicklung dieser Gefühle ist der unbewusste Tribut an die gemeinsame Situationsdefinition in einer Kultur. Deren Verletzung kann zu sekundären Gefühlen wie Scham, Peinlichkeit, Schuld oder Ausgeschlossensein führen. Diese Gefühlsnormen (›feeling rules‹) beziehen sich auf die Empfindung, also nicht auf die ritualisierte Imitation einer Emotion der so genannten Vorzeigeregeln (display rules), wie der Psychologe Paul Ekman sie postuliert hat. Psychosomatische und psychische Erkrankungen können mit der Verletzung von Gefühlsregeln zusammenhängen.

Insgesamt lässt sich also beobachten, dass in den letzten Jahren eine wahre Emotionologie entwickelt wurde, die in Psychologie, Soziologie und (historischen) Kulturwissenschaften durchdekliniert wird. Eine solche Logik, eine solche Matrix der Gefühle kann in Bezug auf das Recht, die Norm, das Gesetz in zweierlei Weise verwendet werden. Auf der einen Seite sind die klassischen Autoren, die das Gefühl, das richtige moralische Verhalten normbezogen konzipieren. Das Gefühl entspringt der Norm (Platon, Stoa, Paulus, Descartes, Hobbes, Kant). Auf der anderen Seite befinden sich die »Gefühlsmenschen«, die davon ausgehen, dass es erst unsere inneren Emotionen, Gefühlslagen sind, die das Recht bedingen und die Natur des Rechts bestimmen (Epikur, Rousseau). Also: Normzentrierung versus Humanzentrierung.

»Das Recht verfolgt uns voller Wut«, heißt es in einem populären englischen Gedichtlied aus der Barockzeit, in dem das Rechtsgefühl gegen eine neue Landeigentumsreform, die die wohlhabenden Großgrundbesitzer bevorteilt und noch reicher macht, in Position gebracht wird. Und auch heute sind Gesetzbücher die Lieblingsgegner der eigentlich richtigen, inneren Gefühle, auch wenn sich die Rage der Gesetze abgekühlt hat und eher die Distanz betont wird. In der Tat: Gesetzbücher sind kalt, rational und abstrakt. So eine bis heute anzutreffende gängige Meinung, auch wenn es berühmte Ausnahmen gibt, etwa wenn Stendhal im 19. Jahrhundert schrieb, um den richtigen Ton zu treffen, den Stil zu bilden, sollte man immer wieder einige Zeilen des *Code Civil des Français* lesen.

Warum nun ein Emotionales Gesetzbuch? Weil es auf den Stil ankommt. Gerade beim Nachdenken über Gefühle. Und gerade beim Exerzieren von Interdisziplinarität. Das Emotionale Gesetzbuch mit seiner vielleicht überraschenden Relationierung von Norm und Gefühl will stilbildend wirken. Keine transdisziplinären Rundschauen, gegenseitigen Belehrungen und trauten Ablagen der verschiedenen Wissensbereiche. Keine Wanderungen durch die Landschaften der interdisziplinären Zentren für Irgendetwas, in denen die Inter- und Transdisziplinarität als ein Nebeneinander, und das heißt meist als ein Aneinander-Vorbeireden verwaltet wird. Nein, es geht um ein Experiment. Dieses kehrt die Blickrichtung um. Das Augenmerk richtet sich nicht, wie so häufig bei interdisziplinären Anstrengungen in die Einzeldisziplinen hinein, sondern wird aus diesen heraus auf einen gemeinsamen Gegenstand geworfen. Die gemeinsame Arbeit daran ist in ein Emotionales Gesetzbuch gemündet. Für Juristen ist es ohnehin ein nicht unbekanntes Phänomen, mit ihren Gesetzen (und Gesetzeskommentaren) alles, was das Leben an Handlungen und Gedanken hervorzubringen vermag, zu beurteilen. Diese Omnipotenz eines normativen Systems nutzend haben wir gerade ein Gesetzbuch zur Plattform einer interdisziplinären Expedition gemacht. Die Arbeit an einem Gesetzbuch ist auch angesichts der gegenwärtigen, vor allem von Hirnforschern (etwa Wolf Singer und Gerhard Roth) angefachten Diskussionen über die Schuldfähigkeit des Menschen, besonders spannend. Hört die Welt des (auf individueller Schuld und Verantwortung basierten) Rechts nicht dort auf, wo der freie Wille sich in den (natürlichen) Determinismen der Synapsen auflöst? Ein Emotionales (kommentiertes) Gesetzbuch ist insofern selbst auch ein ebenso ernsthafter wie ironischer Kommentar zum Verhältnis von Norm und Wissen, von Strafe und Erkenntnis.

Ein Dekalog von Emotionen ist so entstanden: Aggression, Angst, Ärger, Ekel, Ich, Lust, Peinlichkeit, Rache, Schmerz und Schuld. Die Auswahl der Emotionen richtet sich zum einen nach der schon vielfach gezeichneten Grundkarte der Emotionslandschaft mit fünf Basisgefühlen (Ärger, Angst, Ekel, Freude, Trauer), zum anderen nach den spezifischen Interessen der Autoren. Diese Emotionen werden in je einen normativen Satz gefasst, der eine Sollensform annehmen kann, aber nicht muss. Zum Beispiel: Hasse deine Feinde, Mensch ärgere Dich nicht, Schuld sind immer die anderen. Die Artikel werden von den Autoren aus ihren jeweiligen Fachgebieten (Medizin, Neurowissenschaften, Biologie, Rechtswissenschaften, Psychiatrie, Psychologie, Literaturwissenschaften, Philosophie, Wissenschaftsgeschichte, Geschichte) kommentiert, sei es affirmativ, kritisch, informativ, inklusive ›dissenting opinions‹. Diese Kommentare, die zu jedem der zehn Paragraphen erstellt werden, sollen die kontroversen Erfahrungen der intensiven und langen Diskussionen der Autoren sowie deren disziplinären Kompetenzen widerspiegeln. Die so entstandenen Texte sind bewusst nicht in wohlmeinender interdisziplinärer Absicht vereinheitlicht worden. Diese Form von verschmelzender, ja die Disziplinen gleichschaltender Interdisziplinarität ist illusionär und wissenschaftlich unproduktiv. Es geht vielmehr darum, die Texte, Perspektiven und Standpunkte aufeinander zu beziehen, damit für die jeweilige Gefühlsnorm die Vielfalt der Dimensionen der Reflexion deutlich wird. Die disziplinären Zugänge, die Kompetenz des Fachwissenschaftlers bleiben erhalten, es wird kein interdisziplinärer Brei angerührt. So scheinen – hoffentlich – überraschende Parallelen bei der multidimensionalen Betrachtung auf, wie auch Gründe für konfliktreiche Sichtkreuzungen. Es wurde besonders versucht, die Stellen, an denen die verschiedenen disziplinären und individuellen Sichtweisen aufeinanderprallen, deutlich zu benennen. Die Form eines Kommentars zu einem normativen Text schien uns dafür deshalb besonders geeignet zu sein, weil gerade hier, wo es nicht nur um rein szientistische Deskription geht, der Streit der Meinungen und verschiedenen Sichtweisen angefacht wird. Interdisziplinarität wird nicht in den einzelnen Texten des EGB selbst hergestellt, sondern durch das Arrangement der Texte soll ein transdisziplinäres Erkennen im Kopf des Lesers provoziert werden.

Es kommt auf den Stil an, gerade bei Gesetzbüchern, aus deren langer Geschichte man erfahren kann, dass sie sich (wie das Recht im Allgemeinen) häufig symbolisch an das Volk richten, aber realiter die Arbeiter am Recht, die Juristen adressieren. Das EGB ist in dieser illustren Reihe der Gesetzbücher ein Unikum. Nicht nur erscheint es zugleich mit einem Kommentar, vor allem wendet es sich ganz bewusst an alle. Der so häufig beschworene Dialog zwischen Wissenschaft und Gesellschaft soll hier vorexerziert werden. Deshalb das Arrangement der linken und rechten Seiten. Deshalb das Augenmerk auf den Stil – die verschiedenen Stile der Disziplinen in den Kommentaren der rechten Seiten und die verschiedenen Paratexte auf den linken Seiten, den zuweilen eine gewisse Komik eignet. Dem Leser und Benutzer wird keine fertige Meinung präsentiert, der Leser wird in den Dschungel der Auffassungen geführt und mag sich bedienen, wo er will.

Interdisziplinarität so verstanden bedeutet nicht den Versuch, eine wie auch immer geartete, stets unbefriedigend bleibende, den Horizont der Einheit anstrebende Wissenschaft zu betreiben, sondern die Reflexion über Wissenschaft in den Vordergrund zu rücken. Hier – im Nachdenken über die wissenschaftlichen Einzeldisziplinen, nicht im Versuch, Wissenschaft über die einzelnen Disziplinen hinweg zu betreiben – liegt die Chance von Interdisziplinarität im Zeitalter einer unhintergehbaren Spezialisierung der Wissenschaften. Am Ende ist so ein sicher kontroverses, aber auch vielschichtiges und gelegentlich spielerisches Korpus von Kodifikation und Kommentaren zu zehn Emotionen entstanden:

Das EGB.

lichtung

manche meinen
lechts und rinks
kann man nicht
velwechsern.
werch ein illtum!

Ernst Jandl

Aggression

Unter Aggression werden Verhaltensweisen verstanden, mit denen die Schädigung eines Lebewesens oder stellvertretend von Gegenständen intendiert wird. In dieser Definition wird die *absichtliche* Herbeiführung einer aversiven Stimulation betont. Eine behavioristische Definition würde nur die Handlungsfolgen (die Schädigung) akzentuieren. Aufgrund einer solchen Begriffsbestimmung müsste man auch ungewollte Kränkungen, die fahrlässige Zufügung von Schmerzen oder die Bestrafung durch ein Gericht als aggressive Verhaltensweisen bezeichnen.

Hasse deine Feinde

oder auch:

In der Wut tut niemand gut.

Vor dem Angriff denk' ich an's Ende.

Hast du Furien zu Gast, so wird dir nimmer Rast.

Zerstören ist leichter als aufbauen.

Wenn die Wut blind macht, wie soll man dann noch rot sehen?

Autoaggression

»Aus einem vielschichtigen Paket wickelt sie sorgfältig eine Rasierklinge heraus. Die trägt sie immer bei sich, wohin sie sich auch wendet. Die Klinge lacht wie der Bräutigam der Braut entgegen. SIE prüft vorsichtig die Schneide, sie ist rasierklingenscharf. Dann drückt sie die Klinge mehrere Male tief in den Handrücken hinein, aber wieder nicht so tief, dass Sehnen verletzt würden. Es tut überhaupt nicht weh. Das Metall fräst sich hinein wie in Butter. Einen Augenblick klafft ein Sparkassen-Schlitz im vorher geschlossenen Gewebe, dann rast das mühsam gebändigte Blut hinter der Sperre hervor.«

Aus: Elfriede Jelinek, *Die Klavierspielerin*, Reinbek bei Hamburg 1989, 45. Elfriede Jelinek erhielt 2004 aus ihr selbst ganz unverständlichen Gründen den Nobelpreis für Literatur.

Hasse deine Feinde ⋙ # Kommentar 1

Anja Göritz

Der Wortstamm von ›Aggression‹ kommt aus dem Lateinischen und heißt ursprünglich ›herangehen‹ im Sinne von Annäherung bzw. ›angreifen‹ im Sinne von berühren. Physiologisch gesehen ist Aggression eine angeborene Verhaltensbereitschaft, die mit dem Gefühlsbereich Ärger verbunden ist. Evolutionsbiologisch bzw. -psychologisch hat Aggression die Funktion, die Blockierung einer Zielerreichung zu beseitigen. Aggressionen können von einer Einzelperson ausgehen oder aus einer Gruppe heraus motiviert sein (z.B. Krieg). Weiterhin unterscheidet man *physische* bzw. *körperliche* (z.B. Schlagen, Töten) von *psychischer* bzw. *verbaler* Aggression (z.B. Beleidigung, Beschimpfung, Drohung, Erpressung, Lüge, Diskriminierung). Darüber hinaus ist es zweckmäßig, *instrumentelle/kalte* von *feindseliger/emotionaler* Aggression zu trennen. Bei der instrumentellen bzw. kalten Aggression ist die Schädigung des anderen nicht das einzige Motiv. Vielmehr geht es um die Erlangung von Vorteilen oder Vermeidung von Nachteilen (z.B. beim Diebstahl, Auftragsmord usw.). Die aggressive Handlung ist nicht Selbstzweck, sondern Mittel zum Zweck. Die Schädigung wird zur Erreichung anderer Ziele in Kauf genommen und während der aggressiven Handlung treten kaum Zorn oder Ärger auf: Kalkulation geht vor Emotion. Die kalte Aggression wird durch die Wahrnehmung des leidenden Opfers eher gehemmt. Bei der feindseligen bzw. emotionalen Aggression dagegen ist die aggressive Handlung und deren Ergebnis Selbstzweck, z.B. die Bestrafung einer Person für eine erlebte Ungerechtigkeit. Der Aggressor handelt im Zustand erhöhter Aktivierung, wobei vor allem die Gefühle Wut, Zorn und Ärger, aber auch Angst vorkommen. Man kann davon sprechen, dass Emotion hier vor Kalkulation geht. Durch das Wissen um das Leiden des Opfers wird die emotionale Aggression eher verstärkt.

*Der Zoologe, Ethologe und Nobelpreisträger **Konrad Lorenz** (1903 – 1989) gilt als Mitbegründer der modernen Verhaltensforschung bei Tier und Mensch. 1937 beschreibt Lorenz in *Über die Instinkthandlung* das Phänomen der Prägung: Jungvögel seien in einer sensiblen Phase ihrer Entwicklung auf akustische und optische Reize ihrer Eltern angewiesen, um eine Bindung zu ihnen aufbauen zu können. Dabei könne jedoch jedes Lebewesen oder Objekt, das bestimmte kritische Merkmale aufweise, die Eltern ersetzen und somit eine Prägung hervorrufen. 1963 erscheint Lorenz' bekanntestes Werk: *Das sogenannte Böse. Zur Naturgeschichte der Aggression*, in dem die These aufgestellt wird, dass die menschliche Aggression genetisch festgelegt sei und der Revierverteidigung bei Tieren entspreche. Tiere im Gegensatz zum Mensch besäßen jedoch eine Tötungshemmung, die verhindere, dass sie ihre Artgenossen vernichteten.

Konrad Lorenz erhielt 1973 als erster Verhaltensforscher aus ihm ganz verständlichen Gründen den Nobelpreis für Medizin. *ag*

***Sigmund Freud** (1856 – 1939) gilt als Begründer der Psychoanalyse. Berühmt geworden ist seine Aufteilung des psychischen Apparates in ES (triebgesteuertes Unterbewusstsein), ICH (Vermittlungsinstanz zwischen dem ES und der Außenwelt) und ÜBER-ICH (auferlegte Normen und Verhaltensmuster, »Gewissen«). Seine *Studien über die Hysterie* (1895, mit Josef Breuer) identifizieren verdrängte traumatische Kindheitserfahrungen als Ursache seelischer Störungen. In *Die Traumdeutung* (1900) führt Freud die grundlegenden Begriffe der frühen Psychoanalyse ein. Der Hauptantrieb menschlichen Verhaltens entspringe unbewussten Sexualphantasien, denen gesellschaftliche Normierungen gegenüberstehen. Träume seien verschlüsselte Hinweise auf den Konflikt zwischen Wünschen und Verboten. In *Drei Abhandlungen zur*

↓

***Katharsis**   Der griechische Terminus für »Reinigung« trat zuerst in theologischem und medizinischem Zusammenhang auf, als »Reinigung von Befleckung« bzw. »Ausscheidung von schädlichen Substanzen«. Erst Aristoteles interpretiert den Begriff im Kontext seiner Tragödientheorie psychologisch als »befreiende Affektentladung« und damit verbundenes körperlich-seelisches Lustgefühl: Die Tragödie bewirke, indem sie »Jammer und Schaudern« hervorrufe, beim Zuschauer eine Reinigung von derartigen Affekten. Während die nacharistotelische Diskussion in Philologie und Philosophie verschiedene Interpretationen über das Verhältnis auf der Bühne dargestellter und beim Betrachter ›therapierter‹

↓

Die Psychologiegeschichte kennt zahlreiche Theorien und Erklärungsansätze der Entstehung von Aggression. In der Trieblehre des Ethologen Konrad Lorenz* gibt es vier bedeutende Triebe, darunter den Aggressionstrieb. Aggressionen haben arterhaltende Funktion und sollen in Form von Flucht oder Angriff das Überleben sichern. Aggression hat die Bildung von Rangordnungen zum Ziel und soll Stabilität in der Gruppe gewährleisten. Lorenz definiert Aggression als den auf den Artgenossen gerichteten Kampftrieb von Tier und Mensch. Die Aggressionsenergie soll sich ständig neu nachbilden und nach Abfuhr drängen. Die Aggressionsentladung hängt wiederum von auslösenden Reizen ab: Sollten entsprechende Schlüsselreize zu lange ausbleiben, kann es zu so genannten Leerlaufhandlungen kommen. Beim Menschen soll sich der Aggressionstrieb besonders verhängnisvoll auswirken, da ihm einerseits die neuzeitliche Zivilisation kaum sinnvolle Entladungsmöglichkeiten biete und andererseits die Hemmungsmechanismen (Demutsgebärden bei Tieren, Schreien des Opfers beim Menschen) durch den Einsatz von ferngelenkten Waffen ausgeschaltet wären. Lorenz schlägt zur Regulierung des Aggressionstriebes vor, die Energie auf Ersatzhandlungen z. B. Sport umzuleiten. An der Lorenzschen Theorie ist zu kritisieren, dass sie überwiegend auf der Basis unsystematischer Einzelbeobachtungen aufgestellt und das zugrunde liegende Tiermodell simplifizierend auf den Menschen übertragen wurde.

Psychodynamisch wird Aggression als triebhaftes Verhalten erklärt. Sigmund Freud* entwickelte 1920 in *Jenseits des Lustprinzips* ein dualistisches Triebmodell, bei dem sich Thanatos (Todestrieb) und Eros (Lebenstrieb) gegenüberstehen. Der Thanatos zielt auf den völligen Abbau von Spannungen, d. h. auf die Rückführung des Lebewesens in einen anorganischen Zustand. Ursprünglich selbstzerstörerisch, äußert er sich durch Wendung nach außen als Aggressionstrieb. Kritisch ist zu diesem Ansatz anzumerken, dass Triebe kaum empirisch untersucht werden können.

Abgeleitet aus dem Triebmodell wird häufig eine Katharsishypothese* vertreten. Diese postuliert, dass ein Ausleben der Aggression zu einer vorübergehenden Senkung des Aggressionstriebs führt. Eine Variante dieser Hypothese ist die Annahme einer symbolischen Katharsis: Durch Betrachten aggressiver Handlungen wird die Aggression des Zuschauers entladen. Insgesamt finden sich nur wenige experimentelle Belege für die Gültigkeit der Katharsishypothese.

Die Sozialpsychologie hat gezeigt, dass nicht so sehr angeborene, sondern vielmehr erlernte und von sozialen Normen und Regeln beeinflusste Wahr-

Sexualtheorie (1905) beschreibt Freud die sexuelle
Komponente des norma-
len und des krankhaften
Verhaltens. Er gesteht
bereits dem Kleinkind
erotische Impulse zu und
betont den Sexualtrieb als
die größte Antriebsfeder
menschlichen Verhaltens.

ag

Gefühle entwickelte, ist
die medizinisch-psycho-
logische Bestimmung des
Begriffs heute eindeutig:
In der Psychotherapie
bezeichnet Katharsis den
angestrebten Effekt, seelische Konflikte durch Ab-
reagieren (z. B. durch
Weinen, Worte oder sym-
bolische Mittel) aufzulö-
sen. Ob im Hinblick auf
Aggressionen eine kathar-
tische Wirkung allerdings
einsetzt, wenn der aggressive Mensch mit der Dar-
stellung von aggressiven
Handlungen (etwa im
Film) konfrontiert wird,
ist mehr als umstritten.
Neuere Untersuchungen
betonen, dass die Rezep-
tion von Aggressionsdar-
stellungen vorhandene
Aggressionen eher schürt
und keinesfalls von ihnen
reinigt / befreit.   *ag / ap*

*Operantes Konditionieren
bedeutet: Lernen am Er-
folg. Das operante Kondi-
tionieren ist eine Lernform,
bei der sich die Auftretens-
wahrscheinlichkeit eines
Verhaltens aufgrund der
Konsequenzen dieses Ver-
haltens verändert: Folgt
dem gezeigten Verhalten
eine angenehme Konse-
quenz (z. B. Erhalt von
Nahrung), so erhöht sich
die Wahrscheinlichkeit,
dass dieses Verhalten in
ähnlichen Situationen wieder gezeigt wird. Dieser
Vorgang wird als Verstär-
kung bezeichnet. Zeitigt
das Verhalten hingegen
eine unangenehme Folge
(z. B. Schmerzen), so
verringert sich die Wahr-
scheinlichkeit, dass das
Verhalten in ähnlichen
Situationen wieder auftritt.
Dieser Vorgang wird als
Bestrafung bezeichnet.   *ag*

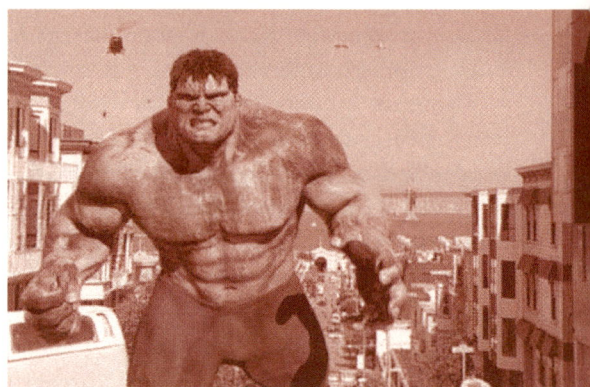

The incredible Hulk –
hier einmal nicht grün,
sondern rot vor Wut.

nehmungs-, Bewertungs- und Verhaltensmuster Auftreten und Verlauf aggressiver Handlungen bestimmen. Die Frustrations-Aggressions-Hypothese geht davon aus, dass Aggression nur und immer dann auftritt, wenn eine Frustration vorangegangen ist. Unter Frustration wird die Störung eigener Zielhandlungen zur Befriedigung von Bedürfnissen verstanden. Die vorliegenden Forschungsergebnisse legen jedoch den Schluss nahe, dass – obwohl Frustration und Aggression oft eng miteinander verbunden sind – Frustration nicht als alleinige Ursache für Aggression fungiert. So haben sich bestimmte Umweltgegebenheiten und Hinweisreize, z.B. die aufgeladene Stimmung in einem Fußballstadion, als wichtige aggressionsauslösende Komponenten erwiesen. Eine abgeschwächte Form der Frustrations-Aggressionshypothese behauptet dann auch, dass durch Frustration die Bereitschaft zu aggressiven Handlungen erhöht wird; ob es aber tatsächlich zu Aggressionen kommt, hängt hauptsächlich von situativen Faktoren ab (Anwesenheit einer geeigneten Stimulusperson usw.). In weiterer Modifizierung der Hypothese wurde die Rolle von Ursachenzuschreibungen (Attributionen) herausgearbeitet: Eine notwendige, aber nicht hinreichende Bedingung für das Erleben von Wut besteht darin, dass die erlittene Frustration als durch ihren Verursacher beabsichtigt wahrgenommen wird.

Die durch zahlreiche experimentelle Daten gestützte lerntheoretische Auffassung besagt, dass aggressives Verhalten durch operantes Konditionieren* beeinflusst wird. Form und Häufigkeit des aggressiven Verhaltens hängen demnach in erster Linie von den früher erlebten Verstärkerbedingungen ab, das heißt inwieweit aggressives Verhalten bestraft oder belohnt wurde.

Aggressive Verhaltensweisen werden zudem durch Beobachtung gelernt. Ob und wie häufig die wahrgenommenen Aggressionshandlungen imitiert werden, hängt von den beobachteten Verhaltenskonsequenzen der sich aggressiv verhaltenden Modellperson ab. Beobachtete Belohnung (stellvertretende Verstärkung) bewirkt häufige Imitation; beobachtete Bestrafung führt zu einer niedrigeren Imitationsfrequenz.

Erlernte Einstellungen spielen ebenfalls eine Rolle. Dabei muss zwischen Einstellungen zur Stimulusperson und Einstellungen zu Verhaltensweisen unterschieden werden. Aggressives Verhalten tritt häufiger gegenüber einer negativ als gegenüber einer positiv bewerteten Stimulusperson auf. Zudem kommt aggressives Verhalten häufiger vor, wenn es positiv (etwa als männlich oder gesund) eingeschätzt als wenn es abgelehnt wird. Für den Erwerb entsprechender Einstellungen sind auch soziale und kulturelle Prägungen von Belang. Aggressionsfördernde Normen sind z.B. das Recht, Waffen zu tra-

*Ingroup/Outgroup Das Gesellungsbedürfnis ist einer der stärksten Antriebe des Menschen. Personen handeln auf Grundlage ihrer erlebten Gruppenmitgliedschaft und gesteuert von den subjektiv erlebten kollektiven Handlungsrichtlinien ihrer Eigengruppe (Ingroup) gegenüber einer oder mehreren anderen Personen, die als Mitglieder einer anderen sozialen Gruppe (Outgroup) erlebt werden. Die Ingroup sind diejenigen, auf die sich das Wir-Gefühl erstreckt. Die Fremdgruppe (Outgroup) ist eine Gruppe, zu der eine Person nicht gehört oder nicht zu gehören glaubt. Eigen- und Fremdgruppe(n) werden häufig unterschiedlich wahrgenommen. In zahlreichen Experimenten zeigte sich eine Bevorzugung der Ingroup gegenüber der Outgroup. Vorurteile, das heißt negative pauschalisierte Einstellungen gegenüber den Mitgliedern einer Gruppe (Rassismus, Sexismus usw.) finden sich fast ausschließlich gegenüber Fremdgruppen. Gegenüber der Ingroup tritt häufig eine verzerrte Attribution (Ursachenzuschreibung) auf: Zeigt die Ingroup positives Verhal-

*Schachtersche Gefühlstheorie Nach Stanley Schachter (1922–1997) erleben Menschen Emotionen aus dem Zusammenwirken physiologischer Erregung und kognitiver Bewertungen heraus. Erlebt sich eine Person als physiologisch erregt (erhöhte Aktivität des sympathischen Nervensystems) und hat sie keine naheliegende Erklärung für diese Erregung, dann wird sie diesen Zustand entsprechend der ihr zur Verfügung stehenden Kognitionen etikettieren. In Abhängigkeit der von einer Situation ausgelösten Kognitionen (z.B. Interpretationen, Assoziationen, Bewertungen) kann derselbe Erregungszustand also ganz unterschiedlich interpretiert werden. Welche Emotion letztendlich entsteht, hängt von den Hinweisreizen der Situation ab.

S. Schachter, »The interaction of cognitive and physiological determinants of emotional state«, in: L. Berkowitz (Hrsg.), *Advances in Experimental Social Psychology 1*, New York 1964, 49–80.   *ag*

*Amélie Mummendey ist Professorin für Sozialpsychologie an der Friedrich-Schiller-Universität Jena. Ihre Arbeiten über Intergruppenkonflikte und Aggressionen sind von gesellschaftlicher Bedeutung. Sie erhielt 2001 den Deutschen Psychologie Preis. In ihren Arbeiten zeigt Mummendey, dass aggressives Verhalten letztlich nur in einem interaktionalen Ansatz zu verstehen ist: Dispositionelle und situative Momente werden gleichzeitig herangezogen. Aggressivität kann nicht als punktuelles individualistisches Ereignis gesehen werden, vielmehr handelt es sich um eine spezifische Form des sozialen Interaktionsprozesses, bei dem bei beiden Interaktionspartnern Situations- und Handlungsdefinitionen vorgenommen werden. Aggressives Verhalten ist dann vorhanden, wenn Akteur und Betroffene keinen Konsens haben in

↓   ↓

gen und sie zu verwenden, die Norm familiärer Privatheit, sowie eine Kultur der Ehre. Aggressionshemmend sind wahrgenommene Ähnlichkeit (Ingroup-Mitglieder*) und das Verbot der Selbstjustiz.

Nach der Schachterschen Gefühlstheorie* kann jeder wie auch immer verursachte Anstieg der vegetativen Aktivierung zu gesteigerter Aggressivität führen. Diese Theorie impliziert dabei aber nicht, dass eine Steigerung der allgemeinen Aktiviertheit immer die Aggressionswahrscheinlichkeit erhöht. Vielmehr wird durch Anheben des Aktivierungsniveaus die Häufigkeit der so genannten dominanten Reaktion vergrößert. Stehen also in einer Situation mehrere Handlungsalternativen zur Verfügung und ist eine davon wahrscheinlicher als die anderen, dann tritt diese bei Spannungszuständen noch häufiger auf als sonst.

Ein Verständnis der Aggression als soziale Interaktion (Mummendey*) ist dadurch charakterisiert, dass es sich bei Aggression um ein nicht eindeutig identifizierbares Verhalten handelt. Es bedarf vielmehr einer Beurteilung und bringt daher häufig eine Beurteilungsdivergenz zwischen Akteur und Betroffenem mit sich. Es konnte in Untersuchungen bestätigt werden, dass der Betroffene das Verhalten als unangemessener und aggressiver interpretiert als der Akteur selbst. Eigenes Verhalten wird immer eher als angemessen beurteilt. Damit gelangt man zu einer prozessualen Analyse der Situation, weil man mehr an typischen Verläufen von Abfolgen aufeinander bezogener Verhaltensweisen interessiert ist als an individuumszentrierten kontextfreien Situationen.

Als Ansätze zur erfolgreichen Vermeidung und Verminderung von Aggressionen hat die psychologische Forschung herausgearbeitet: Entfernen von aggressiven Hinweisreizen und Mitteln zur Aggression (z. B. Waffen), Vorleben nicht-aggressiven Verhaltens, Training von Besonnenheit (das Verhalten anderer soll in Ruhe interpretiert werden), Empathieübungen, Training alternativer Konfliktlösungen (Verhandlung statt Aggression), Reduktion von Konflikten zwischen Gruppen durch Kontakt und Kooperation. Die Katharsis (z. B. Ausübung aggressiver Sportarten) trägt nicht zur Verminderung aggressiven Verhaltens bei.

Literatur

- Thomas, Alexander, *Grundriß der Sozialpsychologie*, Göttingen 1991 (Bd. 1, 114–117).
- Herkner, Werner, *Lehrbuch Sozialpsychologie*, Bern 1991 (416–425).
- www.uni-bielefeld.de/psychologie/ae/AE05/LEHRE/Grau/Sitzung9.pdf
- www.iot.at/mentor/web7/sylvia/projekt/sozmotiv.shtml

ten, so wird dies mit dem Wesen der Gruppe begründet. Zeigt sie negatives Verhalten, so werden äußere Umstände und Zwänge angeführt. Bei der Outgroup ist diese Ursachenzuschreibung umgekehrt: Positives Verhalten wird mit Zufall oder äußeren Umständen erklärt; negatives Verhalten wird als wesensmäßig und intendiert angesehen. Hinzu kommt eine Erinnerungsverzerrung: Da man von der Ingroup gutes Verhalten erwartet, wird dieses – wenn es auftritt – besser im Gedächtnis behalten als schlechtes Verhalten. Umgekehrt erwartet man von der Outgroup eher negatives Verhalten. Tritt dieses auf, wird es besser erinnert als erwartungsinkongruentes gutes Verhalten. Die Funktion dieser unterschiedlichen Attribuierung wird darin gesehen, den positiven Wert der Ingroup zu erhalten oder zu steigern, was letztendlich dazu beiträgt, dass die Gruppe nicht zerfällt. *ag*

der Beurteilung der situativ normativen Angemessenheit des Verhaltens. Titel aus Arbeiten Mummendeys – »Aggression: From Act to Interaction« oder »Aggressiv sind immer die andern: Plädoyer für eine sozialpsychologische Perspektive in der Aggressionsforschung« – weisen auf ihr Forschungsanliegen hin, dass sie zielstrebig seit den 70er Jahren verfolgt. *ag*

Autoaggression

»SIE wartet immer schon lange auf den Augenblick, da sie sich unbeobachtet zerschneiden kann. Kaum verhallt die Türklinke, wird schon die väterliche Allzweckklinge, ihr kleiner Talisman, hervorgeholt. [...] Diese Klinge ist für IHR Fleisch bestimmt. Dieses dünne, elegante Plättchen aus bläulichem Stahl, biegsam, elastisch. SIE setzt sich mit gespreizten Beinen vor die Vergrößerungsseite des Rasierspiegels und vollzieht einen Schnitt, der die Öffnung vergrößern soll, die als Tür in ihren Leib hineinführt. Erfahrung hat sie mittlerweile darin, daß so ein Schnitt mittels Klinge nicht schmerzt, denn ihre Arme, Hände, Beine mußten oft als Versuchsobjekte herhalten. Ihr Hobby ist das Schneiden am eigenen Körper.«

Elfriede Jelinek, *Die Klavierspielerin*, Reinbek bei Hamburg 1989, 88.

Hasse deine Feinde Kommentar 2

TILMANN WALTER

Aggression: Verhaltensdimension, die sich aktuell gegen andere Lebewesen oder unbelebte Objekte richtet, gültig für Tier und Mensch.

Wut: situativer Affekt, der in aggressives Verhalten einmünden kann. Wohl sinnvollerweise nur auf den Menschen anwendbar (oder sind Tiere »wütend«?).

Hass: lang anhaltender Affekt, der sich »speichern« lässt, eine dauerhafte latente Motivation zum Handeln darstellt und in dauerhafte kulturelle und politische Haltungen einfließen kann.

Es ist schwierig, unbefangen über den Hass zu schreiben – besonders hinsichtlich der eigenen Erfahrungen mit diesem Gefühl. Im demokratischen Miteinander ist der Hass ein unerwünschter Affekt, und selbst der Sportsgeist verbietet ihn im Grunde. Wen hasse ich also? Sicherlich diejenigen Menschen, die mir persönliches Leid zugefügt haben; jedoch tendiert das rationale Gefühlsmanagement dazu, auch diesen Affekt bald in Ironie oder Gleichgültigkeit, Abwehr oder gelinde Verachtung zu verwandeln. Nein, »aus vollem Herzen« hasse ich niemanden. Hierzulande verkörpern Neonazis und islamistische Extremisten als Virtuosen des Hasses das zivilisatorische Andere. Sie sind die innerlich abgespaltenen Personifizierungen des Hasses. Geblieben ist vorerst eine Art Hobby-Hass: beispielsweise Hooliganismus und Hass-Pages, die nicht bloß harmlos sind, wie im Sinne der »Katharsis-Hypothese« zu vermuten stünde. In krisenhaften Lebenslagen und dem damit einhergehenden partiellen Kontrollverlust verwandelt sich stilisierter Hass allzu leicht wieder in manifeste Aggressivität.

Quo vadis, Fußball?

Als ich im Januar 1996 von einem samstäglichen Bundesliga-Spiel, in dem meine Berliner Hertha gegen Kaiserslautern nur 1:1 gespielt hatte, den Rückweg mit der U-Bahn antrat, machte ich eine unangenehme Erfahrung mit so genannten *Fans*. Völlig besoffen und zugedröhnt mit allerlei Drogen tröteten sie mit Hupen, schubsten die Leute im Waggon, bekippten sich mit Bier, trommelten mit ihren Riesentrommeln, was das Zeug hielt, und brachten den Waggon mit Vehemenz zum Wackeln. Fast wäre der Waggon entgleist. All dies barbarische und vandalenhafte Gebaren begleiteten sie mit Hass-Gesängen abgeschmacktester Art, von denen ich den »harmlosesten« hier zitiere:

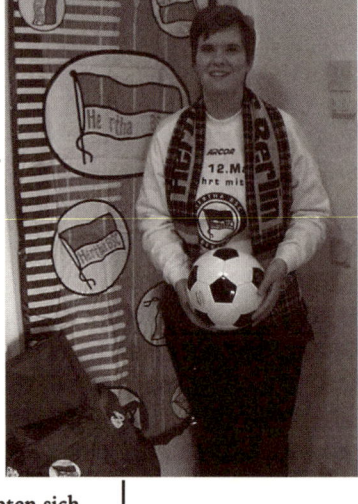

Die Autorin *cn* auf dem Weg ins Berliner Olympiastadion.

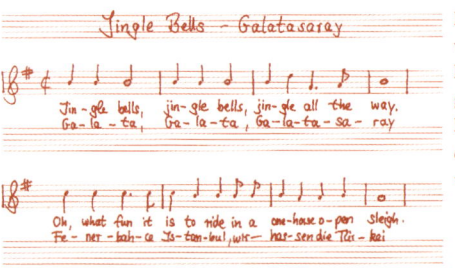

Hass-Gesang von Hertha BSC-Anhängern, abgelauscht von *cn* im Januar 1996.

cn

>>>
Aggressionstheorien werden in dem vorhergehenden Kommentar 1 von *ag* vorgestellt.

>>>
Breitensport. Ähnlich wie Freud unterstellte Konrad Lorenz einen angeborenen Aggressionstrieb, der im 20. Jahrhundert verheerende Folgen mit sich gebracht habe. Um ihn im Zaum zu halten, empfahl Lorenz verstärktes Sporttreiben. *tw*

»Meine Besessenheit hat mich dahin gebracht, wo ich bin«

Süddeutsche Zeitung: Neulich beim Spiel in Köln sahen Sie nicht sehr glücklich aus. Da haben Sie in einem Wutanfall den Ball auf die Tribüne gehauen und sind vom Publikum ausgebuht worden.

Oliver Kahn: Köln ist einfach zu erklären. Vorher war das Spiel in Rumänien.* Ich hatte soooo einen Hals, eine unglaubliche Aggression – zwei Tage lang. Du fährst da hin, kriegst vier Tore in einer Halbzeit, kannst nichts machen, wirst als Bratwurst dargestellt, es ist, als ob dir einer auf den Kopf haut mit einer Riesenkeule.

So bin ich in Köln auf den Platz gegangen, und dann bekomme ich dieses Scheißtor zum 0:1, als der Ball abgefälscht ins Tor eiert – da habe ich halt dagegengehalten. Ich habe nun mal meine Art, die Torwartposition offensiv zu interpretieren – ich hab' mich nie als den ruhenden Pol gesehen.

Auszug aus: *Süddeutsche Zeitung* vom 12. Mai 2004, 33.

* Am 28. April 2004 verliert die deutsche Nationalmannschaft 1:5 in einem Freundschaftsspiel gegen Rumänien.

Wer wird denn *gleich* in die Luft gehen? Besser später!

Aggression gilt als das naturgeschichtliche Fundament des Hasses, doch wirken die gängigen Aggressionstheorien>>> irgendwie nicht recht überzeugend. Ursprüngliches Motiv des Hasses soll das Bestreben sein, zu fressen und dabei nicht gefressen zu werden. Demnach verhält sich die Kuh »aggressiv« gegenüber dem Gras, das sie frisst, und selbst dem Baby, das friedlich und zufrieden an der Brust saugt, schreiben Psychoanalytiker, die dabei Melanie Klein ([1932]/1987) folgen, Vernichtungsphantasien zu. Wut und Angriffslust sind situative Affekte und vergehen schnell, echter Hass aber hat eine besondere Dynamik, er lässt sich speichern und kultivieren. Als echte Leidenschaft wirkt er sogar kulturstiftend: Die »Guten« – das sind immer *wir* – konstituieren sich dadurch, dass sie gegen die »Bösen« sind, als Alltagsexperiment ist diese Beobachtung in jedem Fußballstadion>>> reproduzierbar. Hass fördert die Disziplin nach innen und lässt sich sogar an nachfolgende Generationen kulturell vererben. Soziale Gruppen, Religionen und Nationen leb(t)en stets von einem Wir-Gefühl, das sich gegen das schlechthin Andere, den Erbfeind, das Reich des Bösen, die Achse des Terrors richtet. Hass ist auch individuell ein produktives Gefühl, denn er verhindert, verglichen mit ambivalenten Gefühlen und Schuldbewusstsein, hohen Blutdruck und wirkt so lebensverlängernd. Solches haben amerikanische Wissenschaftler inzwischen herausgefunden (Holt-Lunstad u. a. 2003), das sagt aber auch der T 800 in *Terminator 3 – Rebellion der Maschinen:* Wut ist besser als Niedergeschlagenheit, und gegenüber Feinden, Bösen und »Untermenschen« sind emotionale Skrupel ohnehin nicht angemessen.

Wohin mit dem Hass?

Problematisch könnte es daher scheinen, dass in unserer pazifierten, hedonistischen Gesellschaft für elementaren Hass wenig Platz bleibt. Breitensport>>>, dem Himmel sei dank, erfreut sich größter Beliebtheit. Doch athletische Spitzenleistungen scheinen zunehmend auszubleiben, nachdem der böse Widerpart Westdeutschlands in Gestalt der DDR (oder umgekehrt, je nach Perspektive) verschwunden ist. Was bleibt? Volkswirtschaftlich begrüßenswert wäre ohne Zweifel die weitere Kultivierung unserer Aggressionen in Gestalt gesteigerten beruflichen Ehrgeizes, forcierten Ausschaltens von ökonomischen Konkurrenten oder Mobbing. Volkswirtschaftlich ist das dem Kapitalismus inhärente Konkurrenzprinzip Mobbing (kritisch Marx [1867]/ 2000) überaus zu begrüßen, Deutschlands schläfrigem Bruttosozialprodukt könnte so endlich wieder Auftrieb verschafft werden.

Hasskriminalität

Die polizeiliche Definition von Hasskriminalität lautet:

»Hasskriminalität ist Gewaltkriminalität, die sich gegen Personen oder Sachen richtet. Motiv für diese Taten ist die Rasse, Religion, ethnische Zugehörigkeit, das Geschlecht, die politische oder sexuelle Orientierung, das Alter oder die Behinderung des Opfers. Die gefährdeten Gruppen werden also angegriffen, weil sie einen symbolischen Status haben und einer dem Täter fremden sozialen Gruppe angehören.«

Pressemitteilung des Bundesministerium der Justiz Nr. 15/03 vom 6. März 2003; www.kriminalpraevention.de/pressemitteilungen/primaere_praevention.pdf

Hasskriminalität (hate crime) ist ein Phänomen, das von der kriminologischen Forschung erst in jüngster Zeit »entdeckt« wurde. In den USA und im englischen Sprachraum tauchte der Begriff etwa Mitte der 80er Jahre auf.

Momentan werden in der Kriminologie im wesentlichen zwei Konzepte zu Hassverbrechen vertreten:

Nach der täterorientierten Konzeption sind es traditionelle Delikte, die durch den Hass (Antipathie) gegen die Person des Opfers motiviert sind.

Dagegen handelt es sich nach dem opferorientiertem Deliktsverständnis um Rechtsbrüche eigener Art mit besonderer Opfer- und Gemeinschaftsschädigung. So wird das Opfer in seinem gruppenspezifischen Kontext und als gezieltes Objekt des Hasses in den Vordergrund gerückt.

Hate Crimes betreffen vor allem Aktivitäten, mit denen die handelnde Person vor dem Hintergrund einer eigenen Gruppenmitgliedschaft versucht, einem Mitglied einer fremden/anderen Gruppe körperlichen Schaden und/oder psychischen Schmerz zuzufügen. Die Aktivität des Täters hat Aufforderungscharakter an die eigene und ist eine Botschaft an die fremde/andere Gruppe. Das bedeutet, dass sich Hass und Vorurteil nicht so sehr gegen eine konkrete Person richten, sondern die Schädigung und der darin manifestierte Hass das hinter dem Opfer stehende Symbol treffen soll.

Deshalb spricht man auch von Botschaftsverbrechen, da nicht nur das unmittelbare Opfer traumatisiert werde, sondern Angst und Schrecken in der Gruppe des Opfers und bei anderen Minderheiten erzeugt werden soll.

mm

Literatur

- Holt-Lunstad, Julianne u.a., »Social Relationships and Ambulatory Blood Pressure. Structural and Qualitative Predictors of Cardiovascular Function During Everyday Social Interactions«, in: *Health Psychology* 2/4, 388–397.
- Klein, Melanie, *Die Psychoanalyse des Kleinkindes*, Frankfurt a.M. 1987.
- Lorenz, Konrad, *Das sogenannte Böse. Zur Naturgeschichte der Aggression*, Wien 1963.
- Marx, Karl, *Das Kapital. Kritik der politischen Ökonomie*, ND Köln 2000.
- Mostow, Jonathan, *Terminator 3: Rise of the Machines*, Spielfilm, USA 2003.

Angst

Angst ist ein unangenehmes Gefühl schaudernder und beengender Erregung, das von einer kurzzeitigen Beklemmung über Formen von Besorgnis, Bestürzung, Lähmung bis zur chronischen Verzweiflung und Panik reicht. Ängste gehen immer mit körperlichen Symptomen einher wie Herzrasen, Schwindel, Schweißausbruch, Zittern, Muskelverspannungen, Verdauungsbeschwerden.

Angst essen Seele auf

*Angstlust   In der Klassifikation von Angststörungen fällt auf, dass es trotz des Bekenntnisses zum grundsätzlichen Nutzen von Angst und dem daraus folgenden Kriterium der angemessenen und vernünftigen Angstreaktion offenbar keine ausgeprägte Diagnostik für mangelnde Angstfähigkeit gibt. Dabei erscheinen Leichtsinn, Übermut und Waghalsigkeit als weitaus größere Gefahr für eigenes und fremdes Leben als exzessive Angst. Vermutlich hat diese Asymmetrie weniger natürliche oder medizinische als kulturelle Gründe und hängt nicht zuletzt von einem unverwüstlichen Männlichkeitsideal ab, das in diesem Falle allen evolutionären Überlegungen trotzt, die (Selbst-)Verachtung von Angsthasen als pädagogisch-kulturelle Leistung betrachtet und in mutiger Furchtlosigkeit ein großes Potenzial zur gesellschaftlichen Ausnutzung erkennt, das es zu fördern, allenfalls zu kanalisieren, aber keineswegs durch Pathologisierung aufs Spiel zu setzen gilt.

Allerdings gibt es einen Zustand, der der Angstunfähigkeit nahe steht und

Rainer Werner Fassbinder, geb. 1946, Filmregisseur, Theaterautor und Lederjackenträger. Das *enfant terrible* des deutschen Kinos verwirklichte zwischen 1966 und 1982 insgesamt 44 Filmprojekte. Während zahllose Schauspielerinnen und Schauspieler über die nahezu brutale Zusammenarbeit mit Fassbinder berichten, erzählen seine Filme einfühlsam von sozialen Missständen und sowohl privater als auch institutionalisierter Gewalt. Zu seinen bekanntesten Filmen zählen *Die Ehe der Maria Braun* (1979) und *Lili Marleen* (1981).

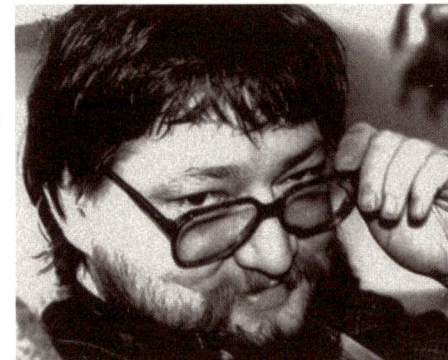

Mit **Angst essen Seele auf** gelang Fassbinder 1973 sein erster auch international erfolgreicher Film. Brigitte Mira glänzt hier als sechzigjährige Witwe Emmi Kurowski, die sich in den jungen marokkanischen Gastarbeiter Ali verliebt, den sie schließlich auch heiratet. Die unkonventionelle Beziehung führt im familiären sowie weiteren sozialen Umfeld zu Verwerfungen. Selbst Emmis Kinder schneiden das frisch vermählte Paar – bis sie von Alis beachtlichen Ersparnissen erfahren. Doch als sodann der äußere Druck nachlässt, scheitert die Ehe letztlich an aufbrechenden Problemen zwischen Emmi und Ali.

Fassbinder, erklärtermaßen homosexuell, war zweimal verheiratet. Seine, nicht wenigen, Kritiker beschuldigten ihn unter anderem des Anti-Kommunismus, Chauvinismus, Antisemitismus oder auch der Homophobie.

Rainer Werner Fassbinder starb am 10. Juni 1982 an einer Überdosis Kokain und Schlafmitteln.

tj

Angst essen Seele auf »» # Kommentar 1

ANJA GÖRITZ

Das einzige, wovor wir Angst haben müssen, ist die Angst.
Th. Roosevelt

Angst gehört zu unserer Grundausstattung an Gefühlen. Sie ist Ausdruck menschlicher Entwicklung und tritt regelmäßig auf, wenn man sich auf Neues einlässt. Angst stimuliert das Nervensystem, um es zu Höchstleistungen zu befähigen, beispielsweise durch vermehrte Wachsamkeit, Konzentration und Handlungsbereitschaft. Angstfreiheit ist folglich nicht erstrebenswert, da furchtlose Menschen auf Gefahren nicht mehr angemessen reagieren würden. Je nach Intensität kann Angst entweder zu zielgerichtetem, zweckmäßigem Handeln führen oder lähmen. Bei mittlerer Aktivierung ist die Leistung am besten, bei hoher oder niedriger Aktivierung dagegen schlechter. Obwohl Angst negativ besetzt ist, suchen Menschen sie gelegentlich freiwillig auf (**Angstlust***) und selbst Kleinkinder können leichte Angst zuweilen genießen.

Sprachlich unterscheidet man zwischen Angst und Furcht. Furcht bezeichnet eine konkrete Bedrohung, während Angst ein unbestimmtes, ungerichtetes Gefühl des Bedrohtseins meint. Im klinischen Gebrauch werden die Begriffe aber nicht scharf voneinander getrennt. Psychologisch werden Angst als Zustand (state anxiety, Erregungsanspannung bei akuter Bedrohung) und Angst als Eigenschaft (trait anxiety, dispositionelle Ängstlichkeit unabhängig von akuter Bedrohung) unterschieden.

Die Grenzen zwischen der normalen und der symptomwertigen Angst sind fließend. Von krankhafter Angst spricht man, wenn sie (1) unangemessen ist bzw. ohne Auslöser auftritt, (2) unangemessen stark ist (z.B. ausgeprägte Panik beim Anblick einer Spinne) und (3) auf Dauer nicht durch eigene Anstrengungen überwunden werden kann. In fortgeschrittenen Stadien von Angsterkrankungen kommt es zu zunehmendem Vermeidungs- und Rückzugsverhalten: Die Angst machenden Situationen werden vermieden bzw. es

nahe dran ist, als patholo-
gisch oder zumindest ver-
achtenswert verstanden
zu werden, nämlich die
Angstlust. Das Gefühl der
Angst bleibt hier zwar bestehen, aber indem es zur
Lustquelle wird, verkehrt
sich ihre Schutz- in eine
Gefährdungsfunktion, so
dass Gefahren gesucht und
sogar provoziert werden.
Bis zu einem gewissen
Grade kann diese Verhal-
tensstörung in den Dienst
der Ausbildung von männ-
licher Selbstüberwindung
gestellt werden. So sind
Bungee Jumping, Skyflying,
russisches Roulette, Ladendiebstahl usw.* auch Mut-
proben, die insofern perfor-
mativ sind als sie die Männ-
lichkeit, die sie beweisen
sollen, erst herstellen. Dennoch droht die Hervorhe-
bung von Lust und Spaß
an Extremsportarten tra-
dierte Männlichkeitsbilder
zu unterwandern. Denn für
diese ist Ernst und Härte
wesentlich. So können Mi-
litärfilme etwa den Sadis-
mus der Ausbilder hervor-
heben, doch wenn sie einen
masochistischen Lustgewinn
der Rekruten auch nur an-
deuteten, würden sie zur
schändlichsten Parodie und
wären nur noch als Porno-
graphie brauchbar. Ähnlich
können sich Soldaten zwar
mit Freude aus der Luft
stürzen, aber nur insofern
klar ist, dass sich die Lust
auf den bevorstehenden,
heroischen Kampf bezieht

>>>

Die Abkürzung ICD

steht für »International Statistical Classification of
Diseases and Related Health Problems«. Gegenwärtig
liegt die ICD in der zehnten Überarbeitung vor. Diese
Klassifikation der Krankheiten und gesundheitlichen
Probleme des Menschen wird von der Weltgesundheitsorganisation erstellt. Sie dient Ärzten, Psychologen und
anderen im Gesundheitsbereich Tätigen als Referenzwerk
zur Diagnosestellung. Zum Beispiel klassifiziert das
fünfte Kapitel die psychischen und Verhaltensstörungen.
Es werden folgende Störungsobergruppen unterschieden:

F00–F09 Organische, einschließlich symptomatischer
 psychischer Störungen
F10–F19 Psychische und Verhaltensstörungen durch
 psychotrope Substanzen
F20–F29 Schizophrenie, schizotype und wahnhafte
 Störungen
F30–F39 Affektive Störungen
F40–F48 Neurotische, Belastungs- und somatoforme
 Störungen
F50–F59 Verhaltensauffälligkeiten mit körperlichen
 Störungen und Faktoren
F60–F69 Persönlichkeits- und Verhaltensstörungen
F70–F79 Intelligenzminderung
F80–F89 Entwicklungsstörungen
F90–F98 Verhaltens- und emotionale Störungen mit
 Beginn in der Kindheit und Jugend
F99 Nicht näher bezeichnete psychische Störungen

Internationale Klassifikation psychischer Störungen. ICD-10, hrsg. von
H. Dilling u. a., Bern/Göttingen/Toronto/Seattle 1994.

ag

1 Vgl. Perko-
nigg/Wittchen
1995.

* Für weitere
Beispiele siehe
die Ausgabe
*Angstlust. Das
Leben. Ein
Thriller* von *du.
Die Zeitschrift
der Kultur* 707
(Juni), Zürich
2000.

ist die ständige Anwesenheit einer Bezugsperson erforderlich. Oft versuchen die Betroffenen, sich mit Alkohol, Nikotin, Beruhigungs- und Schmerzmitteln oder Drogen selbst zu »behandeln«.

In der internationalen Krankheitsklassifikation ICD»» werden folgende primäre Angststörungen beschrieben: Eine *phobische Störung* ist eine unvernünftige, sich gegen bessere Einsicht zwanghaft und regelmäßig aufdrängende Angst vor bestimmten Gegenständen oder Situationen. In der Folge werden diese Situationen typischerweise vermieden. Meist erzeugt schon die Vorstellung, die phobische Situation könne eintreten, Erwartungsangst. Eine Unterdiagnose der phobischen Störung ist die *Agoraphobie*: Menschen, die an Agoraphobie leiden, haben Angst, das Haus zu verlassen, Geschäfte zu betreten, in Menschenmengen und auf öffentlichen Plätzen zu sein oder alleine mit öffentlichen Verkehrsmitteln zu reisen. Die Vermeidung der phobischen Situation steht oft im Vordergrund, und einige Agoraphobiker erleben nur wenig Angst, da sie die Furcht auslösenden Situationen meiden können.

Die Agoraphobie unterscheidet man von der *sozialen Phobie*. Letztere ist gekennzeichnet durch Furcht vor prüfender Betrachtung durch andere Menschen, welche zur Vermeidung sozialer Situationen führt. Umfassendere soziale Phobien gehen in der Regel mit niedrigem Selbstwertgefühl und Kritikscheu einher. Eine dritte Unterdiagnose der phobischen Störung stellt die *spezifische* oder *isolierte Phobie* dar. Diese beschränkt sich auf eng umschriebene Situationen wie die Nähe bestimmter Tiere, Höhen, Donner, Dunkelheit, geschlossene Räume, Genuss bestimmter Speisen, Zahnarztbesuch oder auf den Anblick von Blut oder Verletzungen.

Im Gegensatz zu den phobischen Störungen sind die so genannten *Anderen Angststörungen* nicht mit bestimmten Umgebungssituationen verknüpft. Eine Unterdiagnose der Anderen Angststörungen ist die *Panikstörung*. Ihr Kennzeichen sind wiederkehrende schwere Angstattacken, die sich nicht auf eine spezifische Situation oder besondere Umstände beschränken und deshalb auch nicht vorhersehbar sind. Eine weitere Unterdiagnose ist die *generalisierte Angststörung*. Sie ist durch länger als sechs Monate andauernde unspezifische Angst gekennzeichnet.

Etwa 15 Prozent der Menschen leiden im Laufe ihres Lebens unter einer primären Angststörung.[1] Angststörungen machen sich oft schon in der Kindheit oder Pubertät, seltener im frühen Erwachsenenalter bemerkbar. Sie zeigen unbehandelt einen fluktuierenden Verlauf mit Neigung zur Chronifizierung und führen oft zu sekundären Depressionen, Suchterkrankungen, sozialer Isolation und gelegentlich zum Suizid. Die Lebensqualität ist oft über Jahre

und nicht schlichtweg auf den spaßigen Nervenkitzel des freien Falls.

Das subversive Potenzial der Angstlust besteht aber weniger darin, dass sie die Begegnung mit der Angst als frivole und dekadente Stimulanz erscheinen lässt, als im Erwecken eines Verdachtes gegenüber der *raison d'être* des Mannes, nämlich seiner vorgeblich angemessenen und vernünftigen Sorge um gefährdete Schwache. Um Mut, Stärke und Verantwortungsbewusstsein zu beweisen, bedarf Mann der Angst vor Gefahren, der er sich dann heroisch stellen kann. Sollte dabei Angstlust im Spiel sein, wird der Beweis nicht lediglich fraglich, sondern droht sich ins Gegenteil zu verkehren. Relativ harmlos ist es noch, wenn der mutige Kampf gegen beschworene Gefahren so bemitleidenswert lächerlich ist wie Don Quijotes Kampf gegen die Windmühlen. Schlimmer ist schon, wenn das Schüren kollektiver Ängste den Kampf ausweitet und wertvolle gesellschaftliche Ressourcen verschwendet. Wahrlich furchterregend wird die verdeckte Angstlust aber, wenn sie zu Bekämpfungskriegen führt, welche die fingierten Gefahren Wirklichkeit werden lassen.   *ch*

Kulturspezifische Ängste

Anfang der 1990er wurden im Auftrag der Weltgesundheitsorganisation im Rahmen des *ICD-10* Kapitel V (F) psychische Krankheitsbilder, die sich hinsichtlich Affektivität, Kognition, Ich-Erleben, Persönlichkeit und sozialem Verhalten ausprägen, mit dem Anspruch auf weltweite Geltung und klinische Anwendbarkeit klassifikatorisch festgelegt. Zugrunde liegt dem Projekt ein medizinisches Denken, das auf den Naturwissenschaften aufbaut und somit impliziert, Krankheiten seien über (Kultur-)Räume hinweg identische Größen. Freilich sind auf dem Feld der Psychiatrie *mensch*spezifische Eigenschaften – nämlich Fähigkeiten des Bewusstseins, der Sprache, der erweiterten Sozialität, der Kulturproduktion – angesprochen, bei denen diese Vorannahme mit guten Gründen angezweifelt werden darf. Im ICD-10 wird die kulturspezifische epidemiologische Häufigkeit bestimmter Krankheitsbilder eher beiläufig erwähnt. Besonders der Anhang II »Kulturspezifische Störungen« beschäftigt sich mit dieser Problematik von Erkrankungen, die »nur schlecht in die Kategorien der internationalen psychiatrischen Klassifikationen« passen, weil sie »zuerst in einer bestimmten Population oder in einem bestimmten kulturellen Bereich beschrieben« wurden und »mit diesen Bedingungen eng oder ausschließlich verbunden« bleiben. Die Bedeutung dieser Störungen werde im Fach kontrovers diskutiert, und weiterer Forschungsbedarf wird angemeldet. Bemerkenswert wirkt, dass solche Untersuchungen dann wohl die sozialen Umstände ihres Zustandekommens auch mit *kulturwissenschaftlichen* Methoden zum Thema hätten. Einige Beispiele seien genannt:

>*Amok* (Indonesien, Malaysia)
> Eine willkürliche, anscheinend nicht provozierte Episode mörderischen oder erheblich destruktiven Verhaltens, gefolgt von Amnesie oder Erschöpfung. Viele Episoden gipfeln im Suizid. Die meisten Ereignisse treten ohne Vorwarnung auf, einigen geht ein Zeitraum mit intensiver Angst oder Feindseligkeit voraus. Einige Studien lassen daran denken, daß diese Fälle im Zusammenhang stehen mit einer traditionell hohen Wertschätzung extremer Aggression und suizidaler Attacken im Rahmen von Kriegshandlungen. [...]

> *Dhat, Dhatu, Jiryan, Shen-k´uie* (Indien, China (Taiwan))
> Angst und somatische Beschwerden, wie Erschöpfung und Muskelschmerzen, im Zusammenhang mit der Furcht vor Spermaverlust bei Männern oder Frauen (oder Annahme, Sperma zu sezernieren). Vorläufer sollen exzessiver Koitus, Blasenstörungen, Störungen des Gleichgewichts von Körperflüssigkeiten und Diät sein.«

massiv beeinträchtigt. Neben den primären Angststörungen gibt es auch Ängste, die durch ein Ereignis ausgelöst werden, das bei den meisten Menschen Angst erzeugen würde, etwa Naturkatastrophen oder Entführungen. Ängste diesen Ursprungs sind meist Teil einer so genannten *Posttraumatischen Belastungsstörung*. Nicht zuletzt können Ängste auch körperliche Erkrankungen begleiten oder durch Medikamente oder Drogen hervorgerufen sein. Da das Symptom Angst differentialdiagnostisch also unspezifisch ist, muss bei der Diagnosefindung überprüft werden, ob es sich bei der Symptomatik um eine primäre Angststörung, eine normale Stressreaktion oder um ein Begleitphänomen einer anderen psychischen Erkrankung handelt, oder ob die Angst sekundär bei einer somatischen Erkrankung auftritt oder pharmakologisch-toxisch bedingt ist.

Es gibt vier Haupttheorien zu den Ursachen primärer Angststörungen: (1) Biologische Ansätze gehen davon aus, dass genetische Veranlagungen ursächlich sind. Es wird vermutet, dass es sich um eine chemische Störung (z. B. Unterversorgung von Serotonin) im Gehirn handelt. (2) Die Verhaltenstheorie sieht die Gründe in der Lerngeschichte des Individuums. So ist es möglich, dass eine Patientin in der Vergangenheit in ihrem ängstlichen Verhalten bestärkt wurde, etwa indem ihr eine lästige Pflicht abgenommen oder sie mit mehr Aufmerksamkeit bedacht wurde. Auch ist ein Lernen am Modell denkbar, beispielsweise wenn eine beobachtete Bezugsperson für ihre Angst vor der Fahrstuhlbenutzung verstärkt wurde und / oder die beobachtende Person dem Modell ähnlich sein möchte. Schließlich kommt die Umwandlung eines zunächst neutralen in einen furchterregenden Reiz (z. B. Kirchenglockengeläut) durch Kopplung mit einer Angst auslösenden Situation (z. B. Unfall während Kirchenglocken geläutet haben) in Frage. Dabei zeigen Konditionierungsexperimente (A. Öhman), dass Umwelteinflüsse und Gene nicht getrennt werden können, denn stammesgeschichtlich bedeutsame Stimuli wie beispielsweise eine Schlange werden leichter mit einer Furchtreaktion verknüpft und vor allem aber schwerer wieder entknüpft als Reize, die zu fürchten wir nicht »vorbereitet« sind. (3) In den kognitiven Angsttheorien werden angstfördernde Mechanismen individueller Informationsverarbeitung unter die Lupe genommen, etwa Kontrollverlust (J. Rotter) oder erlernte Hilflosigkeit (M. Seligman). (4) Die psychodynamische Theorie sucht die Gründe für so genannte neurotische Ängste in der Kindheit, vor allem in Misshandlungen, einem überstarken Über-Ich und verdrängten Trieben.

Durch eine fachgerechte Behandlung lassen sich Ängste in der Regel günstig beeinflussen. Ist Angst körperlich verursacht oder Teil einer anderen psy-

Kulturwissenschaftlich bemerkenswert ist, dass diese Vorstellungswelt in der westlichen Medizin seit den Griechen ebenfalls Gültigkeit besaß. Die Humoralmedizin beschäftigte sich diagnostisch
wie therapeutisch ausführlich mit den Gefahren des übermäßigen
Verlustes von Samen oder Stockungen des Menstruationsblutes.
Erst am Ausgang des 18. Jahrhunderts verloren diese Vorstellungen
an Bedeutung.

> »*Koro, Jinjin bemar, Suk yeong, Suo-Yang* (Südwest-Asien, China, Indien) Panik
> oder Angst aus Furcht vor einer Retraktion des Genitales. In schweren Fällen
> sind Männer der Überzeugung, daß der Penis sich sofort in das Abdomen
> zurückziehen wird. Frauen glauben, ihre Brüste, Labien oder die Vulva werden
> eingezogen werden. Die Betroffenen erwarten fatale Folgen. Studien führen
> Krankheit, Kälte und exzessiven Koitus als belastende Faktoren an, aber zwi-
> schenmenschliche Konflikte, soziokulturelle Anforderungen haben, so wird
> berichtet, einen noch größeren Einfluß auf diesen Zustand. Die Störung be-
> ginnt plötzlich, intensiv und unerwartet. Die Reaktionen darauf sind unter-
> schiedlich, sie umfassen das Festhalten der Genitalien durch die Betroffenen
> oder ein Familienmitglied, die Anbringung von Schienen oder Geräten zur
> Verhinderung der Retraktion, Naturheilmittel, Massage und Fellatio. [...]
>
> *Taijin kyofusho, Shinkeishitsu, Anthropophobie* (Japan)
> Angst oder Phobie meist bei Männern und jungen Erwachsenen. Die Störung
> ist gekennzeichnet durch eine Angst vor sozialen Kontakten (vor allem mit
> Freunden), durch extreme Gehemmtheit (Sorgen wegen der körperlichen Er-
> scheinung, dem Körpergeruch und wegen des Errötens) und durch Angst,
> sich eine Krankheit zuzuziehen. Somatische Symptome umfassen Kopf-, Kör-
> per- und Bauchschmerzen, Müdigkeit und Insomnie. Die Betroffenen, meist
> hochintelligent und kreativ, können perfektionistische Tendenzen zeigen.
> Studien weisen darauf hin, daß kulturelle Werte, die eine ›Übersozialisation‹
> bei einigen Kindern fördere, Gefühle von Unterlegenheit und Angst in sozia-
> len Situationen hervorrufen.«

Dem Nicht-Mediziner und Kulturwissenschaftler scheint die kulturelle (Mit-)Bedingtheit psychiatrischer Krankheitsbilder aber
auch bei der (kultur-unspezifisch formulierten) ICD-10-Klassifi-
kation F40 / F 41 »phobische Störungen« offensichtlich zu sein.
Hier drängt sich sehr der Eindruck auf, dass solche Erkrankungen
typisch für westliche, säkularisierte, modernisierte urbane Gesellschaften sind – wie dies ja im Gegenschluss auch die eben zitierten
»asiatischen Sonderfälle« nahe legen. Entsprechende Krankheits-
verläufe scheinen nicht in die Vorstellungswelt traditioneller oder
religiös geprägter ländlicher Gemeinschaften zu passen, wie im
Falle der klinisch häufig beschriebenen Ängste vor Vereinsamung
in anonymen Massen (»Agoraphobie«) oder der narzisstischen
Befürchtungen, immer neuen gesellschaftlichen und beruflichen
Leistungs-Anforderungen nicht zu genügen, die als psychische Mo-
tive für Ernährungsstörungen junger Frauen genannt werden.

Internationale Klassifikation psychischer Störungen. ICD-10, Kapitel V (F). For-
schungskriterien, hrsg. von H. Dilling u. a., Bern / Göttingen / Toronto / Seattle 1994.

*****Normalisierung** Nach Nor-
bert Elias ([1938] / 1992) soll
der neuzeitliche »Zivilisationsprozess« gekennzeichnet gewesen sein durch die
Ersetzung von außen aufer-
legter Zwänge durch innere
Selbst-Zwänge. Michel
Foucault ([1975] / 1991) hat
eine ähnliche Entwicklung
beschrieben: Aus der Angst
vor Bestrafung wurde die
Gewissensqual, die wäh-
rend der Aufklärung durch
die gezielte Introjektion
sozialer Normen erzielt
wurde. Schulen, Gefäng-
nisse, Kliniken und Fabri-
ken waren die Instrumente
rationalistischer Disziplinierung. Historisch wenig
überzeugend wirkt bei
beiden Modellen, dass sie
anachronistisch die poli-
tische Ordnung des Zusam-
menlebens absolut setzen
und das metaphysische
und religiöse Gewissens-
management unberücksich-
tigt lassen. Das christliche
Ideal der reinen Seele (im
Gegensatz zur alttestamentarischen Verhaltens-Nor-
mierung) und die institu-
tionellen Praktiken der
Beichte und Buße (bzw. der
protestantischen Rechtfertigung aus dem Glauben)
dürften bei der Erzeugung
von Gewissensqualen näm-
lich ungeschlagen sein.
Bereits die antike Metaphysik kannte diffizile Rege-
↓

chischen Störung, steht die Behandlung der Grunderkrankung im Vordergrund. Für die Behandlung der primären Angststörungen haben sich eine Normalisierung* der Lebensführung (vernünftige Ernährung, Schlafen, sinnvoller Wechsel zwischen Tätigkeit und Pause, Verzicht auf belebende Genussmittel, Selbstsicherheits- und Sozialkompetenztraining), Ausdauersport sowie atemwirksame und muskuläre Entspannungsmaßnahmen bewährt. Unterstützend können zeitlich begrenzt Medikamente verabreicht werden. Angehörige sollten dem Angstkranken nicht zuviel abnehmen, denn dies bestärkt seine Abhängigkeit und Schwäche.

Als psychotherapeutische Maßnahmen wendet man psychodynamische, kognitive und Verhaltenstherapie an – die beiden letztgenannten auch häufig in Kombination in einer *kognitiven Verhaltenstherapie*. Psychodynamische Therapien unternehmen den Versuch, das, was Angst auslöst, als bisher ungelebte Möglichkeit zu verstehen und integrieren zu lernen. Die verschiedenen Bewältigungsmechanismen, die Menschen wählen, um mit ihrer Angst umzugehen (Verleugnung, Verdrängung usw.), sind ausschlaggebend für die Wahl der Angstbewältigungsstrategie. Die kognitive Verhaltenstherapie sucht die Automatismen der Angstentwicklung zu unterbrechen und sie der eigenen willentlichen Kontrolle zu unterwerfen. Sie hat vier Ansatzpunkte: (1) Vermittlung eines Erklärungsmodells, (2) kognitive Umstrukturierung: gedankliche Übungen wirken der Angst entgegen und ermöglichen eine realistischere Bewertung der Angstsituation, (3) Expositionsübungen: der Patient wird schrittweise mit der gefürchteten oder gemiedenen Situation konfrontiert und macht somit die korrigierende Erfahrung, dass er die Angst aushalten kann und dass sie nach einer bestimmten Zeit abklingt, ohne dass ihm etwas Schlimmes passiert, (4) Einübung von Angstbewältigungsstrategien wie Atemtechniken, Muskelentspannungsübungen, Wahrnehmungsübungen.

Literatur

- ICD-10: *Internationale statistische Klassifikation der Krankheiten und verwandter Gesundheitsprobleme*, 10. Revision, Kapitel V: Psychische und Verhaltensstörungen, Köln u.a. 2003.
- Öhman, A./S. Mineka, »Fears, Phobias, and Preparedness. Toward an Evolved Module of Fear and Fear Learning«, in: *Psychological Review* 108 (2001), 483–522.
- Hiroto, D.S./M.E.P. Seligman, »Generality of learned helplessness in man«, in: *Journal of Personality and Social Psychology* 31 (1975), 311–327.
- Perkonig, A./H.U. Wittchen, »Epidemiologie von Angststörungen«, in: S. Kasper/ H.-J. Möller (Hrsg.), *Angst- und Panikerkrankungen*, Jena 1995, 137–156.
- Rotter, J.B., »Generalized expectancies for internal versus external control of reinforcement«, in: *Psychological Monographs* 80 (1966), 1, No. 609.

lungen des Selbst im Hinblick auf abstrakte Werte, den Willen der Gottheit oder die Ordnung des (Stadt-)Staates. Foucault hat sein Missverständnis später erkannt: »Die Sorge um sich« sei bereits im fünften vorchristlichen Jahrhundert hervorgetreten, seine Beschreibungen in Überwachen und Strafen seien zwar sachlich zutreffend gewesen, bei der Datierung habe er sich allerdings um zweiein-halb Jahrtausende vertan. Fraglich ist, wie weit die Introjektion von Normen und Werten tatsächlich reicht(e): Zu allen Zeiten scheint es Menschen gegeben zu haben, die sich von vorgegebenen Werten recht wenig beeindrucken ließen. Gegenwärtig, so beschreibt dies Jürgen Link (1997), sei allerdings ohnehin die flexible Normali-sierung vorherrschend geworden. Heutige Menschen richteten ihr Verhalten nicht mehr gemäß fixierter Normen aus, sondern versuchten, es hinsichtlich flexibler Zielsetzungen zu modulieren. »Normalität« sei deshalb nichts mehr, was durch Institutionen wie Kirche und Staat definiert wird, sondern etwas, das sich aus dem ökonomischen und sozialen Funktionieren der verschiedenen Öffentlichkeiten ›von selbst‹ ergebe. Keine Instanz zwinge die Subjekte dazu, sich »normal« zu verhalten — um nicht negativ aufzufallen und sich dadurch Ausgrenzung und Vereinsamung auszusetzen, bleibe ihnen gar nichts anderes mehr übrig. Auch dabei, so wäre noch anzumerken, erstreckt sich der Zwang aber lediglich auf jene, die dieses Ordnungsgefüge ernstnehmen.

Der Knopf

Meine Tante lebt in einer jener großartigen westdeutschen Wohnmaschinen, in denen ich nicht wohnen möchte. Flure und noch einmal Flure, Türen neben Türen, Menschen über Menschen, Geräusche und Totenstille, Schritte und Überraschungen. Es ist unbehaglich, dort in dem Block, der das Zuhause meiner Tante ist. Seitdem sie nach Deutschland gekommen ist, lebt sie dort, alleine, schon vierzig Jahre lang. Ich besuche sie einmal, zweimal im Monat. Wir gehen gemeinsam essen, irgendwo in der Nachbarschaft. Das letzte Mal klingele ich an der Haustür, meine Tante öffnet aus der Ferne, ich trete ein, gehe durch Gänge, bis zum Aufzug im Treppenhaus C, fahre in den dritten Stock, gehe wieder durch Gänge, gelange zur Wohnung Nummer 346, klingele wieder, trete ein. Wir reden ein wenig und nach einer Weile brechen wir auf, um in das Restaurant zu gehen. Am Aufzug angekommen nestelt meine Tante in ihrer Handtasche, zieht schließlich ein Plastiktütchen heraus, steckt ihren rechten Zeigefinger hinein und drückt den Aufzugsknopf. Später, im Lokal, frage ich sie, was es mit der Tüte auf sich hat. Sie erzählt in ihrem gebrochenen Deutsch von den vielen Menschen, dem an ihnen klebenden Schmutz, den übertragenen Bakterien, den Krankheiten.

Meine Tante hat Angst bekommen.

rmk

Literatur
· Elias, Norbert, *Über den Prozeß der Zivilisation. Soziogenetische und psychogenetische Untersuchungen*, 2 Bde., Frankfurt a. M. [17]1992.
· Foucault, Michel, *Überwachen und Strafen. Die Geburt des Gefängnisses*, Frankfurt a. M. [9]1991.
· Link, Jürgen, *Versuch über den Normalismus. Wie Normalität produziert wird*, Opladen 1997.

tw

Angst essen Seele auf Kommentar 2

Tilmann Walter

Schon die Wurzeln des deutschen Wortes »Angst« im lateinischen *angustia* (Beengtheit) deuten darauf hin: Angst ist ein seelisches und ebenso ein körperliches Phänomen. Die philosophische Vermutung, Angst sei die Grundbefindlichkeit des menschlichen »Seins zum Tode« (Martin Heidegger) war im 19. und besonders in der ersten Hälfte des 20. Jahrhunderts populär, wobei überdies angenommen wurde, dass »eine noch nie dagewesene Lebensangst zum unheimlichen Begleiter des modernen Menschen« (Karl Jaspers) geworden sei. Dies schien/scheint paradox, weil der vormoderne Mensch existentiellen Gefährdungen doch viel unvermittelter ausgesetzt war. Die vermeintliche Angst-Konjunktur entsprang wohl einer Zivilisationskrise – wie ja auch Sigmund Freud festgestellt hat, dass zivilisatorische Errungenschaften keinen *existentiellen* Trost spenden. Inzwischen scheint die Konjunktur der »globalen« Ängste, die sich in Gestalt von Befürchtungen wegen Umweltzerstörung oder Atomkrieg bis in die jüngste Vergangenheit erstreckten, abgelöst geworden zu sein durch solche vor scheinbar »konkreteren« Gefährdungen wie Arbeitslosigkeit, materieller Armut und Terroranschlägen. Die Beispiele sollen darauf hinweisen, dass die Versuche, objektbezogene »Furcht« von ungegenständlicher »Angst« abzutrennen, nicht überzeugen können – schon allein aus sprachlichen Gründen: Es ist ebenso sinnvoll zu sagen, jemand habe Angst wie er habe Furcht vor einem bestimmten Gegenstand. Das Objekt »flottierender« Ängste ist wahrscheinlicher bloß (noch) nicht bewusst erkannt. Auch führt es in die Irre, »Realängste« von »neurotischer« Angst streng zu unterscheiden, denn sämtliche Ängste richten sich im Grunde auf *innere* Objekte, die im Zusammenhang subjektiver Erfahrungen stehen: Angst ist nie grundlos, auch wenn dies einem Beobachter so erscheinen mag. Ebenso wenig kann ein krankhaftes und ein »normales« Ausmaß

Amerika in Angst

Die Vereinigten Staaten von Amerika haben sich am Beginn des neuen Millenniums augenscheinlich in ein Kollektiv verwandelt, das seine irrationalen, angsterfüllten und aggressiven Anteile auf ein fiktives Gegenüber projiziert: Im radikalisierten Freund-Feind-Denken des »Krieges gegen den Terror« wird die gesamte Welt mental zur potenziellen Gefahr (und werden die USA faktisch zur potenziellen Bedrohung für jedes Land und seine Bewohner), denn »Terroristen« sind keine festzustellende Größe, sie sind überall und stellen sich dem Gegner nicht als reguläre Kombattanten in offener Schlacht. Auch wer, wie das »alte Europa«, in den Verdacht gerät, sich dem Kampf des »Guten« gegen das »Böse« nicht entschlossen genug anzuschließen, gelangt in den Fokus dieser gereizten ängstlich-aggressiven Aufmerksamkeit. »Schurkenstaaten«, »Terroristen« und das absolut »Böse«, das sie im kollektiven Unbewussten der USA repräsentieren, sind ungegenständliche, ja irrationale Größen. Der Kreuzzug gegen den »Terror« ist ein zutiefst irrationales Unternehmen, das mit einem Erfolg grundsätzlich niemals rechnen kann: »Terroristen« lassen sich nicht endgültig besiegen oder ausrotten, und die Wahrscheinlichkeit, dass mit der Zahl liquidierter Individuen neue »Terroristen« hervortreten, dürfte überwiegen. Wesentlicher wirkt, dass sich die militarisierte Außenpolitik der USA in ihrem Kampf gegen das »Böse« diesem selbst so entschieden anverwandelt hat: Operative Feigheit, willkürliches Opfern von Zivilisten im Namen der »gerechten Sache«, Inhaftierungen ohne Rechtsgrundlage und systematische Folter und Demütigungen werden im Interesse des »Guten« legitimiert, machen die Anti-Terror-Krieger für Außenstehende aber zunehmend verwechselbar mit jenem »Bösen«, das bekämpft werden soll.

tw

Michael Moore und seine Filme
Fahrenheit 9/11 und *Bowling for Columbine*

Im irrationalen Klima der USA der Gegenwart unterscheidet Vertreter und entschiedene Gegner der Regierungspolitik wenig voneinander: Spiegelbildlich zum größten Feind, dem Präsidenten George W. Bush, präsentiert sich dieser Herr als ein fanatisierter Gesinnungsethiker, durchdrungen vom Glauben an die moralische Berechtigung der eigenen Mission.

tw

Michael Moore bei der Ausübung seines Berufs; Ausschnitt aus: Michael Moore, *Bowling for Columbine* (USA 2002).

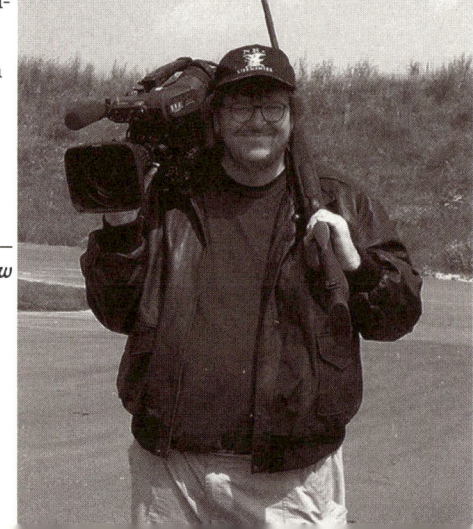

von Angst – wobei letzteres an »objektiven« Gefährdungen gemessen werden
soll – getrennt werden, weil Angst stets einer (lebens-)geschichtlichen Perspektive unterliegt, von der aus subjektiv festlegt wird, was angstbesetzt und
was »normal« ist.

Angst wird naturgeschichtlich mit wildem Fluchtinstinkt in Zusammenhang gebracht, psychologisch wird ihr eine Alarm- und Warnfunktion zugeschrieben. Freilich ist in unserer hochkomplexen Gesellschaft die Möglichkeit zur Flucht kaum gegeben; Angstlöser und Antidepressiva gehören – als
›biochemische Fluchten‹ – daher zu den am meisten verschriebenen Medikamenten überhaupt. Der Leidensdruck ist bei unbewältigten Ängsten enorm
und kann zu einschneidenden Verhaltensänderungen führen, ja sogar in historischen Katastrophen wie moralischer Panik, Gewaltanwendung oder Kriegen gipfeln. Abhilfe kann dadurch gefunden werden, dass die eigenen Ängste
verstanden und akzeptiert werden; das Objekt oder die Situation bleibt dann
zwar weiterhin angstbesetzt, aber man kann bewusster und produktiver damit
umgehen.

Angst in der Geschichte
Die großen Pestwellen um die Mitte des 14. Jahrhunderts kosteten
ein Drittel der europäischen Bevölkerung das Leben, in manchen Gegenden
betrug die Mortalität sogar 50 Prozent, andere Landstriche wurden geradezu
entvölkert. Jean Delumeau (1985) hat die folgenden Jahrhunderte als ein Zeitalter der Angst beschrieben: Neben der Gefahr durch Seuchenzüge waren die
Menschen durch Hungersnöte, denen durch Bevorratung nur begrenzt begegnet werden konnte, und permanente bewaffnete Konflikte, adlige Fehden
und zwischenstaatliche Kriege bedroht. Das Leben *an sich* war unsicher, und
diese existentiellen Ängste begünstigten für ihn eine pessimistische, drohen-
de und moralisch strenge Religiosität. Vollends ins Irrationale kippten die
Ängste, nach Delumeau, in den Hexenverfolgungen des 16. und 17. Jahrhunderts, als eine imaginierte Verschwörung böser Zauberwesen für das alltägliche Unglück und Leiden verantwortlich gemacht wurde. Die kollektive
Angst brachte damals Tausenden den Tod.

Wer – also – hat Angst vorm bösen Wolf?
Offenbar jeder: Für Thomas Hobbes (1651) war im Naturzustand
der Mensch dem Menschen ein Wolf, und nur eine starke Zentralmacht
schütze den einzelnen Menschen vor der permanenten Gefahr, von anderen
überwältigt und getötet zu werden. Die Furcht vor dem gewaltsamen vorzei-

Im November 1892 erregt in Berlin die Ausstellung eines jungen norwegischen Künstlers öffentliches Aufsehen und erzeugt einen kleinen Skandal. Edvard Munchs (1863–1944) Bilderschau, bald wieder geschlossen, ist der Anstoß zur Gründung der Berliner Künstlergruppe Sezession.

Munchs zweite Berliner Ausstellung im Jahr 1902, bereits unter der Ägide der Sezession, umfasst dann einen Zyklus von 22 Gemälden, thematisch zusammengehalten durch den Titel »Lebensfries«. Zu dieser Serie gehören auch die Werke *Angst* von 1894 und Munchs wohl bekanntestes Gemälde *Der Schrei* (1893).

Der Maler und Grafiker Edvard Munch zählt zu den bedeutendsten Vertretern des Expressionismus. Sind seine frühen Werke noch stark von dem französischen Impressionismus seiner Pariser Jahre beeinflusst, entwickelt Munch ab 1889 einen originären Stil, der sich durch seine »emotionale«, expressive Pinselführung und die symbolistische Farbgebung auszeichnet. Ebenfalls ungewöhnlich und neuartig erscheinen Munchs Zeitgenossen die Themen seiner künstlerischen Arbeit: Ihm geht es nicht mehr allein um die dekorative Funktion und den sinnlichen, mithin »schönen« Eindruck der Kunst; in den Mittelpunkt rücken vielmehr seelische und körperliche Zustände. Munch arbeitet an der künstlerischen Ausdrückbarkeit von Krankheiten, dem Tod oder Gefühlen wie Angst und Verzweiflung. Zur Entstehungsgeschichte des Gemäldes »Der Schrei« notiert Munch in seinem Tagebuch, auf einem abendlichen Spaziergang am Meer habe er im Moment des blutroten Sonnenuntergangs »zitternd vor Angst« gefühlt, dass »ein großer unendlicher Schrei durch die Natur ging«.

tj

Edvard Munch,
Das Geschrei, 1895,
Lithografie

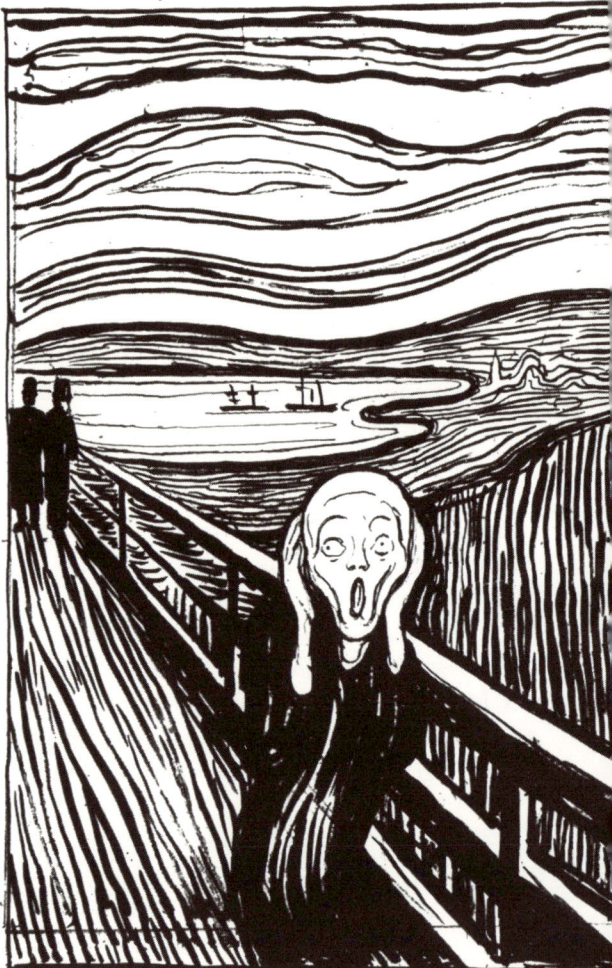

tigen Tod war der Urgrund jeder staatlichen Vergesellschaftung, die sich in der vertraglichen Übertragung der Naturrechte an einen Souverän vollzog. Staatlichkeit war für Hobbes ein höherer Zweck, denn in seiner Staatstheorie wurde die Erfüllung der Bedürfnisse des Staates zum Garanten für die Erfüllung der Bedürfnisse des Individuums. Auch für Sigmund Freud (1930) war der Triebverzicht für den Einzelnen unhintergehbar, um Zivilisation und Kultur zu bewahren, weil im »Naturzustand« zwar die Möglichkeit bestanden habe, dem »Lustprinzip« folgend den eigenen Trieben spontan nachzugeben. Dem stand aber – im Sinne der »Leidvermeidung« – die Furcht gegenüber, seinerseits zum Opfer des »Aggressionstriebes« der Mitwesen zu werden. Ähnlich wie Freud unterstellte Konrad Lorenz einen angeborenen Aggressionstrieb, der im 20. Jahrhundert verheerende Folgen mit sich gebracht habe. Um ihn im Zaum zu halten, empfahl Lorenz verstärktes Sporttreiben. In jüngerer Zeit bestätigten Soziobiologen diesen existentiellen Pessimismus: Sie sehen in den erweiterten Fähigkeiten zum sozialen Zusammenleben einen adaptiven Vorteil des Frühmenschen als einem »Mängelwesen«, das in seiner natürlichen Geschichte lange Zeit von stärkeren Fressfeinden und aggressiveren Artgenossen bedroht war.

Im aufklärerischen 18. Jahrhundert galt, wie bei Hobbes, die Überwindung des Naturzustandes als hauptsächliches zivilisatorisches Anliegen. Dementsprechend war, was direkt aus der »Natur« herzukommen schien – Unvernunft, Schmutz, Krankheiten, ungezügelte Leidenschaften und unvollkommene Moral –, kulturell angstbesetzt. Im 19. Jahrhundert richteten sich die kollektiven Ängste eher gegen die *Folgen* der stürmisch voranschreitenden Modernisierung der Lebenswelt: Industrie und Technik, Urbanisierung und die Vermischung von »Rassen« als Folge der Kolonisationsbestrebungen wurden zu negativen Fluchtpunkten der Epoche. Zahlreiche sozialpolitische Programme wie Eugenik, völkische Bewegungen, Naturheilkunde, Lebensreform usw. zielten darauf ab, die natürliche Substanz des Menschen, die durch den zivilisatorischen Fortschritt gefährdet schien, wiederherzustellen und zu bewahren. Aus der Geschichte des 20. Jahrhunderts wird ersichtlich, wie sich solche Ängste zu politischen Zwecken missbrauchen ließen. Vermutlich haben Demagogen und Despoten wie Hitler sie subjektiv geteilt. Vornehmlich die Psychologie der Masse (Le Bon [1895]/1910), deren sie sich politisch bedienten, fußte freilich auf diesen verbreiteten Befürchtungen vor »Rassenvermischung«, Beschädigung und Verblödung des »Volkskörpers«, Überwältigung durch Judentum oder Bolschewismus und dem Aussterben der Kulturvölker.

Herzlich Willkommen bei angst-und-panik.de

Angst im Netz / Stand: Januar 2005

www.angst-auskunft.de/AAA_Angst_und_Panik.htm

www.panik-attacken.de/html/index.html

www.aphs.ch/d/angst/diagnostic/diagnostic.html

www.angsterkrankungen.de

www.ich-habe-angst.de

www.angst-und-depri.info

www.angst-und-panik.de

www.paniker.de

www.mitglied.lycos.de/angst_panik

www.zahnarzt-angst-hilfe.de

Über Angst und darüber, wie viel Mut und Phantasie sie erfordert

»Der will nur spielen« – mit diesem heiteren Zuruf suchen Hundebesitzer verängstigte Spaziergänger zu beschwichtigen, während ihre Lieblinge, natürlich freilaufend, die Erstarrten umkreisen, an ihnen hochspringen und die Fremden Aug' in Aug' näher erkunden. Wer glaubt besonderen Anlass zu haben, die hundeängstliche Mitwelt von der Harmlosigkeit seines Vierbeiners überzeugen zu müssen, bindet seinem Hund ein lustiges buntes Tüchlein um den Hals. Dieses Ritual folgt einer Gesetzmäßigkeit: Je größer das Tier, desto kleiner der Halsschmuck. Wer Hunde fürchtet, lässt sich von solchen Maskeraden nicht täuschen. Er weiß, je neckischer das Tüchlein, desto gefährlicher die Bestie.

Wer Angst hat, denkt weiter als der Furchtlose, dem einfach Phantasie (und Erfahrung) fehlen, sich auszumalen, was alles passieren kann oder könnte. Es ist das Bewusstsein für Möglichkeiten, das den Ängstlichen auszeichnet, er ist ein negativer Visionär. Das macht ihn skurril, einsam und interessant.

ap

Hitlers erklärtes Vorbild war die organisierte Religion, namentlich die katholische Kirche, die von existentiellen Ängsten und Befürchtungen vor den Strafen im Jenseits stets zu profitieren wusste. Todesangst und Schuldgefühle lassen sich also kanalisieren und für eigene Zwecke ausnutzen. Im Sinne einer »Gefühlsansteckung« mündeten sie beispielsweise ein in Wellen von »Moralpanik« bezüglich von Onanie, vorehelichem Sex, Prostitution, Geschlechtskrankheiten, Pornographie und sexueller Gewalt, wie sie im ausgehenden 20. Jahrhundert in der AIDS-Krise aktualisiert wurden. Die AIDS-Hysterie wurde in den USA von der christlichen Rechten für Initiativen gegen Abtreibung und homosexuelle Lebensformen instrumentalisiert. Heute grassiert in Nordamerika die »Angst vor dem Terror«, die erneut irrationale Handlungen und letztlich selbstschädigendes Verhalten begünstigt: Angst ist kein guter Ratgeber, sie schlägt leicht um in Aggression, und diese Aggression erzeugt Gegenaggression.

Besser furchtsam als unvorsichtig?

Es wäre wohl zuviel verlangt, konkrete Vorschläge zur Überwindung solcher kollektiver Ängste zu formulieren, die jetzt in eine neuerliche weltpolitische Krise einmünden. Aber im Sinne des eingangs Gesagten sei daran erinnert, dass Angst auch eine Warnfunktion ausübt und als kritisches Korrektiv dienen kann. Ob es denn möglich ist, dass auch ganze Gesellschaften lernen, ihre Befürchtungen zu reflektieren, um sie zu beherrschen, zu überwinden und zu neuen produktiveren Umgangsweisen damit zu gelangen?

Literatur

· Condrau, Gion, »Zur Phänomenologie der Angst«, in: Hermann Lang/Hermann Faller (Hrsg.), *Das Phänomen Angst. Pathologie, Genese und Therapie*, Frankfurt a.M. 1996, 32–42.
· Delumeau, Jean, *Angst im Abendland. Die Geschichte kollektiver Ängste im Europa des 14. bis 18. Jahrhunderts*, 2 Bde., Reinbek bei Hamburg 1985.
· Freud, Sigmund, *Das Unbehagen in der Kultur*, Wien 1930.
· Hobbes, Thomas, *LEVIATHAN or the Matter, Forme and Power of a Commonwealth Eclasiaticall and Civil*, London 1651.
· Le Bon, Gustave, *Psychologie der Massen*, Stuttgart ³1910.

Fliegenschmerz[*]

Martin Heisenberg **Einwurf**

Empfindet eine Fliege Schmerz? Trauert eine Schimpansenmutter um ihr totes Kind? Fühlt ein Hund Neid, dessen Gefährte mehr Futter bekommt als er? Die Frage, ob Tiere Gefühle haben und wie weit diese unseren Gefühlen ähneln, ist nicht neu. Aus dem alten China ist das berühmte Gespräch zwischen Chuang Tzu und Hui Tzu über die Freude der Fische überliefert. Die beiden Philosophen gehen auf dem Uferdamm des Hao spazieren und sehen einen Schwarm Elritzen sich im Wasser tummeln. Chuang Tzu sagt: »Das ist die Freude der Fische.« Hui Tzu darauf: »Du bist kein Fisch; wie willst du etwas über die Freude der Fische wissen?«, worauf Chuang Tzu meint, die Freude teile sich einem unmittelbar mit, durch Empathie, wie man heute sagen würde. Beide Ansichten haben nebeneinander Bestand. Meister Chuang hat Recht: Kein Hundebesitzer würde bezweifeln, dass sein Hund ihn freudig begrüßt, wenn er nach längerer Trennung bellend an ihm hochspringt. In den Regungen des Hundes erkennt er das wieder, was er von sich und anderen Menschen als Ausdruck von Freude erlebt. Aber auch Meister Hui hat Recht: Direkt sind die eigenen Gefühle nur einem selbst zugänglich. Anderen vermittelt man sie durch Zeichen: Trauer durch Tränen, Scham durch Erröten, Angst durch Erstarren und so weiter. Wir sind keine Fische. Dem letzten Zweifel hält Meister Chuangs Meinung über die Freude der Fische nicht stand. Was hat die Biologie dem Gespräch vor 2300 Jahren hinzuzufügen? Ist es gerechtfertigt, Tieren Gefühle zuzuschreiben? Was können wir über diese wissen? Wie weit lassen sich Gefühle überhaupt erforschen, wie können sie zum Gegenstand naturwissenschaftlicher Untersuchung werden?

Also bleiben wir zunächst beim Menschen. Die Gefühle gehören zu einer Art von Gegebenheiten, die man als mental bezeichnet. Mental sind auch

[*] Benjamin Heisenberg danke ich für hilfreiche Kommentare und Vorschläge.

Wahrnehmungen, Gedanken, der Wille, die Wünsche, Pläne, Entscheidungen und so weiter. Mentale Gegebenheiten hat man als Subjekt. Es gibt sie überhaupt nur als etwas, das ein Subjekt hat, in der Ich-Perspektive (Erste-Person-Perspektive). Allein das Subjekt hat unmittelbaren Zugang zu seiner mentalen Wirklichkeit. Der Naturwissenschaft ist dieser Zugang verschlossen. Sie ist ausschließlich auf Indizien und sprachliche Aussagen angewiesen, vermutlich prinzipiell. (Warum ich das vermute wird weiter unten klar werden. Jedenfalls kann man sich heute nicht einmal vorstellen, die Weiterentwicklung der Naturwissenschaft könnte eines Tages zu Messmethoden für Freude oder Trauer führen.) Messen kann die Naturwissenschaft nur die sekundären Merkmale, von denen die Gefühle und Wahrnehmungen begleitet werden.

Die mentalen Gegebenheiten werden gelegentlich als subjektiv bezeichnet, um der Tatsache Rechnung zu tragen, dass sie nur dem Subjekt selbst direkt zugänglich sind. Aber das führt leicht zu einem Missverständnis. Das Gegensatzpaar subjektiv-objektiv unterscheidet zunächst den Grad der Nachprüfbarkeit und damit Verbindlichkeit faktischer Aussagen. Auf Gegebenheiten übertragen führt die Einteilung in subjektiv und objektiv zu der Vorstellung einer Zwei-Klassen-Wirklichkeit, einer objektiven, in der die Gegebenheiten zuverlässig und nachprüfbar sind und einer subjektiven, über deren Gegebenheiten man nichts Genaues sagen kann, die sich aber dank der objektivierenden Wissenschaft hier und da läutern lässt. Die objektiven Gegebenheiten hätten somit gegenüber den subjektiven einen höheren Wirklichkeitsstatus. Aber nichts wäre irrtümlicher als das. Für jemanden mit einer Nierenkolik ist der Schmerz so real wie Blitz und Donner im Gewitter, während das neuronale Korrelat des Schmerzes, das manche den objektivierten Schmerz nennen, dagegen ein Papiertiger ist. Und man sollte sich vergegenwärtigen, dass die so genannten objektiven Gegebenheiten uns überhaupt nur als mentale Gegebenheiten zugänglich sind. Das Mentale ist nicht eine Wirklichkeit zweiter Klasse.

Wie andere Gefühle auch, kann man den Schmerz funktional deuten. Er lenkt die Aufmerksamkeit auf bedrohliche Systemstörungen im Körper. Andere Funktionen des Schmerzes mögen noch unbekannt sein. Aber beim Schmerz ist unübersehbar, dass das nicht alles ist, sondern, dass man ihn einfach hat. Sonst könnte man, wie das in der Naturwissenschaft die Tendenz ist, diese zentrale Selbstverständlichkeit, dass jemand das Gefühl, die Wahrnehmung hat, gar unterschlagen. Oder man könnte vielleicht einwenden, Gefühle seien doch überhaupt nur mittelbar zugänglich, denn sie müssten dem

Subjekt erst bewusst werden. Teilen sie sich nicht erst in der Reflexion dem Subjekt wie in einem Zwiegespräch mit? Und betreten wir nicht den Bereich der Empirie, indem wir uns unser Gefühl zum Objekt machen? Kann man über das unmittelbare Gefühl, die unmittelbare Wahrnehmung überhaupt irgendetwas sagen? Selbst wenn man das verneint – am Ende muss man dem essenziell Subjektiven, das aller funktionalen, objektivierbaren Attribute, aller Begrifflichkeit entkleidet ist, das also nur *ist,* doch Raum lassen, auch wenn es damit über die rational erfassbare Wirklichkeit hinausragt. Beim Schmerz ist das offensichtlich. Man muss nicht meditativ veranlagt sein, um beim Schmerz die Reflexion auszuschalten und ihn unmittelbar zu erleben.

Die Sprache lässt sich von Logik und Empirie nicht gefangen halten. Sie erlaubt weiterzureden, wo der rationale Gedanke kapituliert. Sie schafft neue Vorstellungen, wie den gekrümmten Raum, die Zahl π oder das jüngste Gericht. In der Poesie teilen sich die Gefühle und Wahrnehmungen unmittelbar mit, wie die Freude der Fische. Durch die Sprache kann der Mensch über die körperlichen Begleiterscheinungen der Gefühle und über die etablierten Wahrnehmungs*leistungen* hinaus immer genauere und differenziertere Sekundärattribute der Gefühle und Wahrnehmungen schaffen. Ohne die sprachliche Darstellung der Gefühle könnte man sie nicht naturwissenschaftlich erforschen.

Der Mensch existiert mit dem grundsätzlichen Dilemma, dass er anders als im Theater gleichzeitig Mitspieler und Zuschauer ist. Dass die Unterscheidung zu gedanklichen Schwierigkeiten führt, zeigt sich spätestens, wenn der Mitspieler Gegenstand der Beobachtung wird. Damit gibt es auf einmal zweierlei, den Mitspieler als Mitspieler, den ich versuchsweise das »existenzielle Subjekt« nennen will, und den Mitspieler als Objekt der Beobachtung, das »empirische Subjekt«. Auch die Sprache kann die »Vollzugsperspektive« und die »Berichtsperspektive« einnehmen, sie kennt Erste- oder Dritte-Person-Äußerungen. »Leih mir bitte 200 Euro, damit ich meine Miete bezahlen kann« ist die Vollzugsperspektive. »Peter leiht Paul 200 Euro, damit Paul seine Miete bezahlen kann« ist die Berichtsperspektive. (Beides in meiner Berichtsperspektive.)

Das Dilemma hat eine besondere »Engführung« in der *Selbstbeobachtung.* Nur sie hat direkten Zugang zu den mentalen Gegebenheiten. Nur über sie lassen sich mentale Gegebenheiten öffentlich machen. Ohne sie könnte die Naturwissenschaft über Gefühle nicht forschen. Schon bei der Beurteilung der Sekundärmerkmale muss die Wissenschaft sich auf die Selbstbeobachtung stützen. Diese ist eingeschränkt empirisch, denn sie unterliegt Konsistenzkriterien, kann sich z.B. in der Zeit bestätigen, ist kommunizierbar und dadurch *intersubjektiv*. Die Selbstbeobachtung vermittelt zwischen den mentalen Gegebenheiten und dem empirischen Subjekt.

Einerseits sind die verschiedenen Blickrichtungen auf den Akteur verwirrend. Schon die Unterscheidung zwischen dem existenziellen und dem empirischen Subjekt ist problematisch, kann man doch diesem Hinweis nur als Beobachter überhaupt einen begrifflichen Inhalt geben. Andererseits darf man in der Humanbiologie die Hauptsache, den Akteur mit Gefühlen und Wahrnehmung, Wünschen und Ahnungen, der Zwecke verfolgt und Gedanken mit anderen austauscht, den Menschen, bei dem der Schmerz ankommt, nicht unterschlagen. Für den Naturwissenschaftler gehört es nicht zu den täglichen Übungen, über das existenzielle Subjekt nachzudenken. Aber es sollte nicht überraschen, dass man in der Biologie des Menschen dazu gezwungen wird.

Von anderen Menschen nehmen wir an, sie seien Subjekte wie wir selbst, d.h. empirische und existenzielle. Diese Tatsache ist uns förmlich in die Wiege gelegt. Auf ihr basiert die Empathie, die emotionale wie kognitive Grundlage unserer Verständigung miteinander (theory of mind). Ohne sie wäre menschliches Leben nicht möglich. Wenn der Andere ein Subjekt ist, kann ich immer schon, wie Chuang Tzu sagt, davon ausgehen, dass seine mentale Wirklichkeit in etwa der meinen entspricht. Die zwischenmenschliche Kommunikation braucht sich deswegen nur mit den Abweichungen von diesem Fundus zu befassen. Die Intersubjektivität ist der Ausgangspunkt. Das Postulat der Menschenwürde bezieht sich auf diese Grundbedingung der menschlichen Existenz. Oder auch das Liebesgebot der Bibel: Liebe Deinen Nächsten, *denn er ist wie Du*.

Das bisher Gesagte lässt sich an den Zombies verdeutlichen, diesen künstlichen Wesen der Philosophie, von denen provokativ behauptet wird, sie lebten möglicherweise unerkannt unter uns. Ein Zombie hat zwar keinerlei Gefühle irgendeiner Art, aber er zeigt perfekt alle ihre funktionalen Aspekte, ihre Sekundärmerkmale. Er hat deswegen auch keinerlei Mangel in seiner Lebensführung. Alles was die Gefühle vielleicht in der Kommunikation oder in der Steuerung unseres Verhaltens für uns tun, all das tun die Sekundärmerkmale der Gefühle für den Zombie auch. Er kann deswegen auch so wie Du und ich über seine Gefühle reden (Mir wird ganz heiß! Es rieselte mir kalt den Rücken herunter. Das ist ja zum Lachen usw.), ohne aber die eigentlichen Gefühle zu *haben*.

Entsprechend hat unser Zombie auch die eigentliche Wahrnehmung nicht.

Zwar funktionieren alle seine von den Sinnesorganen vermittelten Verhaltensleistungen tadellos, er spielt Tennis, er schaut abends gebannt dem roten Sonnenball zu, wie er im Meer versinkt und schreibt (die Sprache wird hier vollständig naturalisierbar gedacht) danach ein Gedicht darüber, aber das Eigentliche an der Wahrnehmung, dass er sie hat, das fehlt ihm.

Allerdings, keine Angst: Zombies kann es nicht geben. Dieses Gedankengebilde führt sich selbst *ad absurdum*. Kann man sich denn irren, wenn man sagt: »Ich habe Schmerz«? Was ist das für ein Schmerz, bei dem man irrtümlicherweise meint, man hätte ihn! Was erzählt jemand über den Schmerz, den er nicht hat? Wir können unsere Gefühle prinzipiell nicht als Illusionen betrachten. Entweder haben wir sie oder wir haben sie nicht. Sie gibt es nur, indem wir sie haben, und deswegen haben wir sie nur, wenn es sie gibt. Beim Schmerz ist das offensichtlich. Es wäre doch interessant, wenn die Ärzte demnächst dem Patienten in der Schmerzambulanz erklären würden, sein Schmerz sei eine Illusion. Ebenso ist es mit Angst, Wut oder Freude. Die Illusion eines Gefühls wäre nur möglich, wenn es das Gefühl objektiv gäbe oder nicht gäbe, unabhängig davon, ob jemand meinte es zu haben. Bei Wahrnehmungen redet man zwar von Illusionen, aber damit wird nur der Wahrnehmungsgegenstand in Abrede gestellt, nicht das Wahrnehmungserlebnis. Wenn jemand sagt, er höre Stimmen und lügt nicht, dann hört er Stimmen, unabhängig davon, ob Schallwellen an sein Ohr gelangen und ob wir diese Stimmen auch hören oder nicht. Das gehört zu unserem Verständnis von Wahrnehmung. Diese bemerkenswerte Eigenschaft liegt gerade an dem Eigentlichen der Wahrnehmungen und Gefühle, nämlich, dass sie im existenziellen Subjekt begründet sind. Für sie ist haben und sein eins, weswegen auch ein Zombie sie nicht haben kann, ohne dass es sie gibt. Das heißt, die Konstruktion des Zombies ist mit unserem Grundverständnis von Gefühlen und Wahrnehmungen unvereinbar. Sie unterstellt, dass es Gefühle geben könnte, ohne dass sie jemand hat, Gefühle, die nicht existenziell verankert sind. Diese Konstruktion ist in sich widersprüchlich. Es kann also keine Zombies geben.

Die Naturwissenschaft hat vor den mentalen Gegebenheiten nicht halt gemacht. Dabei ist sie auf das Gehirn gestoßen. Wir können heute kaum daran zweifeln, dass unsere Gefühle, Wahrnehmungen, Gedanken und unser Wollen mit unserem Gehirn spezifischer verbunden sind als mit irgendeinem anderen Teil unseres Körpers. Es liegt für den Biologen nahe, das Gehirn als ein Organ wie die Niere oder das Herz zu betrachten – wie eine komplexe Maschine, die den Körper und das Verhalten steuert. Die Sekundärmerkmale des Mentalen lassen sich versuchsweise als die Funktionen, Eigenschaften, Leistungen dieser Maschine verstehen. Diese Sichtweise ist so erfolgreich, dass gelegentlich die Unterscheidung zwischen den sekundären Merkmalen und den Gefühlen und Wahrnehmungen selbst in Vergessenheit gerät.

Wenn wir Darwins Stammesgeschichte auch für den Menschen zugrunde legen, muss diese dann nicht auch für die mentalen Gegebenheiten gelten, auch, wenn wir diese nur durch ihre Sekundärmerkmale studieren können? Ist das Mentale also ein Teil der Natur? Genau das ist der grandiose naturwissenschaftliche Entwurf. Jedoch, wie ich zu erklären versucht habe, der Letztendlichkeit der Materie steht die Letztendlichkeit des existenziellen Subjekts gegenüber. Hier bleiben viele Fragen offen, deren Erörterung den Rahmen dieses Essays sprengen würde. Es wird zu untersuchen sein, wie weit das Postulat der Objektivität bei der Erforschung des Subjekts trägt. Jedenfalls müssen die Gesetze der Physik Raum für das existenzielle Subjekt lassen – und so weiter. Die Diskussion so weit soll nur verdeutlichen, dass wir die besondere Beziehung der Naturwissenschaft zu den mentalen Gegebenheiten im Auge behalten müssen, wenn wir uns die Frage stellen, ob Tiere Gefühle haben.

Kommen wir also zur Ausgangsfrage zurück. Empfindet eine Fliege Schmerz? Freut sich das Pfauenweibchen an der Pracht des Pfauenrads des Männchens? Ist der schnaubende Stier in der Arena wütend auf den Torero? Wie weit kann man mentale Gegebenheiten wie Gefühle und Wahrnehmungen auch Tieren zuschreiben? Die Naturwissenschaft hat gegenüber der Antwort von Chuang Tzu, die Freude der Fische teile sich einem unmittelbar mit, einen anderen Weg eingeschlagen. In den Grundkonsens zwischen den Menschen, dass der andere so ist wie man selbst, will sie die Tiere nicht mit aufnehmen. Wir können sie nicht uneingeschränkt als existenzielle Subjekte anerkennen.

Die Naturwissenschaft verlangt stattdessen, dass man zunächst möglichst viele und charakteristische Funktionselemente als Sekundärmerkmale der Freude sammelt und analysiert, um die Freude damit *objektivierend* zu beschreiben. Einen befriedigenden Kriterienkatalog für eine mentale Gegebenheit aufzustellen, ist in der Regel nicht einfach. Wollte man mit der Freude Ernst machen, müsste man weit zurück in der Stammesgeschichte des Menschen gehen und zu rekonstruieren versuchen, welche kommunikative Bedeutung im Zusammenleben unserer fernen präverbalen Vorfahren die Gefühle hatten. Sie informierten vielleicht die Stammesgenossen über die Handlungsbereitschaft des Einzelnen und sie erzeugten gleichzeitig auch kollektive

Handlungsbereitschaften in der Gruppe. Dieser Rückblick könnte uns befähigen, die Freude als ein spezifisches Funktionselement der Verhaltensorganisation in Sozietäten zu verstehen. Erst dann hätte es Sinn, auch nach dem materiellen Substrat dieser Funktion im einzelnen Individuum zu fragen, etwa nach Neuropeptiden oder neuronalen Netzwerken, die an den zugrunde liegenden Gehirnprozessen beteiligt sind. Aber davon ist die Neurobiologie weit entfernt. Wir kennen zwar Substanzen, die diese Prozesse beeinflussen und wir kennen sogar in einigen Fällen ihre molekulare Wirkungsweise. Aber die neuronalen Prozesse, die in einer Sozietät dasjenige Funktionsgefüge herstellen, das wir Freude nennen, verstehen wir deswegen nicht.

Nehmen wir also ein einfacheres Beispiel: Schlafen Bienen bei Nacht? Für das, was man beim Menschen ›schlafen‹ nennt, kann man schon viele Sekundärmerkmale angeben. Die Muskeln sind erschlafft, die Reizschwelle der Sinnesorgane ist erhöht, versäumten Schlaf muss man später nachholen, in der Jugend schläft man mehr als im Alter. Kaffee vertreibt, Baldrian fördert ihn, schnelle Augenbewegungen und charakteristische Gehirnströme treten im Schlaf auf usw. Sobald man einen einigermaßen befriedigenden Kriterienkatalog hat, kann man fragen, welche dieser Kriterien auch bei der Biene zu finden sind. Dabei stellt sich in diesem Fall heraus, dass es Gemeinsamkeiten und Unterschiede gibt. Schließlich muss man abwägen, ob die Übereinstimmungen groß genug sind, die gleiche Bezeichnung für das Phänomen bei der Biene und beim Menschen zu rechtfertigen.

Ebenso für den Schmerz der Fliege, die Trauer der Schimpansenmutter oder den Neid des Hundes. Der Weg der Beantwortung ist immer der gleiche, aber die Antworten können positiv und negativ ausfallen. Jede einzelne Frage muss geprüft und dann entschieden werden. Die Zuverlässigkeit hängt im ersten Schritt von der Güte des Merkmalskatalogs für die in Frage stehende mentale Gegebenheit des Menschen ab – und dieser von der nur introspektiv zu leistenden Zuordnung von den Merkmalen zu den eigentlichen Gefühlen. Im zweiten Schritt versucht man die einzelnen Merkmale mit entsprechenden Merkmalen des Tieres zu »homologisieren«. Vielleicht haben die Elritzen im Hao nicht gespielt, sondern wurden von einem Hecht gejagt. Vielleicht gibt es beim Pfau zwar im Prinzip Freude, aber das Imponieren des Männchens löst beim Weibchen keine aus. Empathie ist bei der Beurteilung tierischen Verhaltens aus naturwissenschaftlicher Sicht eine unsichere Ausgangsbasis. Dazu sind die Tiere zu verschieden von uns. Wir können vielleicht Affen als unseren nächsten Verwandten und Haustieren besonderen

Schutz gewähren, aber sie haben nicht den vollen Status existenzieller Subjekte, auch wenn ihnen unsere Sympathie gehört. An Menschenwürde und Menschenrechten lassen wir sie nicht teilhaben. Von der Vermenschlichung der Tiere in den Märchen und Kinderbüchern ist unser Umgang mit ihnen in der Wirklichkeit seit eh und je weit entfernt.

Ärger

»Ärger, *m. indignatio, ira, verdrusz, zorn, eine befremdliche, vor dem letzten jh. nicht erscheinende wortbildung, deren umlaut zur annahme eines schwachen ahd.* ergiro, *mhd.* erger *gen.* ergern *nöthigen würde, die sich nirgend darbieten; das heutige wort flectiert stark.*«

Grimm, *DWb*, Bd. 1, Sp. 548.

»Aristoteles behauptet, der Zorn diene manchmal der Tugend und der Tapferkeit zur Waffe. Wahrscheinlich stimmt das. Die Gegner dieser Meinung erwidern aber recht witzig, das sei wahrlich eine seltsame Verwendungsart: Gewöhnlich schwängen doch wir die Waffen, diese aber schwinge uns; sie werde nicht von unserer Hand geführt, sondern unsre Hand von ihr; sie habe also uns im Griff, doch wir nicht sie.«

Michel de Montaigne, *Über den Zorn*, in: *Essais*, übers. von H. Stilett, Frankfurt a.M. 1998, 353–356, hier 356.

Mensch ärgere Dich nicht!

Zorn, der – Ärger höchsten Gütegrades, wie er erhabenen Charakteren und historischen Anlässen entspricht; z.B. »der Zorn Gottes«, »der Tag des Zornes« etc. In der
Antike galt der Zorn eines Königs als heilig, denn zu seiner geziemenden Gestaltung
konnte er gewöhnlich das Mitwirken irgendeines Gottes erheischen; so auch der Zorn
eines Priesters. Vor Troja fühlten sich die Griechen derartig von Apollon belästigt,
daß sie sich aus dem Regen des Zorns von Chryses in die Traufe des Zorns von Achilleus
begaben; Agamemnon, der einzige Missetäter, wurde jedoch weder hier noch dort naß.

Aus: Ambrose Bierce, *Das Wörterbuch des Teufels* (*The devil's dictionary*, 1911).

>>>

Das hinlänglich bekannte Gesellschaftsspiel sociali-
siert unsere Kleinen gleich in eine der wichtigsten emotionalen Normen: Man kann mal verlieren, aber man
sollte seine Zeit nicht damit verschwenden, sich rumzu-
ärgern. Das bringt's nicht und nervt nur alle Mitspieler.
Synonyme: Wer wird denn gleich in die Luft gehen?
Oder: Keep cool.

Aus der Spielbeschreibung:
»In diesem kurzweiligen
Spiel geht es darum, seine
eigenen Spielfiguren so
schnell wie möglich von
seinem eigenen Startfeld aus
über eine Spielfeldstrecke
ins Ziel zu würfeln. Gleichzeitig versucht man, die
Mitspieler zu ärgern und
deren Spielsteine, so oft
es geht, zu schlagen, damit
sie wieder von vorn an-
fangen müssen. [...] Der
Spieler, der als erster alle
seine Spielfiguren auf seine
Zielfelder gebracht hat,
gewinnt das Spiel.
Die anderen spielen
weiter um die
nächsten
Plätze.«

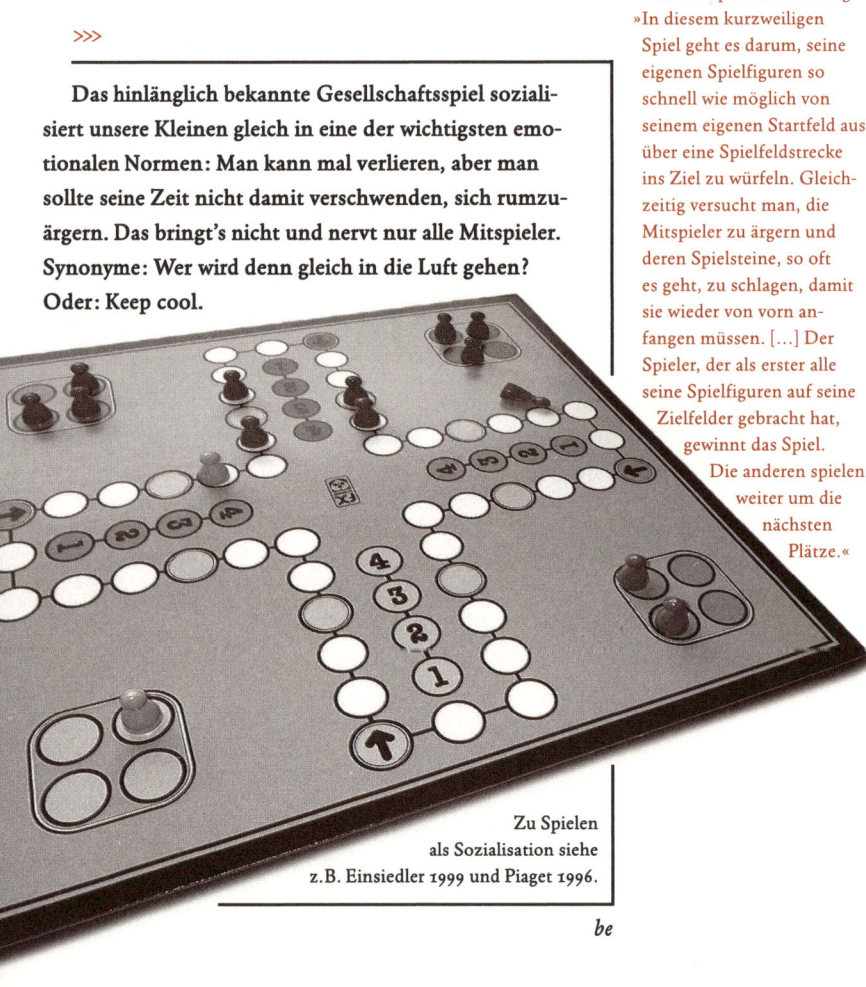

Zu Spielen
als Sozialisation siehe
z.B. Einsiedler 1999 und Piaget 1996.

be

1 Unter dem
Stichwort
»sunk cost«
wird dieses
Phänomen
in der Sozial-
psychologie
ausführlich
beforscht
(siehe hierzu
Arkes/Blumer
1985, Staw/
Ross 1989).
2 Überraschen-
derweise
ist z.B. die
Lebenszufrie-
denheit bei
Lotterie-
gewinnern
nicht deutlich
höher als
bei gelähmten
Unfallopfern
(Brickman/
Coates/Janoff-
Bulman 1978),
was darauf
hinweist, dass
Glücksgefühle
ein Ergebnis
von Vergleichs-
prozessen
sind. Hierbei
können Lotte-
riegewinner
beispielsweise
feststellen,
dass sie zur
Zeit nicht
mehr so glück-
lich sind wie
in dem Mo-
ment, als sie
von ihrem
Lotteriegewinn
erfahren haben.
Gleichzeitig
kann eine Ge-
wöhnung an
den neuen
Reichtum zu
einer Abnahme
der Glücksge-
fühle führen.

Mensch ärgere Dich nicht! »»» Kommentar

BIRTE ENGLICH

Vollkommen konsistent mit dieser emotionalen Norm wurde uns in unserer Pubertät als Wiegenlied der Slogan »Don't worry, be happy« gesungen. Später konnten wir diese Botschaft dann bei buddhistisch angehauchten Meditationen vertiefen und auf die einfache Formel »om« bringen. Trotzdem ärgern wir uns eigentlich den ganzen Tag, sei es über den Radiolärm des Nachbarn, den Fleck auf unserer gerade frisch angezogenen Hose oder die Unpünktlichkeit der Deutschen Bahn.

Nicht nur, dass Ärger nicht unbedingt ein schönes Gefühl ist und sich auch nicht besonders angenehm für die Umgebung äußert. Ärger ist auch ein schlechter Ratgeber: Unser Ärger über eigene Fehlinvestitionen bringt uns häufig dazu, nun erst recht in diese Sache zu investieren, damit sich die verlorenen Investitionen doch noch als sinnvoller Einsatz von Ressourcen herausstellen. Man möchte mit noch mehr Engagement das Ruder herumreißen, um so den Ärger zu reduzieren anstatt diese Fehlinvestition einfach abzuschreiben und die Sache schnellstmöglich zu vergessen[1]. Tatsächlich erweist sich ein solches Durchhaltevermögen manchmal auch als zielführend. Häufiger jedoch steigt man einfach zu spät aus und erhöht damit lediglich die eigenen Verluste.

Die Norm ist also klar. Es regen sich auch keine größeren Widerstände gegen die Aufforderung »Mensch ärgere Dich nicht«. Wir würden uns gerne nicht mehr ärgern müssen. Allerdings ist die Befolgung dieser emotionalen Norm nicht so leicht zu bewerkstelligen: Wie schafft man es, sich nicht zu ärgern?

Das Gegenteil von Pech, über das wir uns ärgern können, ist Glück. Und genau so, wie Glück äußerst relativ ist[2], kann auch der Ärger über das eigene Pech schlicht eine Funktion eines zu hohen Erwartungsniveaus (Bruggemann

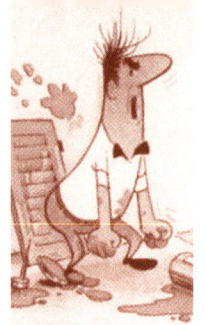

Wer wird denn gleich in die Luft gehen?

* **Coping** bezeichnet die Anstrengungen zur Bewältigung von Stress-Situationen oder Misserfolgen. Nach Lazarus (1966, 2000) handelt es sich dabei vor allem um kognitive Strategien, da Stress im Sinne einer unangenehmen Überlastung weniger durch objektive Gegebenheiten definiert ist, sondern vor allem durch die subjektive Interpretation potenziell stressiger Situationen. Je nach Persönlichkeit und individuellen Erfahrungen bilden wir unterschiedliche Coping-Stile aus (Carver/Scheier 1998). Wie gut wir mit Stress, Ärger und Misserfolgen umgehen können entscheidet stark über unseren gesundheitlichen Zustand (z. B. Epstein/Katz 1992). *be*

Ärger für den Pöbel

Ärger, ein kurzfristiger Affekt mit eher banalen Auslösern, hätte in einer Soziologie der Emotionen den Part eines kleinlichen, heute als kleinbürgerlich geltenden Gefühls. Wem sich Regelverstöße als Angriffe auf sein Selbst darstellen, der gilt als ordnungsfixierter Kleinbürger. Deswegen hat Ärger, obwohl allgemein verbreitet, kein gutes Image. Der Verärgerte begründet Recht und Berechtigung seiner persönlichen Kränkung mit der prinzipiellen Gefährdung der Norm. Denn im Ärger gibt es keine Unterscheidung zwischen persönlicher und allgemeiner Ordnung. Letztere sieht der Verärgerte bedroht, wo eigentlich nur seine Bedürfnisse, Interessen und Neigungen in Frage gestellt werden.

Aus der Alltäglichkeit der Anlässe für Ärger und der Flüchtigkeit des Gefühls mag sich erklären, dass Ärger für Kunst und Literatur kein zentrales Sujet darstellt. Ärger zeugt von kleinlicher Rechthaberei; er ist keine Passion, die das Subjekt heroisch erhebt.

ra/ap

3 Arbeitszufriedenheit erweist sich beispielsweise als Funktion des Erwartungsniveaus.

4 Solche kognitiven Coping-Strategien dienen der Reduktion kognitiver Dissonanz (Festinger 1957), die das Verlieren oder andere ärgerliche Ereignisse erzeugen können. Entsprechend werten beispielsweise Raucher, die vergeblich versucht haben, mit dem Rauchen aufzuhören, die Gefahren des Rauchens ab (Gibbons/Eggleston/Benthin 1997). Sie reduzieren damit die entstehende kognitive Dissonanz zwischen dem Entschluss, mit dem Rauchen aufzuhören, und dem eigenen Versagen, diesen Plan auch umzusetzen.

1974) sein[3]. Unter Umständen sind wir also nur enttäuscht, weil wir viel zu viel erwartet haben.

Sollten wir also von vornherein weniger erwarten? Hier lautet die Antwort ganz klar: Nein! Wenn wir uns hohe Ziele stecken und hohe Erwartungen formulieren, erreichen wir mehr (z. B. Cervone/Peake 1986). Das hat allerdings den Preis, dass wir leichter enttäuscht werden können. Die Frage ist also eher: Wie werden wir am besten mit nicht erreichten Zielen, enttäuschten Erwartungen und anderem Ärger fertig?

Hier gibt es verschiedene Coping-Strategien*: Wir können unser Erwartungsniveau post hoc senken (»Eigentlich waren meine Erwartungen ja auch viel zu hoch.«). Wir können die äußeren Umstände als Ursache für unseren Misserfolg ansehen oder können andere für unser Pech verantwortlich machen (externale Attribution, siehe Heider 1958, Kelly 1967). Wir können uns einreden, dass uns die ganze Sache ohnehin nicht so wichtig war. Außerdem können wir versuchen, das auf den ersten Blick enttäuschende Ergebnis umzuwerten: Zwar haben wir beim »Mensch ärgere Dich nicht«-Spiel gerade verloren, aber es ist ja schön, dass Anna, die sonst immer verliert, dieses Mal gewonnen hat[4]. Oder wir können uns darüber freuen, dass wir aus diesem verlorenen Spiel etwas lernen konnten. Wir könnten beispielsweise unsere Spielstrategie überprüfen und beschließen, die Hütchen beim nächsten Mal früher raus zu stellen. Eine solche Strategie wenden beispielsweise Unternehmen an, die versuchen, eine neue Fehlerkultur einzuführen (Bauer 2004, Greif 1996). Auch im pädagogischen Bereich wird das Lernen aus Fehlern zunehmend als wichtige Fähigkeit sowie als wichtige Lernmethode angesehen (z. B. Oser/Spychiger 2000). Fehler werden hier nicht mehr als zu vertuschendes Versagen definiert, sondern als Ereignisse, aus denen Schüler oder Unternehmen lernen können. Wichtige Veränderungsprozesse können auf diesem Wege angestoßen werden. Entsprechend loben einige Unternehmen bereits den Fehler des Monats aus und belohnen Missgeschicke, aus deren Offenlegung und Analyse das Unternehmen etwas lernen konnte.

Grundsätzlich sollte man das Ziel, sich nicht zu ärgern, unbedingt umformulieren. Wir erreichen Ziele leichter, wenn wir sie positiv formulieren. Dies nicht nur, weil es dann hübscher klingt, sondern vor allem aus gedächtnispsychologischen Gründen: Bei Negationen wird das »nicht« als Anhängsel an eine Information nur allzu leicht vergessen (Gilbert 1991, 1993). Das Wort »ärgern« wird außerdem durch die Parole »nicht ärgern« kognitiv nur noch verfügbarer gemacht, entsprechend auch damit verbundene Assoziationen. Dies lässt sich leicht nachvollziehen: Versuchen Sie einmal, nicht an einen

5 Wegner und Kollegen wiesen ihre Untersuchungsteilnehmer an, nicht an einen weißen Bären zu denken. Es zeigt sich, dass dies fast unmöglich ist. Außerdem wird verstärkt an einen weißen Bären gedacht, nachdem das Verbot, an ihn zu denken, aufgehoben wurde, was zeigt, dass die kognitive Verfügbarkeit des weißen Bären durch das Verbot deutlich erhöht wurde.

6 In dieser Untersuchung baten Wegner und Kollegen ihre Untersuchungsteilnehmer, ein Pendel ganz ruhig zu halten. In einer anderen Untersuchungsbedingung wurde die Anweisung konkretisiert, indem die Untersuchungsteilnehmer angewiesen wurden, das Pendel nicht nach rechts oder links ausschlagen zu lassen. Es zeigt sich, dass bei der Instruktion, das Pendel nicht seitlich ausschlagen zu lassen, deutlich stärkere Pendelbewegungen nach links und rechts auftreten als bei der Instruktion, es ganz ruhig zu halten. Dieser Effekt verstärkt sich, wenn die Untersuchungsteilnehmer zusätzlich abgelenkt werden, z.B. indem sie von 1000 rückwärts zählen sollen, während sie das Pendel halten.

7 Andere Autoren, denen dieser Spruch zugeschrieben wird, sind beispielsweise Reinhold Niebuhr, aber auch Franz von Assisi.

Literatur

- Arkes, H. R. / C. Blumer, »The psychology of sunk cost«, in: *Organizational Behavior and Human Decision Processes* 35,C (1985), 124–140.
- Bauer, J., »Fehlerkultur und epistemische Überzeugungen als Einflussfaktoren individuellen Kompetenzerwerbs am Arbeitsplatz«, in: H. Gruber / C. Harteis / H. Heid / B. Meier (Hrsg.), *Kapital und Kompetenz*, Opladen 2004.
- Brickman, P. / D. Coates / R. Janoff-Bulman, »Lottery winners and accident victims: Is happiness relative?«, in: *Journal of Personality & Social Psychology* 36,8 (1978), 917–927.
- Bruggemann, A., »Zur Unterscheidung verschiedener Formen von ›Arbeitszufriedenheit‹«, in: *Arbeit und Leistung* 28,11 (1974), 281–284.
- Carver, C. S. / M. F. Scheier, *On the self-regulation of behavior*, New York 1998.
- Cervone, D. / P. K. Peake, »Anchoring, efficacy, and action: The influence of judgmental heuristics on self-efficacy judgments and behavior«, in: *Journal of Personality and Social Psychology* 50,3 (1986), 492–501.
- Einsiedler, W., *Das Spiel der Kinder – Zur Pädagogik uns Psychologie des Kinderspiels*, Bad Heilbrunn [3]1999.
- Epstein, S. / L. Katz, »Constructive thinking, hardiness, stress, productive load and mental and physical well-being«, in: *Journal of Personality and Social Psychology* 62 (1992), 813–825.
- Festinger, L., *A theory of cognitive dissonance*, Oxford 1957.
- Gibbons, F. X. / T. J. Eggleston / A. C. Benthin, »Cognitive reactions to smoking relapse: The reciprocal relation between dissonance and self-esteem«, in: *Journal of Personality and Social Psychology* 72,1 (1997), 184–195.
- Gibert, D. T., »How mental systems believe«, in: *American Psychologist* 46 (1991), 107–119.
- ders., »The assent of man: Mental representation and the control of belief«, in: D. M. Wegner / J. W. Pennebaker (Hrsg.), *The handbook of mental control*, Englewood Cliffs NJ 1993, 57–87.

weißen Bären zu denken (siehe Wegner u.a. 1987[5]). Vor allem, wenn wir abgelenkt sind oder unter Zeitdruck stehen, also zusätzlich kognitiv belastet sind, machen wir das, was wir nicht tun sollen, noch verstärkt (Wegner 1994, Wegner/Ansfield/Pilloff 1998[6]). Daher sollte die Norm besser heißen: »Akzeptiere Deine Fehler und Misserfolge und lerne daraus.« Oder wie es bereits Friedrich Christoph Oetinger, der Verfasser[7] von Omas Lieblings-Sinnspruch formuliert hat: »Gib mir die Gelassenheit, Dinge hinzunehmen, die ich nicht ändern kann. Gib mir den Mut, Dinge zu ändern, die ich ändern kann. Und gib mir die Weisheit, das eine vom anderen zu unterscheiden.«

Oder einfach nur: »be happy«.

· Greif, S., »Lernen aus Fehlern«, in: ders./H.-J. Kurtz (Hrsg.), *Handbuch Selbstorganisiertes Lernen*, Göttingen 1996, 313–327.
· Heider, F., *The psychology of interpersonal relationships*, New York 1958.
· Kelly, H. H., »Attribution theory in social psychology«, in: D. Levine (Hrsg.), *Nebraska Symposium on Motivation 15*, Lincoln 1967, 192–238.
· Lazarus, R. S., *Psychological Stress and the coping process*, New York 1966.
· ders., »Toward better research on stress and coping«, in: *American Psychologist 55* (2000), 665–673.
· Oser, F./M. Spychiger, »Lernen aus Fehlern als Beitrag zum lebenslangen Lernen«, in: F. Achtenhagen, *Lebenslanges Lernen im Beruf – seine Grundlagen im Kindes- und Jugendalter. Band 4: Formen und Inhalte von Lernprozessen*, Opladen 2000, 101–119.
· Piaget, J., *Nachahmung, Spiel und Traum*, Stuttgart [4]1996.
· Staw, B. M./J. Ross, »Understanding behavior in escalation situations«, in: *Science 246* (1989), 216–220.
· Wegner, D. M., »Ironic processes of mental control«, in: *Psychological Review 101* (1994), 34–52.
· ders./M. Ansfield/D. Pilloff, »The Putt and the pendulum: Ironic effects of the mental control of action«, in: *Psychological Science 9,3* (1998), 196–199.
· ders./D. J. Schneider/S. R. Carter III/T. L. White, »Paradoxical effects of thought suppression«, in: *Journal of Personality and Social Psychology 53* (1987), 5–13.

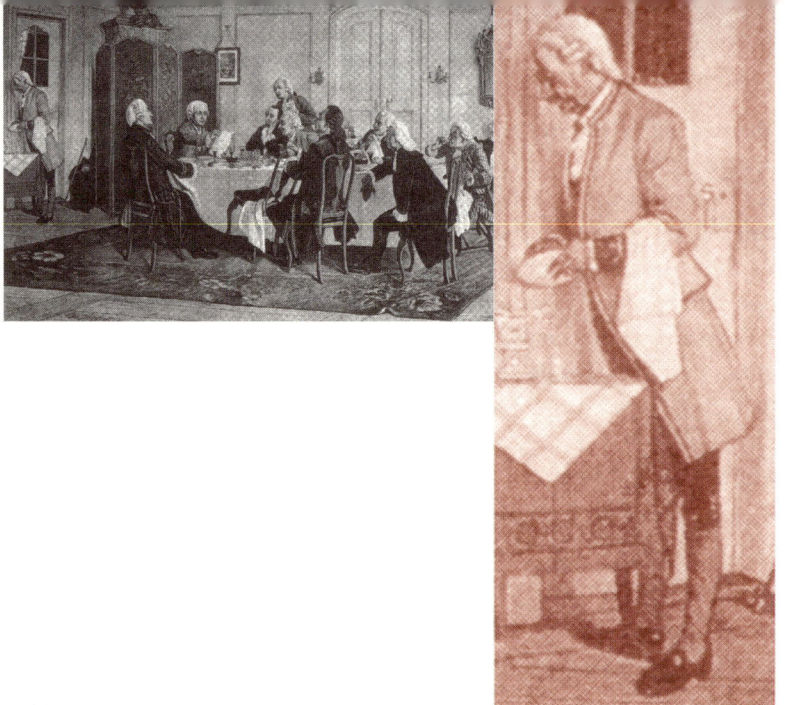

Emil Doerstling, *Kant und seine Tischgenossen* (1892/93)

Das Gemälde adaptiert eine gleichnamige Schrift von Christian Friedrich Reusch (Königsberg 1847). Kants Diener Lampe ist stehend am linken Bildrand zu sehen. Sehr oft wird auf Reproduktionen von Doerstlings Gemälde der Diener Lampe weggeschnitten – vermutlich, damit Kant sich nicht mehr ärgern muss.

DOKTOR *mit Affect*. Aber an die Wand pissen! Ich hab's schriftlich, den Akkord in der Hand. Ich hab's gesehn, mit diesen Augen gesehn, ich steckt grade die Nase zum Fenster hinaus und ließ die Sonnstrahlen hineinfallen, um das Niesen zu beobachten. *Tritt auf ihn los*. Nein Woyzeck, ich ärgre mich nicht, Ärger ist ungesund, ist unwissenschaftlich. Ich bin ruhig ganz ruhig, mein Puls hat seine gewöhnliche 60 und ich sag's Ihm mit der größten Kaltblütigkeit. Behüte wer wird sich über einen Menschen ärgern, ein Menschen! Wenn es noch ein proteus wäre, der einem krepiert! Aber Er hätte doch nicht an die Wand pissen sollen – WOYZEK. Sehn Sie Herr Doktor. Manchmal hat einer so n'en Charakter, so n'e Struktur …

Georg Büchner, *Woyzeck*, in: *Werke und Briefe*, München/Wien 1999, 159–180, hier 167.

1 Sigmund Freud, *Die Verneinung*, 12.

Zur Crux guter Vorsätze

Eine Anmerkung zum sich ärgernden Immanuel Kant

Robert André

Wer einen so genannten guten Vorsatz fasst, um etwa über eine lästige Gewohnheit oder einen unleidlichen Affekt hinwegzukommen, der gibt noch vor jeder inhaltlichen Bestimmung zu erkennen, dass das angestrebte Selbstbild mit dem gegenwärtigen Status quo nicht übereinstimmt. Augenfällig ist dies sonderlich dann, wenn der Entschluss, wie es von nun an besser sein soll, das anspricht, was eigentlich nicht mehr sein soll. Denkwürdig ist hieran insbesondere, dass sich in dem derart Gesagten *wider Willen* das kundtut, was faktisch ist, aber offenbar nur in einer negativen Geste Anerkennung findet: Das ist der ungeliebte Affekt und das, worauf dieser näher hindeutet. Ein ähnliches Phänomen einer unwillkürlichen, indirekten Mitteilung halbbewusster Vorgänge beschreibt Sigmund Freud 1925 in seinem kurzen Essay *Die Verneinung*. Dort heißt es: »Ein verdrängter Vorstellungs- oder Gedankeninhalt kann also zum Bewußtsein durchdringen, unter der Bedingung, daß er sich *verneinen* läßt. Die Verneinung ist eine Art, das Verdrängte zur Kenntnis zu nehmen, eigentlich schon eine Aufhebung der Verdrängung, aber freilich keine Annahme des Verdrängten. Man sieht, wie sich hier die intellektuelle Funktion vom affektiven Vorgang scheidet.«[1] Der gute Vorsatz hat mit der Verneinung gemein, dass der Affekt und die Geschichte, die sich mit ihm verbindet, trotz seiner Benennung, ja gerade durch sie, vom Bewusstsein fern gehalten wird. Das grundlegende Dilemma eines jeden Vorsatzes – er sei negativ oder auch positiv formuliert – besteht denn auch darin, dass der »affektive Vorgang« vollständig angenommen werden müsste, damit sich tatsächlich erfüllen könnte, was der Vorsatz in Aussicht stellt. Er müsste also eine Erfahrung von dem unerwünschten, aber gerade darin Erkenntnis spendendem Affekt zulassen, die selbst emotional angereichert ist. Diesen komplexen Zusammenhang zwischen Emotion und Erkenntnis hat bereits Baruch

Nicht mit jedem ist gut Kirschen essen

Der Kirschbaum wurde vom Großvater 25 Jahre vor dem hier zu berichtenden ärgerlichen Ereignis gepflanzt. Jedes Jahr im Frühsommer gab es den gleichen Ärger: Sein Enkel, dessen Taufpate er war, wollte die leicht rötlichen, bei weitem noch nicht reifen Kirschen pflücken. Natürlich musste er dafür in den Baum steigen, natürlich fielen Blätter und kleine Äste zu Boden, natürlich hatte dies eine gewisse Unordnung auf dem Rasen zur Folge. Jedes Mal gab es großes Gezeter von Seiten des Großvaters, der aus Angst um seinen Enkel, in Fürsorge für den Baum und in Erinnerung daran, dass dieser Baum eines seiner wenigen verbliebenen Besitztümer war, diesen vorzeitigen Kirschenraub unterbinden wollte. Eines Tages, der Enkel war gerade zehn Jahre alt geworden, war der Moment des frühsommerlichen Show-downs einmal mehr gekommen. Die Eltern des kleinen Martins waren außer Haus, die Obhut lag also bei seinem Opa. Einen Moment der Unaufmerksamkeit nutzend, klettert Martin in den Baum, genießt das verbotene Tun und den Geschmack frühreifer Kirschen, bis das Polier-gebrüll des Baustellen-erfahrenen Großvaters ihn fast aus dem Baum weht. Damit des Ärgers nicht genug, eine Anzeige des Vorganges bei den Eltern, die ob der Empfindlichkeit des Opas ein Erklettern des Baumes verboten hatten, wurde glaubhaft angedroht. Noch größerer Ärger stand also ins Haus. Der Baum wurde verlassen. Aber resigniert wurde nicht: Als der Großvater kurze Zeit später in seinen Hühnerstall ging, wurde er flugs von dem kleinen Martin dort eingesperrt, die Tür von außen verschlossen, der Schlüssel weggeschleudert und der Kirschenbaum – begleitet von dem lauten, aber ohnmächtigen Gebrüll des Opas – wieder bestiegen. Dies schützte vor Strafe nicht, machte dem Ärger aber gehörig Luft, füllte den Bauch und erzeugte ein Gefühl von Gerechtigkeit – in dem kleinen Jungen, bis die Eltern heim kamen, deren Ärger …

mk

Maschendrahtzaun

I'm a lonesome rider, I'm a real tough guy. I tell you livin' ain't easy, but every day I try. I've seen a million places. Baby, I get around with a sixpack of beer and a *Maschendrahtzaun*. I'm a hard-working man. I don't need much in life. I got my horse, I got my boots, a hat and a knife. All I really need, can surely be found: I need girls, I need whiskey and *Maschendrahtzaun*.

Refrain: *Maschendrahtzaun* in the morning, *Maschendrahtzaun* late at night, Maschendrahtzaun in the evening, *Maschendrahtzaun* makes me feel all right. And if I ever be king, and I get a crown, then it would surely be made of *Maschendrahtzaun*.

All the ladies wanna have me. I'm a handsome boy. And all the boys want me too, and especially Siegfried and Roy. I'm a sex machine, baby. I had more girls than James Brown and I fucked them all on the *Maschendraht-zaun*. But now the time has gone by and something happened to me. I'm only half the man I used to be. I was the sexiest man in the whole big town before I ripped my balls on the *Maschen-drahtzaun*.

Refrain: *Maschendrahtzaun* in the morning, …

I was also a sheriff. I was fighting for right. I was protecting law and order every day, every night. I was hunting a man with a big, fat Bauch and I caught him in the back of a *Knallerbsenstrauch*. But now the story is over. I had a good, good life. I still got my horse, my boots and my knife. I did a lot of travelling, but now I settle down at the *Knallerbsen-strauch* on the *Maschendrahtzaun*.

Refrain: *Maschendrahtzaun* in the morning, …

Das Lied »Ma-schen-Draht-Zaun« des musikalischen Metzgers, Bei-nahe-Juristen und Fernseh-moderators Stefan Raab erscheint im November 1999. Es nimmt Bezug auf einen unseli-gen Nachbar-schaftsstreit um eben jenen Gegenstand, der zuvor in einer nachmit-täglichen Fern-sehgerichts-show abgehan-delt worden war. Die Single steigt in den deutschen Charts auf An-hieb auf Platz eins und ver-kauft sich über 750.000 Mal.

2 Spinoza, *Ethik*, IV. Teil, Prop. 14.
3 Zit. nach *Immanuel Kant. Sein Leben in Darstellungen von Zeitge-nossen*, 264; vgl. auch den im Literatur-verzeichnis angegebenen Aufsatz von Harald Wein-rich.
4 *Immanuel Kant*, 261; vgl. auch 256 und 259.

de Spinoza in seiner *Ethik* von 1677 als ein grundlegendes Problem der Philosophie beschrieben. Für ihn steht außer Frage: »Die wahre Erkenntnis des Guten und Schlechten kann keinen Affekt hemmen, insofern sie wahr ist, sondern allein, insofern sie als ein Affekt angesehen wird.«[2] Die Einsicht, dass die Erkenntnis selbst affektiv sein muss – anderenfalls wäre sie nach Spinoza keine solche –, damit sie einen unerwünschten emotionalen Zustand adäquat verstehen und das heißt zugleich in einen anderen transformieren kann, wird aber von den guten Vorsätzen insofern verhindert, als diese, indem sie ein bestimmtes Verhalten erzwingen wollen, den Zugang zu dem ungeliebten Affekt gerade versperren und damit auch das abdrängen, was dieser konkret zu erzählen hätte.

Diese Crux, mit einem Vor-Satz das Bessere zu wollen, zugleich aber die Bedingung zu seiner Realisierung zu untergraben, mag beispielhaft folgende Begebenheit veranschaulichen. Im Januar 1802 muss sich jemand in dem Hause am Königsberger Prinzessinplatz 87/86, später Prinzessinstraße 3/3a, sehr über den dort tätigen Diener Martin Lampe geärgert haben. Denn dieser wurde im hohen Alter seines Dienstes enthoben und durch einen jüngeren Bediensteten ersetzt, nachdem er immerhin bald vier Jahrzehnte lang Immanuel Kant treu ergeben half, pünktlich genau dessen Alltag zu meistern. Über diese neue Situation in seinem Haushalt erkennbar irritiert, notiert sich der inzwischen 78 Jahre alte Philosoph, dessen Kritische Philosophie eine fundamentale Wende im abendländischen Denken vollzogen hatte, in einem Notizbuch den Satz: »der Name *Lampe* muß nun völlig *vergessen* werden.«[3] Kant hatte nach dem Weggang von Lampe offenbar eine Unruhe befallen, die er mit diesen Satz zu bändigen hoffte. Kants Vertrauter und späterer Nachlassverwalter Ehregott Andreas Christoph Wasianski hat diesen wunderlichen Vorsatz zum Vergessen überliefert, der in seinem ultimativen Ernst (»muß nun völlig«) die Erinnerung an den Namen Lampe allerdings gerade befestigt. Wasianski zitiert in seiner Biographie diesen kuriosen Imperativ vorgeblich, um die Altersschwäche des Philosophen in seinen letzten Lebensjahren zu illustrieren. Doch die Art und Weise, wie dieses Zitat in der Biographie platziert ist, deutet darauf hin, dass Wasianski daran gelegen ist, einen unangenehmen »affektiven Vorgang« zu verbergen, der nicht nur Kant, sondern auch ihn selbst quälte. Welche uneingestandenen affektiven Spuren »*Lampens* Abschaffung«[4] hinterlassen haben, kann man zwischen den Zeilen dem ausführlichen Bericht entnehmen, in dem sich Wasianski über Lampe und dessen angebliches Fehlverhalten auslässt. Räumt der Biograph auch ein, dass Kant »anfänglich« mit den Diensten von Lampe sehr zufrieden gewesen ist,

Ärger in der Justiz

Wenn der Mensch sich ärgert, dann geht er gerne vor Gericht. Es bedarf eines Richters, der sagt, wer von den zweien der Gute und wer der Böse ist. Und da der Mensch nach Gutem strebt und meist auch Recht hat, haben die Gerichte viel zu tun. Weil selbst der verärgerteste Bürger weiß, dass Ärger kein guter Anlass ist, andere mit Arbeit zu versehen, wird das Gericht natürlich nicht des Ärgers wegen, sondern nur um des lieben Rechtes willen angerufen. Das treibt die Gerichte dazu, sich mehrfach mit dem Laub von Nachbars Baum zu beschäftigen, das gerne gemäß den Regeln der Schwerkraft seinen Weg auf den Boden des anderen Gartens macht. So findet der Ärger selbst vor den Obergerichten keinen Halt und es muss zu guter Letzt der Bundesgerichtshof* eine Entscheidung fällen, damit der liebe Nachbar seine Ruhe hat.

Doch was passiert mit der Nachbarschaft, wenn der Richter das letzte Wort gesprochen hat und der Baum jämmerlich gestutzt und der Nachbar beim Anblick des gequälten Eigentums mit blutendem Herzen, gar jenen Ärger verspürt, den es doch angeblich zu lösen galt? Es beschleicht einen oft der Verdacht, dass sich da der Ärger nur verlagert hat. Und man bedenke, die Natur hat es so gewollt, dass der Baum wächst und aus seinem verkleinerten Selbst bald wieder in voller Blüte steht. Und bekanntlich folgt jedem Sommer ein Herbst …

Dem leidvollen Beobachter stellt sich nun die Frage, ob gar nicht der Baum, sondern der Ärger das Problem und dieses vielleicht besser nicht durch den Richter, sondern durch Vermittlung gütlich beizulegen sei. Denn um das Menschliche hinter dem Juristischen zu lösen und um in die Zukunft zu schauen, ist die schlichtende Hand allemal geschickter als die urteilende. Nur so wird über keinen der Stab gebrochen. Der Nachbar wird auch weiterhin Tür an Tür mit dem Baumbesitzer verweilen und ein Urteil, das den einen zum Gewinner und den anderen zum Verlierer macht, war noch nie das Glück einer gesunden Nachbarschaft. Man vergesse dabei nicht, das Gefühl des Gewinnens oder Verlierens war schon immer des Ärgers liebster Quell.

Quelle: www.mj.niedersachsen.de/functions/downloadObject/
0,,c1467584_s20,00.pdf

a) Der Eigentümer von Bäumen, die den in § 50 Abs. 1 Nds. NRG vorgeschriebenen Grenzabstand nicht einhalten, muß sie auf Verlangen des Nachbarn nach dem Ablauf der Ausschlußfrist des § 54 Abs. 2 Nds. NRG weder auf die zulässige noch auf eine andere Höhe zurückschneiden.
b) § 910 Abs. 2 BGB gilt auch für den Anspruch des Grundstückseigentümers gegen den Nachbarn auf Beseitigung herüberragender Zweige nach § 1004 Abs. 1 BGB.
c) Das Abfallen von Laub, Nadeln, Blüten und Zapfen von Sträuchern und Bäumen gehört zu den »ähnlichen Einwirkungen« im Sinne des § 906 Abs. 1 Satz 1 BGB.
d) Der Eigentümer eines Baumes ist für die von diesem ausgehenden natürlichen Immissionen (Laub, Nadeln, Blüten, Zapfen) auf benachbarte Grundstücke jedenfalls dann verantwortlich und damit »Störer« im Sinne des § 1004 Abs. 1 BGB, wenn er sie unter Verletzung der einschlägigen landesrechtlichen Bestimmungen über den Grenzabstand unterhält.
e) Dem Nachbarn, der von dem Eigentümer von Bäumen, die den landesrechtlich vorgeschriebenen Grenzabstand nicht einhalten, deren Zurückschneiden wegen des Ablaufs der dafür in dem Landesnachbarrecht vorgesehenen Ausschlußfrist nicht mehr verlangen kann, kann für den erhöhten Reinigungsaufwand infolge des Abfallens von Nadeln und Zapfen dieser Bäume ein nachbarrechtlicher Ausgleichsanspruch nach § 906 Abs. 2 Satz 2 BGB analog zustehen.

Auszug aus dem Urteil des V. Zivilsenats des Bundesgerichtshofs vom 14. November 2003 – V ZR 102/03

5 A.a.O., 256.
6 A.a.O., 264.
7 Vgl. Spinoza, *Ethik*, III. Teil, Prop. 2, Schol.

* Urteil des V. Zivilsenats vom 14. Nov. 2003 – V ZR 102/03; Auszug nebenstehend.

so fährt er gleichwohl nach wenigen Sätzen schon fort: »Er [Lampe] miß-
brauchte die Güte seines Herrn auf eine unedle Art, drang ihm Zulagen ab,
kam zur unrechten Zeit nach Hause, zankte sich mit der Aufwärterin, und
wurde überhaupt mit jedem Tage unbrauchbarer zur Bedienung seines
Herrn.«[5] Auf den folgenden acht Seiten macht Wasianski seine Leser mit weiteren Einzelheiten der Vergehen von Lampe bekannt, berichtet zugleich von
seinem vertrauten Verhältnis zu Kant, der keine weitreichenden Entscheidungen ohne ihn traf, und lobt des Weiteren die Vorzüge des von ihm persönlich
in das Haus eingeführten Nachfolgers Johann Kaufmann. Zunächst abgeschlossen wird diese Episode mit den Sätzen: »Nun ging alles mit dem neuen
Diener nach Wunsch. Kant holte nun freier Luft, lebte ruhig und zufrieden.«[6]
Der folgende Absatz zitiert dann überraschend Kants Lampe betreffenden
Vorsatz, der allerdings kaum den Rückschluss zulässt, dass Kant nach der
Entlassung seines alten Dieners »ruhig und zufrieden« gewesen sei. Dass
Wasianski Kants befremdliche Eigenaufforderung an dieser Stelle seiner Biographie einfügt, deutet denn auch darauf hin, dass Wasianski sich vor allem
selbst von der Erinnerung an Lampe entlasten wollte, hat er doch dessen »Abschaffung« praktisch bewerkstelligt. Lampe aber konnte in der Folgezeit nicht
vergessen werden, weil die emotionale Aufregung, die mit dessen unrühm-
licher Entlassung zusammenhing, sowohl von Kant als auch von Wasianski
nicht bewältigt wurde. So musste sich dieser Vorgang wenigstens halbbewusst
artikulieren. Kants Vorsatz bestätigt denn auch nicht allein Spinozas Feststel-
lung, dass es »nicht in der freien Gewalt des Geistes [steht], sich eines Dinges
zu erinnern oder es zu vergessen«,[7] sondern belegt in seiner kruden Form zugleich, dass insbesondere der negativ formulierte Vorsatz *wider Willen* das zutage bringt, was eigentlich in die Unterwelt des Vergessens abgedrängt werden
soll. So bezeugt der Versuch, den Ärger und die Erinnerung an den alten Diener durch eine Notiz zu bannen, wohl auch ein uneingestandenes Schuldgefühl, welches »der Name *Lampe*« buchstäblich illuminiert.

Literatur

· Freud, Sigmund, »Die Verneinung«, in: *Gesammelte Werke*, chronologisch geordnet,
  Bd. XIV (1925–1931), hrsg. von Anna Freud u.a., London/Frankfurt a.M. 1948,
  11–15.
· *Immanuel Kant. Sein Leben in Darstellungen von Zeitgenossen. Die Biographien von
  L.E. Borowski, R.B.Jachmann und A.Ch.Wasianski*, hrsg. von Felix Groß, Berlin
  1912.
· Spinoza, Baruch de, *Ethik in geometrischer Ordnung dargestellt* (1677), neu übers.,
  hrsg., mit einer Einleitung versehen von Wolfgang Bartuschat, Hamburg 1999.
· Weinrich, Harald, »Warum will Kant seinen Diener Lampe vergessen?«, in: *Merkur*
  51,1 (1997), 41–51.

Der Querulant

»Das Ausmaß an institutioneller Anerkennung der Gerichtsbarkeit schlechthin – das hatte man immer schon gesehen –, aber auch die im Verfahren erst erbrachten Leistungen schaffen eine eindeutig strukturierte Situation, die dem einzelnen keine Chance mehr läßt. Und gerade die Eindeutigkeit erleichtert das Akzeptieren, gerade die Wehrlosigkeit des einzelnen Verlierers ermöglicht es ihm eher, die Entscheidung als eigne Verhaltensprämisse zu übernehmen. [...] In dieser Position kann der Verlierer seine Erwartungen zwar festhalten, aber um einen hohen Preis. Dann treten soziale Prozesse in Aktion, die ihn nicht mehr zu belehren und zu verändern trachten, sondern ihn in der Rolle des Abweichenden stabilisieren. Abweichungsstabilisierung sind fast unvermeidlich mit Statusverlust verbunden. Der Verlierer wird zum Sonderling, zum Querulanten, zu einem, dessen Lieblingsthema man kennt und nach Möglichkeit vermeidet. Er muß sein Publikum sehr vorsichtig und sehr eng wählen, kann nicht zu jedermann über seinen Prozeß sprechen. Er wird so charakterisiert, daß sein Erwarten nicht mehr zählt, insbesondere dafür nicht mehr zählt, wie andere sich selbst zu begreifen haben. Solches Fixieren in der Abweichung hat, als Alternative zur Sanktion, in der neueren Forschung einige Aufmerksamkeit gefunden. [...] Es ist zu vermuten, harrt aber noch empirischer Untersuchung, daß auch Prozeßverlierer, die das gebotene Lernen verweigern, auf eine solche negative Identität festgelegt und damit symbolisch entschärft werden.

Legitimation durch Verfahren führt demnach nicht unbedingt zu realem Konsens, zu gemeinschaftlicher Harmonie der Ansichten über Recht und Unrecht [...].«

Auszug aus: Niklas Luhmann, *Legitimation als Verfahren*, Darmstadt/Neuwied ³1978, 117–119.

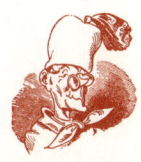

Der dritte Streich
Schneidermeister Böck

Auszug aus:
Wilhelm Busch, *Max und Moritz.*
Eine Bubengeschichte in sieben Streichen
(1865)

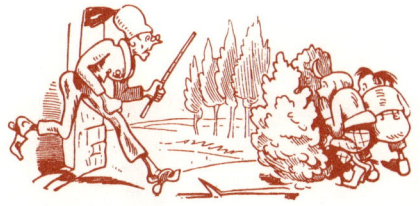

Alles konnte Böck ertragen,
Ohne nur ein Wort zu sagen;
Aber wenn er dies erfuhr,
Ging's ihm wider die Natur.

Schnelle springt er mit der Elle
Über seines Hauses Schwelle,
Denn schon wieder ihm zum Schreck
Tönt ein lautes: »Meck, meck, meck!«

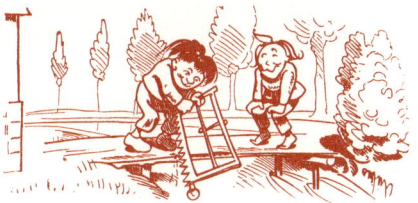

Max und Moritz, gar nicht träge,
Sägen heimlich mit der Säge –
Ritzeratze! – voller Tücke,
In die Brücke eine Lücke.

Als nun diese Tat vorbei,
Hört man plötzlich ein Geschrei:

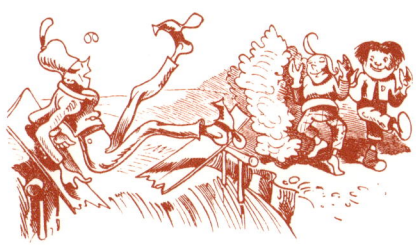

Und schon ist er auf der Brücke,
Kracks! Die Brücke bricht in Stücke!

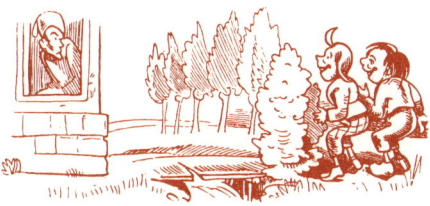

»He, heraus, Du Ziegenböck!
Schneider, Schneider, meck, meck,
meck!«

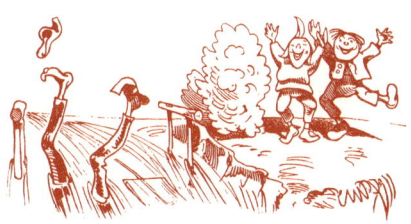

Wieder tönt es: »Meck, meck, meck!«
Plumps! Da ist der Schneider weg!

Ekel

Ekel bezeichnet ein Gefühl des körperlichen
Unwohlseins verbunden mit psychischem Widerwillen, ausgelöst durch einen sinnlichen Eindruck (meist den Anblick oder Geruch) oder auch
die gedankliche Vorstellung von etwas, das
gleichermaßen abstoßend und bedrohlich wirkt.

Zum Kotzen

Um Emotionen empirisch zu untersuchen, ist es notwendig bei den Versuchspersonen so gezielt wie möglich die gewünschte Emotion zu induzieren. Hierbei werden neben Fotografien von Gesichtsausdrücken in vielen Studien Bilder aus dem **International Affective Picture System** (IAPS) verwendet.* In dieser über 700 Bilder umfassenden Sammlung finden sich Fotografien, die hinsichtlich ihrer emotionalen Valenz (positiv, negativ, neutral), des Erregungsgrads (»Arousal«) und der Wirkung ihrer Dominanz auf den Betrachter bereits validiert sind. Innerhalb der negativ empfundenen Bilder kann weiter unterteilt werden in Ekel erregende, beängstigende oder traurig stimmende Fotografien. *se*

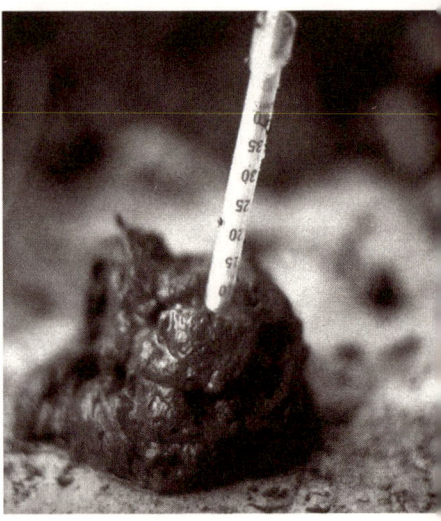

Beispiel für einen zuverlässig Ekel erregenden Stimulus

1 Probe aus der Münchner Pfarrkirche St. Theresia (Dom-Pedro-Straße). Meldung der ddp auf der Grundlage einer vom bayrischen Fernsehen in Auftrag gegeben Untersuchung am Institut für Hygiene der Münchner Universität; zit. nach *Frankfurter Allgemeine Zeitung* vom 25. Juli 2003.

* P. J. Lang / M. M. Bradley / B. N. Cuthbert, *International Affective Picture System (IAPS)*, Gainesville 1999.

Was macht unser Körper, wenn er sich ekelt?

Alfons Hamm: Er bereitet sich auf Abwehr vor. Dafür gibt es drei Symptome. Erstens: Man zieht die Nase kraus. Der zuständige Muskel Levator Nasi springt nur auf Ekel an. Zweitens: Würgen und Brechreiz – die Speiseröhre rebelliert dagegen, etwas aufzunehmen. Drittens: Der Körper pumpt Blut in den Magen, um das Schlechte wieder auszustoßen. Infolgedessen reduziert sich die Herzschlagrate, der Blutdruck sinkt. Man wird bleich, einem ist übel. Man kann sogar in Ohnmacht fallen. Und da das Ganze auf der Hirnstammebene passiert, kann man sich nicht dagegen wehren. Man kann nicht sagen, hey, ich bin jetzt hier auf der Kö, ich habe 23 Alt getrunken, mir ist zwar schlecht, aber es wäre nicht gut, mich zu übergeben. Schließlich ist meine neue Freundin dabei, der ich nicht vor die Füße brechen mag.

Was sind Initialzündungen für Ekel?

Für Brechreiz sind es Geschmack, aber auch Geruch. Wir ekeln uns vor allem vor starken Bitterstoffen – intensiv süße Speisen können wir essen, ohne dass uns schlecht

Zum Kotzen # Kommentar

ALEXANDRA PONTZEN

Igitt – vor dem Segen erstmal würgen: Ein Milliliter Weihwasser in der Gnadenkapelle von Altötting enthält 100 Millionen Keime. So viele finden sich sonst nur in verdorbenen Lebensmitteln und die werden, das wissen sogar *Die Prinzen* (»Vergammelte Speisen«), ängstlich gemieden. Zum Weihwasserbecken hingegen drängen die Gläubigen. Auf der Suche nach Reinigung und Segen tauchen sie ihre Hand in eine Flüssigkeit mit »weißen Flocken, Hautfetzen, Wollfäden, Rädertierchen, Pilzhyphen«[1] und netzen ihre Stirn mit »Streptokokken, Flagellaten und Acinomyceten«. Der Griff ins Weihwasserbecken gleicht also dem sprichwörtlichen Griff ins Klo – nur wusste das vor der entsprechenden Untersuchung des Instituts für Hygiene (Universität München) niemand. Das Gefühl von Ekel, mit dem man auf die Mitteilung reagiert, hat viel mit diesem Wissen zu tun. Das faktische Wissen löst sogar erst in der bildhaften Vorstellung Ekel aus. Dass sich im verschmutzen Weihwasser die gegensätzlichen Sphären von sakraler Reinigung und kreatürlicher Verschmutzung vermischen, mag den Effekt noch verstärken. Und auch der Schock der Erkenntnis, sich rituell mit etwas benetzt zu haben, das – unabhängig davon, ob der geistlichen Gesundung zuträglich – der körperlichen Gesundheit erst einmal abträglich ist, scheint ein zentrales Moment bei der Entstehung von Ekel.

Ekel gilt als Elementaremotion; aus entwicklungsbiologischer Sicht übernimmt er eine Schutzfunktion gegenüber allem, was die körperliche Unversehrtheit gefährden könnte: verdorbene Nahrung, schlechte Dünste, Aas und Tiere, die als Krankheitsüberträger gelten. Nicht angeboren, sondern erlernt, wird das Gefühl in verschiedenen Kulturen mit unterschiedlichen Gegenständen und Erfahrungen verbunden. Es lassen sich also kaum universelle Ekelerreger ausmachen. Die körperlichen Reaktionen, von der psychischen Emp-

wird. Salzig schmeckt bis zu einem gewissen Punkt gut, dann kippt es um. Natürlich ekeln uns auch visuelle Reize: Blut oder derangierte Gliedmaßen. Beim Tasten kommt eine glitschig-schleimig-kalte Konsistenz nicht gut an, zum Beispiel Gummimasse, die für viele Scherzartikel verwendet wird.

Kann man sich Ekelreaktionen abgewöhnen?

Wie bei allen Gefühlen kann man durch ständige Konfrontation mit der Ekel-Situation deren Intensität reduzieren. Ich trainiere mich gerade mit Kohl, was ich als Kind, wie die meisten, sehr schlimm fand, da Kohl einen Fäulnisgeruch entwickelt, wenn er gekocht wird.

Gibt es universelle Ekelgefühle?

Irinäus Eibl-Eibesfeldt hat die Ekelreaktionen primitiver Stämme in Neu-Guinea untersucht und fand Ekel gegenüber Kadavern. Verwesende Tiere lösen wahrscheinlich bei allen Menschen Ekelreaktionen aus. Dagegen ist unklar, ob sich alle Menschen vor Blut ekeln. Einige können es nicht sehen, anderen macht es wenig aus. Ein Ekelgen wurde bisher nicht gefunden.

Gibt es Geschmackskombinationen, die wir per se ekelhaft finden müssen?

Das kommt auf die Intensität an. Die Zunge merkt nicht, wenn Geschmacksrichtungen kollidieren, die ist zu blöd dazu. Die Kollision erzeugt der Kopf. Dort wird die Qualität der Geschmackserlebnisse verarbeitet, dort wird entschieden, was wir als unangenehm empfinden. Bei neuen Geschmackskombinationen sind wir zunächst skeptisch. Wenn wir merken, hey, ich falle nicht tot um, können wir es eventuell als angenehm speichern.

Auszug aus einem Interview mit Prof. Dr. Alfons Hamm, klinischer Psychologe an der Ernst-Moritz-Arndt-Universität Greifswald, veröffentlicht in: *Dummy* 2 (2004), 160 f.; der Abdruck erfolgt mit freundlicher Genehmigung des Dummy Magazins, www.dummy-magazin.de.

2 Grimm, *DWb*, Bd. III, Sp. 394.
3 Michel 1997.
4 Zit. nach Grimm, *DWb*, Bd. III, Sp. 398.
5 Vgl. *Ekel und Allergie. Kursbuch* 129.
6 Vgl. die einschlägige Arbeit von Winfried Menninghaus, *Ekel. Theorie und Geschichte einer starken Empfindung.*

findung nicht zu trennen, gleichen einander hingegen: Wer sich ekelt, verspürt eine Art Schauder (so auch die ursprüngliche Wortbedeutung[2]) und (innerliches) Zittern oder Schwindel, er empfindet Würge- und Brechreiz, hält die Luft an, sich gegebenenfalls die Nase zu und wendet sich ab. Augen, Ohren und Mund zu verschließen dient der Abschottung des Körpers, das Erbrechen entspräche einer Art präventiver Selbstreinigung von dem, was den Körper verunreinigen oder gefährden könnte, wenn es in ihn eindränge.

Die bloße Vorstellung, mit Fäkalien, toten Tieren, Kadavern oder Körperflüssigkeiten wie Eiter, Schweiß, Blut, Speichel und Sperma in Berührung zu kommen, reicht häufig aus, das Gefühl von Ekel zu wecken, psychisch *und* körperlich. Ist die sinnliche Wahrnehmung durch Auge oder Nase schon ein wichtiger Auslöser des Gefühls, so steigert sich Ekel bei konkreter Berührung dessen, was Widerwillen auslöst, mit der eigenen Haut und weiter bei seiner realen oder imaginierten Einverleibung, sei es durch den Mund oder andere Körperöffnungen. Höhepunkt der Schreckensvorstellung ist die Grenzverletzung der Penetration, das Eindringen des Ekelerregenden in den eigenen Körper. Hier liegen auch die Berührungspunkte zwischen weiblichem Sexualekel und Hysterie, deren Symptome sich ähneln[3], sowie Erklärungsansätze für männliche Homophobie.

Vergeistigt zum »Lebensekel«, wird das gesteigerte Ekelempfinden zu einer Art Auserwähltheitszeichen, schon Schiller benutzt es im moralischen Sinne: »mir ekelt vor diesem tintenklecksenden seculum«[4]. Dem entspricht die ikonographische Deutung von somatisierten Ekelreaktionen wie Herpes, Ausschlägen und anderen Haut- und Schleimhautirritationen als Stigmata, als Male, die den besonders Empfindsamen (aus)zeichnen.[5]

In die so genannte Schöne Literatur scheinen Ekel und seine Auslöser auf keinen Fall zu gehören, ebenso wenig wie in die Ästhetik, immerhin Theorie und Lehre vom *Schönen* in der Kunst. Dennoch hat Ekel gerade dort seinen Platz: als andere, dunkle Seite des (guten) Geschmacks, der die Norm vorgibt, als »dégoût« zum »goût«, wie es im Französischen heißt.

In der Literatur finden sich im Laufe der Zeit immer wieder zwei Sinnbilder des Ekelhaften: die alte Frau und die verwesende Leiche.[6] Die alte Frau, deren faltig-schlaffer Körper ihr bedrängend waches sexuelles Begehren unpassend erscheinen lässt, ist schon bei Horaz Inbild des Ekelerregenden. Die mittelalterlichen »Frau Werlde«-Darstellungen machen die Schreckensvorstellung von der den Mann täuschenden Eitelkeit der Frau zum allegorischen Welt-Bild: vorne attraktive Frau – auf der Hinterseite: madenzerfressener Leich-

CHARLES BAUDELAIRE

Une Charogne   Ein Aas

Rappelez-vous l'objet que nous vîmes, mon âme,
Ce beau matin d'été si doux:
Au détour d'un sentier une charogne infâme
Sur un lit semé de cailloux,

> Gedenke des Dinges, das wir sahen, meine Seele, an jenem Sommermorgen, der so lieblich war:
> an eines Weges Biegung lag schändlich auf kieselübersätem Bett ein Aas;

Les jambes en l'air, comme une femme lubrique,
Brûlante et suant les poisons,
Ouvrait d'une façon nonchalante et cynique
Son ventre plein d'exhalaisons.

> Die Beine abgespreizt, gleich einem geilen Weib, heiß seine Gifte schwitzend,
> bot es schamlos lässig den offnen Bauch voll übler Dünste dar.

Le soleil rayonnait sur cette pourriture,
Comme afin de la cuire à point,
Et de rendre au centuple à la grande Nature
Tout ce qu'ensemble elle avait joint;

> Die Sonne strahlte auf diese Fäulnis nieder, als gälte es, sie garzukochen
> und hundertfach der mächtigen Natur, was sie vereinigt hatte, zu erstatten;

Et le ciel regardait la carcasse superbe
Comme une fleur s'épanouir.
La puanteur était si forte, que sur l'herbe
Vous crûtes vous évanouir.

> Und der Himmel sah, wie prächtig das Gerippe sich gleich einer Blume hob und auftat.
> So stark war der Gestank, daß du ohnmächtig ins Gras zu sinken drohtest.

Les mouches bourdonnaient sur ce ventre putride,
D'où sortaient de noirs bataillons
De larves, qui coulaient comme un épais liquide
Le long de ces vivants haillons.

> Die Fliegen summten über diesem fauligen Bauch; in schwarzen Bataillonen krochen
> die Maden aus und quollen wie eine zähe Flüssigkeit diese lebenden Fetzen entlang.

7 Benn 1986, 28.
8 A.a.O., 22.

Tout cela descendait, montait comme une vague,
Ou s'élançait en pétillant;
On eût dit que le corps, enflé d'un souffle vague,
Vivait en se multipliant.

> Das alles senkte sich und hob sich einer Woge gleich, stob schillernd auf;
> es schien als ob der Leib, von ungewissem Hauch gebläht, vielfältig sich vermehrend lebte.

↓

nam. Als Horrorszenario kehrt die Bedrohung durch den ekelhaft fauligen Frauenkörper im Filmschocker *Shining* wieder, wenn der seine Frau betrügende Jack Nicholson sehen muss, dass die junge Schöne, die er umarmt, von hinten eine alte Vettel ist. Die physisch-psychische Abwehrreaktion scheint moralisch grundiert, als Verachtung des Unpassenden, Unangemessenen, des Verstoßes gegen die Ordnung einer Natur, die Sexualität an Fortpflanzung koppelt und Begehren an Fruchtbarkeit.

Der verwesende Körper, der Maden und anderen Aasfressern Obdach gewährt, wird mit der Romantik zum ambivalenten Symbol der Faszination durch das Ekelhafte, zumal, wenn der Körper der Geliebten gehört, wie in Baudelaires berühmtem Liebesgedicht *Une Charogne*ᐟᐟᐟ – ein Aas. Ein wesentliches Merkmal des Ekelszenarios ist die Täuschung des Betrachters, das Vexierbild, das zwischen Schönheit und Schrecken oszilliert und den Wechsel zwischen beidem als Schock inszeniert – wie Baudelaires Gedicht es im Changieren zwischen Form und Inhalt, zwischen zärtlicher Liebeslyrik und lüsterner Verfallsbeschreibung, umsetzt. Der Schock rührt daher, dass der tote Leib nicht leblos ist, der Leichnam vielmehr ein bewegtes und geräuschvolles Eigenleben führt: durchwühlt von Maden, bedeckt von Fliegen, aufgedunsen von Fäulnis. Die Sphären von Tod und Leben erweisen sich damit als weniger getrennt denn gemeinhin unterstellt. Was der religiösen Tradition zufolge Trost gewähren könnte (und ja auch sollte), zeitigt, wörtlich genommen und konkret vor Augen geführt, schreckliche und abstoßende Wirkung.

Aus der untergründigen Verbindung von Vitalem und Morbidem mag sich erklären, dass der weibliche Körper und insonderheit Unterleib und Schoß der Frau in der Ikonographie des Ekels zum Topos werden. Davon zeugen unter anderem Gottfried Benns (1886–1956) expressionistische Gedichte, in denen »Mann und Frau gehn durch die Krebsbaracke«:

> Hier diese Reihen sind zerfressene Schöße
> und diese Reihe ist zerfallene Brust.
> Bett stinkt bei Bett.[7]

Die widerliche Ikone für »Schöne Jugend« schließlich ist:

> Der Mund eines Mädchens, das lange im Schilf gelegen hatte,
> sah so angeknabbert aus.
> Als man die Brust aufbrach, war die Speiseröhre so löcherig.
> Schließlich in einer Laube unter dem Zwerchfell
> fand man ein Nest von jungen Ratten.[8]

Et ce monde rendait une étrange musique,
Comme l'eau courante et le vent,
Ou le grain qu'un vanneur d'un mouvement rythmique,
Agite et tourne dans son van.

Und diese Welt ertönte von einer seltsamen Musik, wie Wasserrieseln und wie Wind,
oder wie das Korn, das der Worfler mit rhythmischer Gebärde auf seiner Schwinge wirft und wendet.

Les formes s'effaçaient et n'étaient plus qu'un rêve,
Une ébauche lente à venir,
Sur la toile oubliée, et que l'artiste achève
Seulement par le souvenir.

Die Formen schwanden hin und waren nur ein Traum noch, fast nicht erkennbar
auf vergeßner Leinwand ein Entwurf, den der Künstler aus dem Gedächtnis nur vollendet.

Derrière les rochers une chienne inquiète
Nous regardait d'un oeil fâché,
Épiant le moment de reprendre au squelette
Le morceau qu'elle avait lâché.

Hinter den Felsen spähte unruhig eine Hündin mit bösem Blick zu uns herüber,
lauernd auf den Augenblick, wo sie dem Skelett den Fetzen wieder rauben könnte, den sie fahren ließ.

– Et pourtant vous serez semblable à cette ordure,
A cette horrible infection,
Étoile de mes yeux, soleil de ma nature,
Vous, mon ange et ma passion!

– Und dennoch wirst du diesem Unrat gleichen, diesem ganz durchseuchten Greuel,
Stern meiner Augen, Sonne meines ganzen Wesens, mein Engel du und meine Leidenschaft!

Oui! telle vous serez, ô la reine des grâces,
Après les derniers sacrements,
Quand vous irez, sous l'herbe et les floraisons grasses,
Moisir parmi les ossements.

Ja! derart wirst du sein, o Königin an Reiz und Anmut, wenn, nach den Sterbesakramenten,
du unter Gras und fette Blumen dich betten wirst, zu schimmeln zwischen dem Gebein.

Alors, ô ma beauté! dites à la vermine
Qui vous mangera de baisers,
Que j'ai gardé la forme et l'essence divine
De mes amours décomposés!

9 Mann 1987,
202.
10 Ebd.

Dann, o meine Schönste! sage dem Gewürm, das küssend dich verspeisen wird,
dass ich die Form, den göttlichen Gehalt bewahre meiner Liebe, die in dir zerfällt!

Aus: Charles Baudelaire, *Die Blumen des Bösen. Les fleurs du mal*, vollständige zweisprachige Ausgabe, deutsch von Friedhelm Kemp, München 1986, 64 ff.

In den 50er Jahren des 20. Jahrhunderts wählt der Literatur-Nobelpreisträger Thomas Mann in einem seiner letzten Texte als Allegorie für die äußerlich noch attraktive, innerlich von Krankheit verfressene alternde Frau ein Bild, das das zeitgenössische Publikum schockiert: »ein in der Sonne kochendes, mit Schmeißfliegen dicht besetztes und von ihnen umflogenes Unrathäufchen«[9]. Die ekelerregende Wirkung des Bildes rührt aus der Verbindung eines verführerischen Geruchs und seiner widerlichen Herkunft her:

> »Auf kleinem Raum waren da Tierexkremente, oder auch menschliche, mit faulig Pflanzlichem zusammengekommen, und der weit schon verweste Kadaver irgendeines kleinen Waldgeschöpfs war auch wohl dabei. Kurz, fieser konnte nichts sein als dies brütende Häufchen; seine üble, die Schmeißfliegen zu Hunderten anziehende Ausdünstung aber war in ihrer zweideutigen Übergängigkeit und Ambivalenz schon nicht mehr Gestank zu nennen, sondern ohne Zweifel als Moschusgeruch anzusprechen.«[10]

Die »zweideutige Übergängigkeit« meint im Kontext von Thomas Manns Erzählung die Attraktivität und Morbidität der reifen Frau; und die »Ambivalenz« des Duftes, der zur Begattung verlocken soll und von Verwesung herrührt, verweist auf die Doppeldeutigkeit der Blutung als Zeichen für Fruchtbarkeit und Krankheit, die aus dem selben Schoß kommen, in dem Leben, Lust und Tod wohnen. In der Szene verbinden sich, wie oft bei der Entstehung von Ekel, reale sinnliche Eindrücke mit den Phantasien des Betrachters, der das Gesehene imaginär auflädt mit Vergleichen, Analogien und anderen die Gefühlsintensität steigernden Eindrücken und Konkretionen. Erst die Verbindungen, die in der Psyche des Rezipienten zwischen dem Gegensätzlichen hergestellt und im literarischen Text vom Autor evoziert werden, kreieren das Gefühl von Ekel. Er ist, streng genommen, eine künstlerische, jedenfalls eine kreative Leistung; ebenso wie die Kopplung des Ekelreizes an bestimmte Gegenstände oder Verhaltensweisen.

Aus dem Archiv des misogynen männlichen Ekel vor der sich entblößenden älteren Frau etwa zitiert der Kabarettist Karl Dall mit seiner Reaktion auf die so genannten Bikini-Fotos der 59-jährigen Schauspielerin (»Zur Sache Schätzchen«) Uschi Glas. Die hatte im Sommer 2003 durch relativ freizügige in »Max« veröffentlichte Fotoaufnahmen ihre Attraktivität unter Beweis stellen wollen, nachdem sie von ihrem Mann wegen einer deutlich jüngeren Frau verlassen worden war. Dall kommentierte den emanzipatorisch gemeinten Akt weiblicher Entblößung indem er anmerkte, aufgrund dieser Bikinifotos könne man Uschi Glas – in frühen Winnetou-Filmen die Schwester des Hel-

Das 10-Dollar-Experiment

»Who knows what I want to do? Who knows what anyone wants to do? How can you be sure about something like that? Isn't it all a question of brain chemistry, signals going back and forth, electrical energy in the cortex? How do you know whether something is really what you want to do or just some kind of nerve impulse in the brain?«

Don DeLillo, *White Noise*, New York 1998.

Die meisten ökonomischen Theorien minimieren in ihren Modellen den Einfluss von menschlichen Emotionen auf ökonomische Entscheidungen und betonen dagegen den Einfluss rationalen Denkens (z. B. Gewinnmaximierung). Um ökonomische Entscheidung einer genauen Gehirnfunktionsanalyse zu unterziehen, untersuchten Sanfey und Mitarbeiter Probanden bei folgendem Spiel: In einer Art »Nimm oder stirb«-Spiel (take it or leave it, auch »ultimatum game« genannt), bekommt Spieler A zehn Dollar, die er mit einem Spieler B teilen muss. Lehnt Spieler B die angebotene Summe ab, ist das Geld für beide verloren, nimmt er an, bekommen beide ihren Teil des Geldes. Es gibt nur eine einzige Runde pro Spielpaar. Trotzdem lehnen die Personen, denen etwas angeboten wird (Spieler B), sehr häufig Summen von weniger als zwei oder drei Dollar ab. Sie bestrafen lieber den Anbieter für das unfaire Angebot, als selbst wenigstens etwas Geld zu bekommen – was ökonomisch keinen Sinn macht, denn schließlich ist jede, noch so kleine Summe mehr als nichts. In westlichen Kulturen, so haben Ökonomen zu ihrer eigenen Überraschung festgestellt, haben niedrige Angebote (1–2 $) eine 50-prozentige Chance, abgelehnt zu werden.

Sanfey et al. benutzten nun dieses bewährte Spiel, um zu untersuchen, was sich in den Gehirnen der Spieler B bei ökonomischen Entscheidungssituationen abspielt.

Was ging im Gehirn der Probanden vor, wenn sie unfaire Angebote erhielten? Eine starke Aktivierung zeigte die vordere insuläre Region (Insula anterior). Die Insula liegt in der Tiefe der Sylvischen-Furche zwischen Stirn- und Scheitellappen der Großhirnrinde. Sie ist vor allem an der Verarbeitung negativer Emotionen wie dem Ekel beteiligt. Die Stärke der Reaktion in der Insula, in diesem Fall vor allem in der rechten Gehirnhemisphäre, konnte sogar die Reaktionen der Probanden vorhersagen. Je stärker die rechte Insula aktiviert wurde, umso höher war die Wahrscheinlichkeit, dass das unfaire Angebot abgelehnt wurde. Bei genauer Analyse der Daten ergab sich die beste Vorhersage auf die Entscheidungen der Probanden, wenn man die Aktivierung im präfrontalen Cortex (PFC) mit der der rechten Insula verglich: Wurde der PFC stärker aktiviert als die rechte Insula-Region, wurde ein unfaires Angebot angenommen, wurde dagegen im Vergleich die Insula stärker angeregt, wurde das Angebot angelehnt. Es scheint fast so zu sein, als hätte im Gehirn eine Selektion um die Entscheidung stattgefunden, wobei der PFC Gewinnmaximierung kodierte, während die Insula ihrem *»kognitiven Ekel«* Ausdruck verlieh, wenn ein unfaires Angebot unterbreitet wurde.

Neben diesen Regionen wies auch der vordere Teil des Cortex Cingularis (anteriorer Cingulärer Cortex, ACC) eine vermehrte neuronale Aktivität auf. Der ACC ist eine

den – neuerlich eine Filmrolle in einer Karl May-Verfilmung anbieten: als »Lederstrumpf«.

Das Lachen, in dem hier das reale (oder behauptete) Gefühl von Ekel kanalisiert wird, und der vielfache Nachdruck der »peinlichen« und schockierenden Fotos in der Boulevardpresse, verweisen auf die Lust-Dimension, die dem Ekel (uneingestanden) innewohnt:

Wovor man sich ekelt, das will man sich vom Leibe halten – und kann doch oft den Blick nicht davon wenden.

Literatur

· Benn, Gottfried, *Gedichte*, in der Fassung der Erstdrucke, mit einer Einführung hrsg. von Bruno Hillebrand, Frankfurt a.M. 1986.
· *Ekel und Allergie. Kursbuch* 129, Berlin 1997.
· Mann, Thomas, »Die Betrogene«, in: ders., *Die Betrogene und andere Erzählungen*, Frankfurt a.M. 1987, 191–274.
· Menninghaus, Winfried, *Ekel. Theorie und Geschichte einer starken Empfindung*, Frankfurt a.M. 1999.
· Michel, Karl Markus, »Leib an Leib. Über die Schrecken der Nähe«, in: *Ekel und Allergie. Kursbuch* 129, Berlin 1997, 27–38.

Gehirnregion, die involviert ist, wenn es Entscheidungskonflikte gibt und wenn es darum geht, emotionale Kontrolle auszuüben. In diesem Fall besteht der Konflikt wohl zwischen dem Wunsch, Geld zu verdienen (kodiert vom DLPFC) und dem Gefühl, unfair behandelt worden zu sein (kodiert von der Insula). Der ACC wird demnach eingeschaltet, um zwischen widersprüchlichen Optionen zu entscheiden, also – etwas salopp ausgedrückt: was schlimmer ist, Empörung (Ekel) oder Armut.

Literatur

- C. F. Camerer, *Science* 300 (2003), 1673.
- A. Sanfey u. a., *Science* 300 (2003), 1755.

mk

Handschuhe

Beim Ekel vor Tieren ist die beherrschende Empfindung die Angst, in der Berührung von ihnen erkannt zu werden. Was sich tief im Menschen entsetzt, ist das dunkle Bewußtsein, in ihm sei etwas am Leben, was dem ekelerregenden Tiere so wenig fremd sei, daß es von ihm erkannt werden könne. – Aller Ekel ist ursprünglich Ekel vor dem Berühren. Über dieses Gefühl setzt sogar die Bemeisterung sich nur mit sprunghafter, überschießender Geberde hinweg: das Ekelhafte wird sie heftig umschlingen, verspeisen, während die Zone der feinsten epidermalen Berührung tabu bleibt. Nur so ist dem Paradox der moralischen Forderung zu genügen, welche gleichzeitig Überwindung und subtilste Ausbildung des Ekelgefühls vom Menschen verlangt. Verleugnen darf er die bestialische Verwandtschaft mit der Kreatur nicht, auf deren Anruf sein Ekel erwidert: er muß sich zu ihrem Herrn machen.

Walter Benjamin, »Einbahnstraße«, in: ders., *Gesammelte Schriften*, hrsg. von Rolf Tiedemann / Hermann Schweppenhäuser, Bd. IV. 1, hrsg. von Tillman Rexroth, Frankfurt a. M. 1972, 90 f.

»Ich kaue angestrengt ein Stück Brot, das ich mich nicht entschließen kann herunterzuschlucken. Die Menschen. Man muß die Menschen lieben. Die Menschen sind bewundernswert. Ich möchte kotzen – und mit einem Schlag ist er da: der Ekel.«

Jean-Paul Sartre, *Der Ekel*, Reinbek bei Hamburg 1982, 139. (Orig.: *La Nausée*, Paris 1938.)

Hygiene und Rassenhass

TILMANN WALTER

Die medizinisch-lebensphilosophische »Sorge um sich« (Michel Foucault), die bereits die Antike kannte, lieferte eines der »Zauberworte der Moderne« – *Hygiene* (Sarasin 2001, 17). Hygiene war im bürgerlichen Zeitalter mehr als eine »Randdisziplin der Medizin«, sie lieferte »eine Anleitung zu sorgfältigem, aufmerksamen Umgang mit sich selbst«, welcher im Rückblick eine große Bedeutung zugesprochen werden kann (a.a.O., 23 f.). Wesentlich für den aufklärerischen Begriff des Humanen war der *Subjekt*status, durch den die Einheitlichkeit des Menschlichen, zugleich aber auch dessen Grenzen festgelegt werden konnten: Kinder, Frauen, Irre, Straftäter, Andershäutige und Angehörige »primitiver« Ethnien gehörten, so wurde sinngemäß unterstellt, der menschlichen Gemeinschaft nicht oder nur eingeschränkt an. Offen und umstritten waren vor allem die Möglichkeiten und Wege der Erzieh- und Formbarkeit dieser vermeintlichen Randgruppen *zum Menschen*. Das rationale, verantwortungsvolle Verhältnis der Bürger zum Körper, die bewusste Produktion einer bürgerlichen Körperlichkeit, die mit Werten wie Reinlichkeit, maßvoller Ernährung und Bewegung sowie moralisch verantworteter Sexualität verbunden war, lieferte dem Bürgertum neben pädagogischen Bestrebungen eine Technik zur symbolischen Abgrenzung gegen das vermeintlich »primitive« Andere. In Absetzung vom sprichwörtlichen Schmutz des *Ancient régime* begann die Arbeit am bürgerlichen Körper an dessen Oberfläche und zeigte sich die Kulturhöhe der bürgerlichen Gesellschaft auch an deren erhöhtem Seifenverbrauch: Schmutzige Haut, ungesunde Ernährung und eine ungeregelte Sexualität – Horrorszenarien in den Augen der Hygieniker – glaubte man demgegenüber bei »Wilden«, Bauern, Arbeitern und Adligen vorzufinden.

Gesetz vom 15. Mai 1933   Preußisches Staatsministerium

Bäuerliches Erbhofrecht:

§2: In Preußen dürfen einen Erbhof besitzen:

(1) nur Deutschblütige.

(2) »Deutschblütig« im Sinne dieses Gesetzes ist, wer in seiner Familie in den letzten drei Generationen weder jüdisches noch farbiges Blut hat.

Preußische Gesetzessammlung, Berlin 1933, 165–181.

Bekanntmachung vom 22. August 1933

Badeverbote:

In folgenden Orten wurde ein Badeverbot (an Badestränden, öffentlichen Bädern usw.) für Juden ausgesprochen: Strandbad Berlin-Wannsee, Fulda, Beuthem, Speyer u. a.

Central-Verein Zeitung, Blätter für Deutschtum und Judentum, Organ des Central-Vereins, Berlin, Nr. 34, 7. September 1933 und in Deutsche Allgemeine Zeitung, Berlin, 22. August 1933.

Runderlaß des Reichsministerium des Inneren vom 5. März 1940 [IV e 5205/40-3885]

Errichtung des Blutspenderwesens:

Als Blutspender kommen nur gesunde, unbescholtene Männer und Frauen deutschen Blutes in Frage.

Ministerialblatt für die Preußische innere Verwaltung, hrsg. im Preußischen Ministerium des Inneren, Berlin 1933, Sp. 449–470.

Zitate aus: Joseph Walk (Hrsg.), *Das Sonderrecht für die Juden im NS-Staat. Eine Sammlung der gesetzlichen Maßnahmen und Richtlinien – Inhalt und Bedeutung*, Karlsruhe, 1981 (C. F. Müller Juristischer Verlag).

Im 19. Jahrhundert adaptierte die Hygiene neue wissenschaftliche Erkenntnisse und Konzepte. Die Thermodynamik und das Sprechen vom »Stoffwechsel« wirkte wie die Innenpolitik des Körpers, indem sie die Notwendigkeit der Steuerung des physiologischen Gleichgewichts betonten, während zeitgleich die Bakteriologie als dessen Außenpolitik das gefährdete Gleichgewicht im Verhältnis zur Umwelt zur Sprache brachte: Antiseptische und sozialhygienische Bestrebungen betonten die Notwendigkeit der Abwehr von Gefahren durch Infiltration, Invasion, Penetration, »Überfremdung« und Vergiftung. So wurde zum medizinisierten *Krieg* gegen Bakterien aufgerufen, und vice versa wurden von »Rassen«-Hygienikern Juden, Verbrecher oder Geisteskranke als »Parasiten« am Volkskörper hingestellt (Sarasin 2003). An diesem Punkt liegen die Folgen für die politische Geschichte Deutschlands auf der Hand: Mit zunehmender Akzeptanz und Popularisierung des Darwinismus wich der aufklärerische Glaube an die *perfectibilité* des Menschen phantastischen Untergangsszenarien der »Rasse«. Indem sie den Schwachen und Kranken das Überleben erleichterte, schienen die klassischen Hygiene-Ideale nun der »natürlichen Selektion« im Wege zu stehen. Die kollektive Verantwortung zur Gesunderhaltung der »Rasse« drängte damit das subjektzentrierte Denken beiseite, und der Politiker Adolf Hitler war ausgehend von verbreiteten Vorstellungen über jüdische und arische, gesunde und entartete Leiber, Volksgenossen und Rassekörper wie ein Verderben bringender Hygieniker wirksam.

Wesentlich für diesen Umschwung vom individuell verantworteten bürgerlichen Körper zum kollektiv verantworteten und politisierten »Rasse«- und Volkskörper war, dass die hygienische Vorstellungswelt in eine konkrete alltägliche Praxis einfloss: Auf die fortschreitende rechtliche Emanzipation und soziale Integration von Juden reagierte das wilhelminische Bürgertum mit einem forcierten, nun nicht mehr religiös, sondern naturwissenschaftlich begründeten Antisemitismus. Im antisemitischen Diskurs verbanden sich damit habitualisierte Ängste und Ekelgefühle gegen die körperliche Anwesenheit von Juden mit wissenschaftlich rationalisierten »rassen«-politischen Überzeugungen. Besondere Brisanz erlangte diese Gemengelage vor allem in Situationen, in denen ein subjektives Gefühl geweckt wurde, Körpergrenzen, »Blut«, Geschlecht oder Sexualität könnten durch Juden, deren Differenz äußerlich nicht mehr erkennbar war, penetriert werden. Anders als in traditionellen »Judenbädern« auf Norderney, die vom jüdischen Großbürgertum frequentiert wurden, trug das wilhelminische Badeleben beispielsweise auf Borkum deutschtümelnde und antisemitische Züge. Auch der Nationalsozialismus

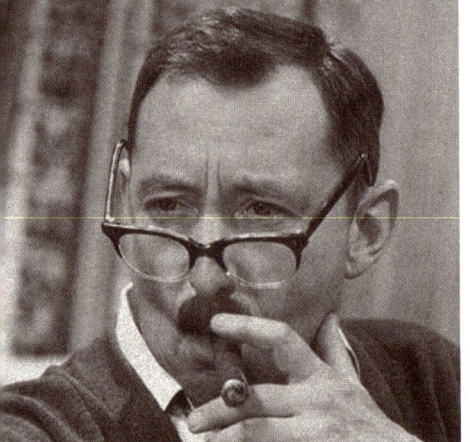

Alfred Tetzlaff
(Heinz Schubert)
vulgo
»Ekel Alfred«

Ein Herz und eine Seele

lautete der offizielle Titel der ersten deutschen Sitcom. Der Volksmund taufte die Serie kurz nach ihrer Erstausstrahlung 1973 »Ekel Alfred«, nach ihrem Helden, Alfred Tetzlaff, dem Prototyp des deutschen Spießers. Der selbstgerechte Choleriker beschimpft seine Frau als »dusselige Kuh« und politisiert rechtslastig über den »Vaterlandsverräter Brandt«, während er seine Füße in der Salatschüssel badet, um sich dann am Abendbrottisch die Zehnägel zu schneiden. Alfred Tetzlaff lässt kaum eine Geschmacklosigkeit und kein frauen- oder ausländerfeindliches Klischee aus – und das Publikum reagiert mit Begeisterung oder Widerwillen, je nach Couleur. Aufgeklärten und kleingeistigen Zuschauern, allen gibt die von Wolfgang Menge nach angelsächsischem Vorbild geschriebene Serie Anlass zu Abscheu und Empörung, moralischer und ästhetischer Art. Der Schauspieler Heinz Schubert wird in der Rolle des »Ekel Alfred« populär, und »Ekel«, laut Grimm »eines der auffallendsten Wörter unserer Sprache« (Grimm, *DWb*, Bd. III, Sp. 394), avanciert zum (liebevollen) Schimpfwort für denjenigen, der der Ekellust seines Gegenübers Zucker gibt.

ap

Ekel goes Pop: MTV Jackass

Jeder der Beteiligten hat bei *Jackass* im Verlauf der Fernsehserie seine ganz spezielle Höchstleistung vollbracht. Sie kann im Zufügenlassen oder Selbstzufügen schlimmster Schmerzen bestehen (ein Schlag mit dem Vorschlaghammer in die nur durch eine Kunststoffkapsel geschützten Genitalien, »Knutschen« mit einer Qualle, Offroad-Tätowieren, eine Nachricht mit Zetteln auf den nackten Hintern tackern) – oder in der Durchführung eines extrem ekelhaften Stunts. So verspeist Dave England in einer Folge ein ganz spezielles Omelett, dessen Zutaten er zunächst roh verschlingt, um sie dann zu erbrechen, zu braten und anschließend noch einmal zu verzehren. In einem Interview gab er später an, das Gericht habe ihm ausgezeichnet geschmeckt, nur der Gestank sei unerträglich gewesen. Aber, so die *Jackass*-Akteure, an den Geruch von Kotze und Kacke gewöhne man sich mit der Zeit. Wer nicht weiß, wie eine Dixie-Baustellen-Toilette entleert wird, erfährt es bei *Jackass*: Das Klohäuschen kann zu diesem Zweck auf den Kopf

propagierte zu Anfang nicht die physische Vernichtung der Juden, sondern wirkte auf ihre Unsichtbarmachung in der Öffentlichkeit hin bzw. – wie die Gesetzgebung zum Verbot des Besuch von Bädern durch Juden aus den Jahren 1937/38 zeigt – auf ihre physische Abtrennung vom deutschen »Volkskörper« (Bajohr 2003).

Literatur

- Bajohr, Frank, »*Unser Hotel ist judenfrei.*« *Bäder-Antisemitismus im 19. und 20. Jahrhundert*, Frankfurt a.M. 2003.
- Gilman, Sander L., *Difference and pathology. Stereotypes of sexuality, race, and madness*, Ithaca NY u.a. 1985.
- Kaplan, Marion (Hrsg.), *Geschichte des jüdischen Alltags in Deutschland*, München 2003.
- Sarasin, Philipp, *Reizbare Maschinen. Eine Geschichte des Körpers 1765–1914*, Frankfurt a.M. 2001.
- ders., »Infizierte Körper, kontaminierte Sprachen. Metaphern als Gegenstand der Wissenschaftsgeschichte«, in: ders., *Geschichtswissenschaft und Diskursanalyse*, Frankfurt a.M. 2003, 191–230.

gestellt werden, bis der Inhalt vollständig entwichen ist. Johnny Knoxville erkundet diesen Vorgang inmitten des Geschehens, während er von einem Schwall aus Chemie und Fäkalien überschüttet wird. Noch tiefer taucht Ryann Dunn in die Materie ein: Er durchschwimmt im Becken eines Klärwerk schnorchelnd die Pisse und Scheiße einer ganzen Gemeinde. Auch Steve O hat ähnliche Stunts vollführt, verbindet aber auch subtiler Schmerz und Ekel: In einer schicken Sushi-Bar im Herzen Tokyos zieht er eine üppige Portion *Wasabi* durch die Nase ein, bis er sich vor Schmerzen erbricht. Die Umstehenden reagieren auf solche Vorführungen nicht mit Mitleid, ihr Gelächter und ihre hämischen Kommentare bilden den Off-Ton.

Die Meinungen über diese Art von *performance* sind erwartungsgemäß geteilt: Ältere beklagen nicht nur den (spät-)pubertären Unfug, sondern auch das Menschenverachtende und Gefährliche daran, die jüngere Generation goutiert es zum guten Teil als konsequente Fortsetzung von für erstrebenswert gehaltenem *fun* und *thrill*: Die Insignien einschlägiger Trendsportarten wie Skateboards, Mountainbikes und Snowboards gehören zu den typischen Requisiten der Stunts. Die *Frankfurter Allgemeine Zeitung* bewertete *Jackass – the Movie* als Kunstwerk und konsequente Fortsetzung des Dadaismus und der Aktions-Kunst. Auf den Kunst-Vorwurf reagieren die *Jackass-Leute* in

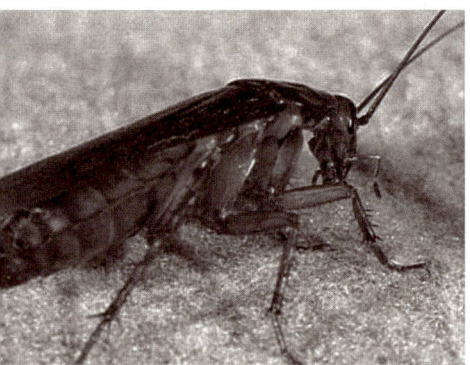

Unterbezahlter Hauptdarsteller aus »Ich bin ein Star, holt mich hier raus!« (RTL, 2004)

Interviews unterschiedlich: Einerseits wird lakonisch vermerkt, um was es sich denn sonst handeln solle, andererseits, nein, es gehe nur darum, gemeinsam Spaß (!?) zu haben. Gleichwohl dürfte die artistische Interpretation die Wirkung des Ganzen zutreffend beschreiben. Vor dreißig Jahren überraschten die *Monthy Pythons* ein damals noch unvorbereitetes TV-Publikum gleichfalls mit anarchischen, verqueren, sinn- und zusammenhangslosen Sketchen, die mit den Grenzen des guten Geschmacks nicht spielten, sondern sie grob verletzten. Heute gelten sie als unbestrittene Meister des »guten alten« britischen Humors. Dasselbe Schicksal wird wohl über kurz oder lang *Jackass* ereilen: Nur, wenn seine anarchische und sadomasochistische Komik in den Mainstream der Popkultur eingegangen sein wird, welche Grenzen des Geschmacks werden dann zu unterbieten sein? Fernsehformate wie »Ich bin ein Star, holt mich hier raus!« und »Fear Factor« (beide 2004) deuten darauf hin, dass das mediale Spiel mit dem Ekel für ein Massenpublikum attraktiv (gemacht) wird.

Quellen
· Johnny Knoxville u. a., *Jackass*, TV-Serie, USA 2000–2001.
· Jeff Tremaine, *Jackass – the Movie*, USA 2002.
· John Howard Davies u. a., *Monthy Python's Flying Circus*, TV-Serie, Großbritannien 1969–1974.
· Terry Gilliam / Terry Jones, *Monthy Python's The Meaning of Life*, Spielfilm, Großbritannien 1983.

tw

* Das Konzept einer »Pathologie der Romantik« geht auf den Literaturwissenschaftler Winfried Menninghaus zurück. Wir möchten in diesem Zusammenhang allerdings nicht an seine diesbezüglichen Ausführungen anknüpfen, sondern beschränken uns darauf, sein Konzept als »Schlagwort« unserer allgemeinen Überlegungen zu diesem Problem zu verwenden. *cn*

Zur »Pathologie der Romantik«[*]

CORDULA NEIS

Der romantische Held scheint unheilbar. Sein Schöpfer ebenso. Ob Schriftsteller, Maler, Komponist und was sonst alles da schweben und weben möge im Reiche des Ästhetischen; oftmals sind sie angekränkelt von der Blässe der Schwindsucht, von der Melancholie des Überdrusses, von der Sehnsucht nach dem Tod, aber auch von der Lust an der Zerstörung – an der Zerstörung des eigenen Selbst ebenso wie des anderen. Das Hässliche, Kaputte, Kranke, Abstoßende zu zeigen, wird zum Programm einer Form von Romantik auf dem unaufhaltsamen Weg in die Moderne. Abgelegt sind die klassizistischen Ideale des jugendlichen intakten Körpers voller Anmut und Eleganz, um einer schwindsüchtigen, lustvoll dahinsiechenden Welt Platz zu machen, über der als Leitbegriff der *héautontimorouménos*, der Selbsthenker, eines Charles Baudelaire (1821–1867) schweben könnte, der in den *Fleurs du Mal*, jenen welken Blumen des Bösen, die Lust an der Selbstzerstörung und der Zerstörung des Anderen als neues Ideal vertritt. Baudelaires »Selbsthenker« ist zugleich Wunde und Messer (*Je suis la plaie et le couteau*), ist zugleich Opfer und Henker ([*Je suis*] *Et la victime et le bourreau*).

Jenes Verwundbare, Unheilbare kennzeichnet auch die von Baudelaire so verehrte Musik Richard Wagners (1813–1883), wenn sich Parzivals Stimme unter den laut aufheulenden grellen Dissonanzen des Orchesters stentortenorisch zum Ausruf »Amfortas, die Wunde« emporschwingt. Diese »Welt-Wunde«, die das Gemüt des dem Hässlichen zugewandten Romantikers beschwert, finden wir prototypisch in der Musik Gustav Mahlers (1860–1911) wieder; so prototypisch, dass der Musikwissenschaftler Wolfgang Schlüter seinen Artikel über Mahlers Sinfonien mit dem vielsagenden Titel »Die Wunde Mahler« versah.

Revelge

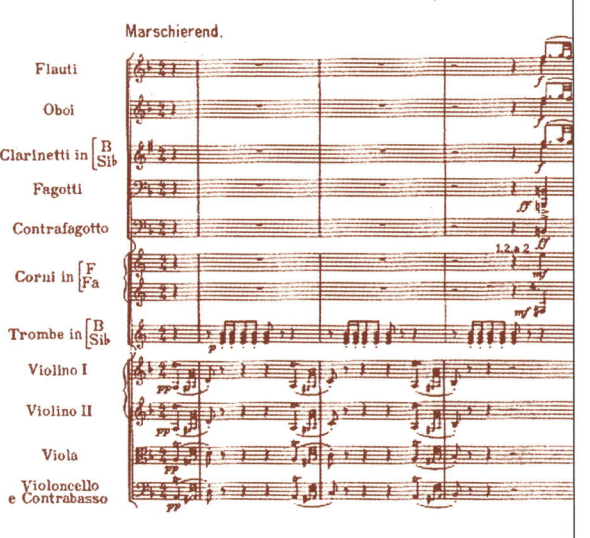

Gustav Mahler,
*Revelge, 14 Lieder
aus des Knaben
Wunderhorn,*
zit. nach Rosenberg
1989, S. 237–238

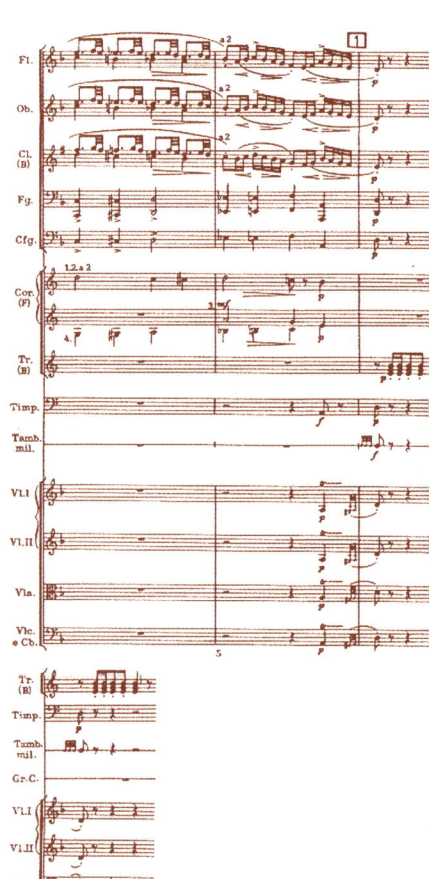

Wie kein anderer vor ihm verstand es Mahler als Repräsentant der Pathologie der (Spät-)Romantik auf dem Weg zur Moderne, Emanationen tiefsten Schmerzes mit der scheinbaren Unschuldigkeit eines nicht naiv, sondern bitterbös-sarkastisch vorgetragenen Volkstons zu verbinden. Die besondere Bitterkeit seiner Vertonungen liegt in der Vermischung von elementar-dramatisch anmutenden Elementen mit dem »trauten Humor« eines volksliedhaften Gestus, der scheinbar naiv daherkommend die ganze Tragik des Geschehens durch seine Kontrastfähigkeit erst recht zum Ausdruck bringt.

Mahlers melancholisch-zynische Darstellungen des Soldatenlebens in den »Wunderhorn-Liedern« nach Gedichten von Achim von Arnim (1781–1831) und Clemens Brentano (1778–1842) »zieren« mancherlei Ekel-Bilder: So etwa erzählt das berühmte Lied *Revelge*, das Mahler 1899 komponierte, von einem Tambour, der bis in den Tod marschieren muss, was zunächst einmal nichts Besonderes wäre, handelte es sich dabei nicht bereits um einen toten Trommler!

Dieser Tambour marschiert im strammen Paradeschritt unbeirrt zu den nimmermüden Trommelwirbeln eines großen Orchesters, wobei Trompeten und Streicher die rhythmischen Figuren des Schlagzeugs sekundieren und kreischende Holzbläser das Groteske der Szenerie unterstreichen:

> Des Morgens zwischen drei'n und vieren,
> Da müssen wir Soldaten marschieren
> Das Gäßlein auf und ab
> Tralali, tralaley, tralalera
> Mein Schätzel sieht herab!

Scheinbar naiv und frohgemut kommt der Soldat daher, die Bewunderung seines Mädchens genießend, aber schon in der nächsten Strophe hat ihn eine Kugel »schwere, schwer getroffen« und er fordert seinen Kameraden auf, ihn in sein Quartier zu tragen. Wohlgemerkt: Es handelt sich um einen bereits toten Soldaten, der seinen Tod noch einmal in einem schaurig-grotesken Orchesterlied Revue passieren lässt!

Immer noch das leutselige »Tralali« intonierend, muss der Soldat nun aber feststellen, dass seine Kameraden ihn bereits aufgegeben haben: *Ach Brüder, ihr geht ja mir vorüber, als wär's mit mir vorbei!* Wenig später offenbart sich dem Tambour ein schauriges Bild von Bataillonen von Leichen, die, einer amorphen, breiigen Toten-Masse gleich, das Schlachtfeld übersäen:

> Die Brüder dick gesät,
> Sie liegen wie gemäht!

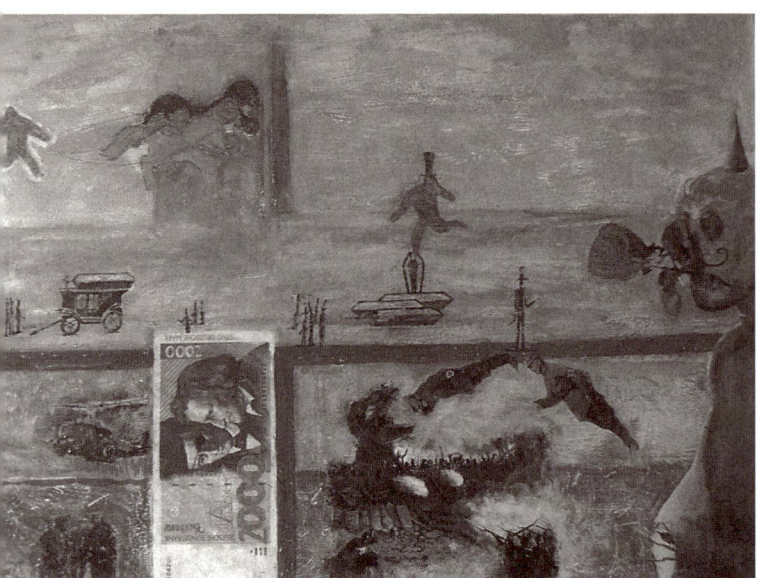

Klaus Froese,
»Krieg«
(Berlin 2000)

Literatur

· Baudelaire, Charles, *Les fleurs du mal*, texte de la 2. éd. *Les épaves*, add. de la 3. éd.,
  documents et bibliographie, éd. critique: Jacques Crépet/Georges Blin, refondue
  par Georges Blin/Claude Pichois, Paris 1968.
· Menninghaus, Winfried, *Ekel. Theorie und Geschichte einer starken Empfindung*,
  Frankfurt a.M. 1999.
· Pichois, Claude/Jean Ziegler, *Baudelaire*, Collection »Les vivants«, Paris 1987.
· Rosenberg, Wolf, »Analytische Betrachtungen einiger Werke Gustav Mahlers«,
  Musik-Konzepte Sonderband. Gustav Mahler, hrsg. v. Heinz-Klaus Metzger/Rainer
  Riehn, München 1989, 221–259.
· Schlüter, Wolfgang, »Die Wunde Mahler«, *Musik-Konzepte Sonderband. Gustav
  Mahler*, hrsg. v. Heinz-Klaus Metzger/Rainer Riehn, München 1989, 7–149.

Ungeachtet dieses Anblicks rührt der tote Tambour stereotyp seine Trommel, um seine toten Kameraden wieder aufzuwecken, als ob die Auferstehung ihnen nur durch das *perpetuum-mobile*-artige Trommelsignal zuteil werden könne:

> Er schlägt die Trommel auf und nieder.
> Er wekket seine stillen Brüder.

Unter den beständig lauten Trommelwirbel-Figuren des Orchesters schlagen die toten »Brüder« nun auf den Feind ein, der unter Angst und Schrecken genauso geschlagen wird wie die Trommel des Tambours und offenbar die Flucht ergreift:

> Sie schlagen und sie schlagen ihren Feind, tralali ...
> Ein Schrecken schlägt den Feind, tralali ...

Wie sich die Bilder gleichen! Die Soldaten ziehen wieder durch das »Gäßlein« bis hin zum Haus der Geliebten des Tambours: *Und sie ziehen vor Schätzeleins Haus, tralali!* Das ehedem fröhliche »Tralali« mutiert nun jedoch zum Entsetzensschrei. In der Tat soll es jetzt im *fortissimo* geschrieen und nicht mehr gesungen werden.

Nach einer kontinuierlichen orchestralen Steigerung ebbt das Erregungsniveau wieder ab und der gemessene Ton des Liedanfangs wird wieder aufgegriffen, diesmal aber verlangsamt, da sich dem Hörer ebenso wie der Geliebten des Tambours am Ende dieses Totentanzes die Inkarnation des Ekel-Bildes präsentiert:

> Des Morgens stehen da die Gebeine
> In Reih' und Glied, sie stehn wie Leichensteine
> Die Trommel steht voran
> Daß sie ihn sehen kann.

Ich

Die kortikale Repräsentation körperlicher

Sinneswahrnehmungen kann – als die mögliche

Basis der menschlichen Wahrnehmung des

physischen Selbst – als eine fühlende Einheit

identifiziert werden.

Sentio, ergo sum

Wie wird das »Ich« zum »Gefühl«?

In den letzten Jahren sind eine ganze Reihe von Büchern zum Thema Gehirn und Bewusstsein, oder besser zum alten »Leib-Seele Problem« erschienen, aber noch keines hat versucht, dieses Problem unter Bezugnahme auf »Gefühle« zu beschreiben. Antonio Damasio, ein weltweit anerkannter Neurologe und erfolgreicher Buchautor (*Descartes' Irrtum*), geht in seinem Buch *Ich fühle, also bin ich* nun dieser Spur nach. Präziser gesagt, stellt er die Frage, wie es sich anfühlt, ein Bewusstsein zu haben. Sein zentraler Grundgedanke lautet:

> »[…] Auf eine merkwürdige Weise beginnt Bewusstsein als das Fühlen dessen, was geschieht, wenn wir sehen, hören oder tasten. […] Im richtigen Kontext macht dieses Gefühl die Vorstellung kenntlich, dass *ich* […] sehe oder höre oder taste.«

A. Damasio, *Ich fühle, also bin ich*, München 2000, 40.

Damasio untersucht also nicht, wie noch in *Descartes' Irrtum*, allein die Rolle, die Gefühle für unsere »rationalen« Entscheidungen spielen. Er geht in seinem neuen Buch vielmehr der Frage nach, ob und inwieweit Gefühle die Voraussetzung von Bewusstsein sind. Er möchte zeigen, welche Bedeutung Gefühle und Emotionen für uns haben, wie Gefühle und Emotionen entstehen, was Bewusstsein ist, wie es sich unterteilt und was Bewusstsein nicht ist. Mit seinen Thesen hat Damasio einen aufregenden Vorschlag zum Verständnis des Bewusstseins geliefert.

mk

>>>
Ich fühle, also bin ich!

* **Rationalismus** Die wissenschaftliche Methode des 20. Jahrhunderts geht im Wesentlichen auf Prinzipien zurück, die im 17. Jahrhundert entwickelt wurden. Kennzeichnend dafür ist die Verknüpfung von exakter Wahrnehmung, Beobachtung und experimentellem Vorgehen einerseits mit der Entwicklung einer mathematischen Theorie andererseits. Somit stehen sich also auf der einen Seite das *empirische* und auf der anderen Seite das *rationale* Moment gegenüber. Zwar berücksichtigen die Philosophen des 17. Jahrhunderts beide Aspekte dieser wissenschaftlichen Vorgehensweise, aber sie nehmen dabei unterschiedliche Akzentuierungen vor.

Kennzeichnend für den Rationalismus ist seine Skepsis gegenüber den ↓

* Das Wort **Sensualismus** geht zurück auf das Lateinische *sensualis* – »der Sinnesempfindung fähig«. Der Sensualismus ist eine Lehre, die im Gegensatz zum Rationalismus alle Erkenntnis aus den *Sinnesempfindungen* ableitet. Vorreiter dieser Lehre war ↓

Sentio, ergo sum^{›››} # Kommentar 1

CORDULA NEIS

I. Einführende Vorbemerkung

Die Interpretation des Satzes »Sentio, ergo sum« kann nicht erfolgen, ohne das Axiom heranzuziehen, das diesem Satz als Grundlage diente – René Descartes' berühmtes Diktum: *Cogito*, ergo sum – ich *denke*, also bin ich. Zunächst erscheint dieser Satz in französischer Sprache in Descartes' *Discours de la méthode* aus dem Jahre 1637: *Je pense, donc je suis* (IV, 3). In lateinischer Form findet er sich dann in den *Principia philosophiae* aus dem Jahre 1644 (»Ego cogito, ergo sum«, *Principia* I, 7).

Dieses cartesische Axiom, dieser Grundsatz von Descartes' rationalistischer* Philosophie, und die darauf beruhende Abwandlung im Sinne eines sensualistischen* Denkschemas bedürfen einer näheren Betrachtung, bevor sie im Zusammenhang der Untersuchung von Gefühlen im normativen Kontext genutzt werden können. Dazu ist es notwendig, auf einige Grundprämissen der cartesischen Philosophie einzugehen, um diese im Anschluss gegenüber *sensualistischen* Denkschemata in der Tradition eines John Locke oder eines Étienne Bonnot de Condillac abzugrenzen. Aus methodologischen Gründen werden wir dabei relativ scharf zwischen zwei philosophischen Grundanschauungen unterscheiden: zwischen dem *Rationalismus* cartesianischer Prägung, für den das *Denken* das Grundprinzip des menschlichen Handelns und der menschlichen Existenz schlechthin darstellt, sowie dem *Sensualismus*, für den alle Erkenntnis ihren Ursprung aus den *Sinneserfahrungen* nimmt.

Auch wenn Hans-Jürgen Engfer (1996) sich zu Recht gegen die Rigidität der Unterscheidung zwischen Rationalismus und Sensualismus/Empirismus gewandt und dieses philosophiehistorische Schema einer ernst zu nehmenden Kritik unterzogen hat, halten wir es aus methodologischen Gründen für

Fähigkeiten unserer sinnlichen Erkenntnis. Unsere Sinne vermögen die Natur der Dinge nur unzureichend wahrzunehmen und können daher nicht als Fundament wissenschaftlicher Untersuchungen gelten. Wissenschaftliche Erkenntnis muss für Descartes und den Rationalismus deduktiv vorgehen, indem sie allgemeingültige mathematisch nachvollziehbare Eigenschaften der Materie als gegeben voraussetzt. Diese allgemeingültigen Grundprinzipien beruhen jedoch nicht auf der Erfahrung, sondern auf *eingeborenen Ideen (idées innées)*. Zu diesen eingeborenen Ideen sind etwa die Vorstellungen von *Substanz*, *Kausalität* und *Wahrheit* zu rechnen. Die Wahrheit erschließt sich also dem Rationalisten einzig ausgehend von diesen, seinem Verstande innewohnenden eingeborenen Ideen. Diese können deshalb wahre Erkenntnisse über die Welt enthalten, weil Gott Garant der Harmonie zwischen Materie und Denken, zwischen Körper und Geist, zwischen *res extensa* und *res cogitans* ist. Da der Rationalist sich durch das Denken seiner Existenz gewiss ist, erhebt er das Denken zur Orientierungsinstanz für alle Bereiche des Lebens. *cn*

der englische Empirist John Locke, der allerdings neben der Wahrnehmung der Dinge der Außenwelt, die er als *sensation* bezeichnet, noch eine Form der Introspektion, der inneren Selbstwahrnehmung annimmt, die er *reflection* nennt. Der Sensualismus konzipiert den Menschen von Natur aus als eine *tabula rasa*, als ein unbeschriebenes leeres Blatt Papier, das erst durch seine *Erfahrungen* mit der Umwelt zu höheren Denkprozessen in Stande gesetzt wird.

Philosophiehistorisch lässt sich der Sensualismus als eine Weiterentwicklung des *Empirismus* betrachten, der die logische Begründung der Dinge stets mit Hilfe der Erfahrung abzuleiten versucht und als wissenschaftliche Methode einzig das Ausgehen von *Beobachtung* und *Experiment* gelten lässt. Klassische Hauptvertreter sind Francis Bacon (1561–1626) und John Locke, dessen Philosophie sich maßgeblich auf Bacon stützt. Einer der Hauptvertreter des Sensualismus ist Condillac, der den Empirismus Lockes radikalisiert. *cn*

* **René Descartes** (1596–1650) ist zweifellos einer der wichtigsten Philosophen des Abendlandes und gilt als »Vater der modernen Philosophie«, da er der neuzeitlichen Philosophie entscheidende innovative Impulse gegeben hat. Zu Lebzeiten war er gleichermaßen als Philosoph wie als Mathematiker und Physiker berühmt. Descartes' Philosophie ist gekennzeichnet durch die Zurückweisung der aristotelischen und scholastischen Tradition des Mittelalters und strebt eine Einbettung der Philosophie in den Kanon der »neuen« Wissenschaften an, das heißt insbesondere der aufstrebenden Naturwissenschaften an. Eine Fundierung des Denkens auf der Basis althergebrachter Autoritäten wie Aristoteles oder die Kirchenväter

1 Vgl. Ricken 1984, 18; Neis 2003, 43.

2 Da die Sprache nach Descartes' Vorstellung die körperliche Manifestation des Denkens und das äußerliche Kriterium der menschlichen Existenz darstellt, gehen wir in diesem Zusammenhang näher auf Descartes' Überlegungen zu diesem Thema ein.

3 Ricken u.a. 1990, 11.

sinnvoll, diese Unterscheidung beizubehalten, zumal es uns ja um die *Perver-tierung* eines rationalistischen Grundaxioms im Sinne eines sensualistischen Denkschemas geht, das die *Sinnesempfindungen* zum alleinigen Maßstab aller menschlichen Existenz ausruft.

II.   Der cartesische Rationalismus

Damit die hier dargelegten Erklärungen verständlicher werden, folgen zunächst einige Bemerkungen zu René Descartes' Philosophie. René Descartes* gilt als Begründer des so genannten *Rationalismus*, da für seine Philosophie der Primat des Geistes vor dem Körper konstitutiv ist. Für Descartes gibt es einen unversöhnlichen *Dualismus* zwischen dem Geist, den er als *res cogitans* bezeichnet und dem Körper, der ihm als ausgedehnte Materie, als *res extensa*, gilt. Mit diesem Postulat zweier grundverschiedener Substanzen, nämlich der *denkenden* und der *ausgedehnten*, versucht Descartes, seine Bemühungen um die Erforschung der materiellen und körperlichen Welt mit einem religiösen Weltbild in Einklang zu bringen.[1] Dieser unversöhnliche Dualismus zwischen Körper und Geist spiegelt sich auch wider als Dualismus zwischen Descartes' Physik und seiner Metaphysik, welche nicht immer miteinander vereinbar erscheinen.

Neben der Materie nimmt Descartes also die Existenz einer unkörperlichen *res cogitans* an, die er als Existenzform Gottes und der menschlichen Seele konzipiert. Diese *res cogitans*, diese *denkende Substanz*, ist ein *Privileg* von Gott und Mensch. Kein anderes Wesen – schon gar nicht das Tier – darf sie sein Eigen nennen. Diese *res cogitans* ist eine Schlüsselkonzeption von Descartes' Anthropologie und hat auch entscheidende Konsequenzen für seine sprachtheoretischen Reflexionen.[2]

Für Descartes ist der Mensch das einzige Wesen, in dem *res cogitans*, der Geist, und *res extensa*, die Materie, miteinander vereint sind. Diese Auffassung ist auch ganz wesentlich für seine sprachtheoretischen Positionen, da er »die vom Körper hervorgebrachten Sprachzeichen als Kommunikationsinstrument der unkörperlichen Seele«[3] begreift.

Sprache ist für Descartes äußerliches Ausdrucksmittel der *raison*, des Verstandes, der Vernunft. Die Vernunft wiederum stellt er in seinem *Discours de la méthode* von 1637 den als seelenlos charakterisierten *Automatismen der Tiere* gegenüber. Für Descartes sind Tiere reine *Automaten*, die weder über eine eigene Seele, noch über Sprache als äußerlichen Ausdruck der Seele verfügen.

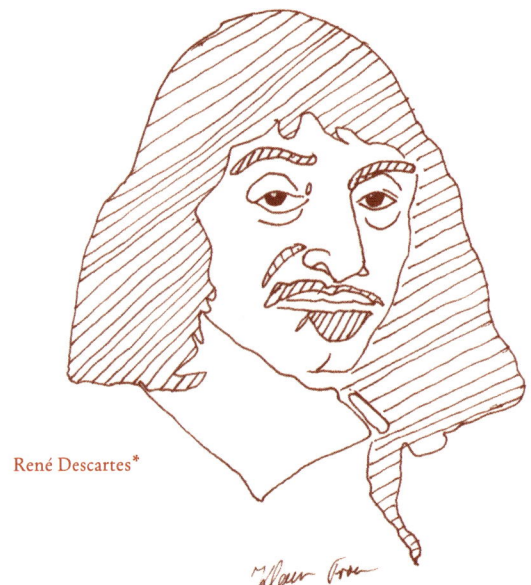

René Descartes*

lehnt Descartes entschieden ab. Seine Erkenntnistheorie stützt sich wesentlich auf Prinzipien der Mathematik, deren Methodik er auf alle Wissenschaften angewendet wissen will. Somit ist auch für seine Philosophie die Anwendung mathematischer Prinzipien charakteristisch.

Descartes begreift also Wissenschaft als deduktives System. Die Quelle der letzten Erkenntnis ist für ihn die *Vernunft*, weshalb man ihn auch philosophiehistorisch als Rationalisten einzustufen pflegt. Berühmtheit erlangte Descartes durch sein Prinzip des *methodischen Zweifels*. Gegen allen Zweifel an seinen philosophischen Reflexionen kann er jedoch anführen, dass die Tatsache seiner *Existenz* unbezweifelbar ist – *Cogito ergo sum*. *cn*

4 Vgl. Ricken
1984, 18.

* Die Illustrationen der Philosophen in diesem Abschnitt stammen von Klaus Froese, Berlin (2004).

Allein der Mensch verfügt über eine Seele und damit über Denkfähigkeit. Aus diesem Grunde ist auch die artikulierte Lautsprache eine Prärogative der menschlichen Spezies. Wohl wären manche Tiere, wie etwa die Papageien befähigt, mehr oder minder artikulierte Laute zu produzieren, jedoch verbänden sie keinerlei mentale Konzepte mit diesen rein mechanischen Lautbekundungen:

> »Car c'est une chose bien remarquable, qu'il n'y a point d'hommes si hébétés et si stupides, sans en excepter même les insensés, qu'ils ne soient capables d'arranger ensemble diverses paroles, et d'en composer un discours par lequel il fassent entendre leurs pensées; et qu'au contraire, il n'y a point d'autre animal, tant parfait et tant heureusement né qu'il puisse être, qui fasse le semblable. Ce qui n'arrive pas de ce qu'ils ont faute d'organes, car on voit que les pies et les perroquets peuvent proférer des paroles ainsi que nous, et toutefois ne peuvent parler ainsi que nous, c'est-à-dire, en témoignant qu'ils pensent ce qu'ils disent.«
>
> Descartes, *Discours de la méthode*, 92/94.

Die Sprache wird somit in der Darstellung Descartes' zum äußeren Distinktionskriterium des *homo sapiens* im Gegensatz zum instinktgeleiteten Tier, welches einzig zur unreflektierten rein mechanischen Artikulation von Lauten befähigt sei. Das Denken wird im Vergleich zur Sprache, welche als rein äußerlich-körperliche Manifestation des Denkens begriffen wird, eindeutig privilegiert. Das berühmte cartesische Diktum »Cogito, ergo sum« verdeutlicht diese Privilegierung der geistigen Fähigkeiten des Menschen gegenüber dem Körper, der analog zu den Tieren als *Maschine* konzipiert wird, die den Gesetzen der Mechanik unterworfen ist.[4] Als Inbegriff der menschlichen *raison* ist Descartes' Postulat der eingeborenen Ideen (*ideae innatae, idées innées*) aufzufassen. Bestimmte Ideen von Gott, von Formen, Symbolen, Zahlen und anderen abstrakten Konzepten seien dem Menschen von Natur aus eingegeben. Sie sind letztendlich Ausdruck der überzeitlichen und universellen *raison* des Menschen, der menschlichen Vernunft. Diese unkörperliche *raison* manifestiert sich auf körperlicher Ebene durch das sprachliche Zeichen, welches jedoch dem Menschen vorbehalten ist, und durch die Superiorität der menschlichen Spezies gegenüber dem Tierreich.

Denken ist also für Descartes ein Privileg der menschlichen Spezies. Zugleich ist das Denken in ontologischer Hinsicht für Descartes die Absicherung seiner Existenz. In der Tradition des *Skeptizismus* hatte Descartes unter Anwendung eines *methodischen Zweifels* alles, was er tat und wahrnahm, kritisch hinterfragt und war schließlich so weit gekommen, seine eigene Existenz

* Der englische Staatstheo-
retiker **Thomas Hobbes**
(1588–1679) verdankt
seinen Ruhm insbesondere
dem 1651 geschriebenen
Leviathan – einem Traktat
über Anfang und Ende
von Regierungen. Ziel
dieses Werkes, das zur Zeit
des puritanischen *Commonwealth* abgefasst wurde,
war die Verteidigung der
absoluten Monarchie als
bestmöglicher Regierungs-
form. Im ersten Teil des
Leviathan zeichnet Hobbes
ein Bild des *Naturzustandes*, in dem die Menschen
vor Einführung aller zivilisatorischen Errungenschaften wie Staat und Gesetz
gelebt hätten. Im Gegen-
satz zur christlichen Vision
des Paradieses ist dieser
hypothetische Urzustand
jedoch durch den Krieg
aller gegen alle (*bellum
omnium contra omnes*) ge-
kennzeichnet. Ein jeder
Mensch sei des anderen
Wolf (*homo homini lupus*),
sei eine herrsch- und rach-
süchtige Kreatur, die nur
nach Besitz, Macht und
Anerkennung trachte –
ohne freilich die Bedürf-
nisse des anderen zu re-
spektieren.

Diesem permanenten
Kriegszustand aller gegen
alle weiß nach der Auf-
fassung von Hobbes ein-
zig ein mächtiger absolu-
ter Souverän, ein über
alle herrschender König
ein Ende zu bereiten.
Im Grunde projiziert
Hobbes aber wie viele
Naturzustandstheoretiker
(z. B. auch Rousseau)
das Bild des Menschen in
der Konkurrenzgesell-
schaft, die in seiner Zeit
stark durch die Kategorien
des Marktgeschehens be-
stimmt ist, auf eine vor-
historische Zeit. Aufgrund
des darin propagierten
pessimistischen Men-
schenbildes war der *Leviathan* lange Zeit in vielen
europäischen Ländern ver-
boten.   *cn*

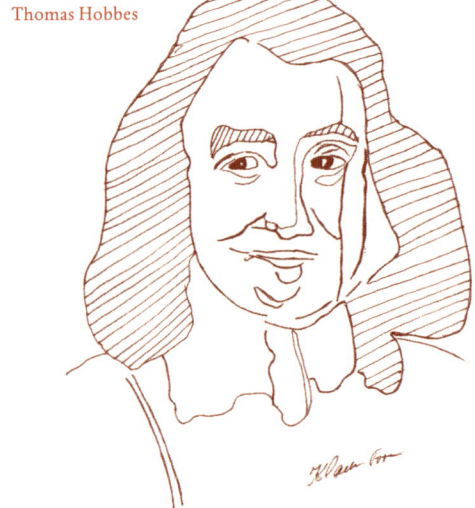

Thomas Hobbes

5 Die folgenden
Ausführun-
gen über den
erkenntnis-
theoretischen
Status von
Descartes'
Cogito lehnen
sich eng an
Engfer (1996)
an.
6 Vgl. a.a.O., 81.

in Frage zu stellen. Als einziger stichhaltiger Beleg dafür, dass er existiere, erschien ihm schließlich das *Denken*.

Wenn für Descartes das Denken ein menschliches Privileg ist und zugleich in ontologischer Hinsicht die Bestätigung für die Existenz des eigenen Ichs repräsentiert, ist zu fragen, wie er zu diesem Schluss kommt. Philosophen vom Schlage eines Thomas Hobbes* hatten dem entgegengehalten, dass man jede menschliche Tätigkeit, wie beispielsweise auch das Spazieren gehen (»ambulari«) als Beleg menschlicher Existenz ansehen könnte. Demgegenüber hatte Descartes in seinen *Meditationes de prima philosophia* eingewandt, dass dem Denken ein besonderer Charakter zukomme, da man es nur bei *Bewusstsein* vollführen könne. Spazieren gehen könne man glauben oder träumen, ohne es zu tun – eine Argumentation, die sich bereits in Platons Dialog *Theaithetos* (158c) findet. Ferner dürfe das Argument *ego ambulo, ergo sum* – *ich gehe spazieren, also bin ich* deshalb nicht gelten, weil auch das Gehen ein Bewusstsein und ein Denken voraussetze.

In der Philosophie gibt es eine lange schwelende Debatte, ob Descartes' *cogito ergo sum* der Status eines logischen Schlusses oder einer intuitiv eingesehenen Wahrheit zukommt (vgl. Engfer 1996, 79)[5]. Vertreter beider Lager nehmen an, dass Descartes' *erstes Prinzip* cogito ergo sum *entweder von einer Erfahrung abhängig oder diese Erfahrung selbst sei*. Sollte dies jedoch der Fall sein, wären alle grundlegenden Thesen Descartes' als von der Erfahrung abhängige Sätze entlarvt und nicht das Ergebnis des »reinen Denkens«.[6]

Die Interpretationen, die im *cogito ergo sum* einen verkürzten Syllogismus sehen, stützen sich auf den von Descartes als Obersatz angenommenen Satz:

> *Alles, was denkt, ist.*

Von diesem Axiom ausgehend, welches interessanterweise noch vor dem Diktum »Cogito ergo sum« formuliert wurde, ließe sich folgender Syllogismus konstruieren:

1. Alles, was denkt, ist.
2. *Ich denke.*
3. Also bin ich.

Aus diesem Syllogismus wird jedoch ersichtlich, dass das *cogito* keineswegs das erste Prinzip von Descartes' Philosophie ist, sondern von einem Obersatz abhängig ist. Das Recht, von dem allgemeinen Prinzip *Alles, was denkt, ist* zu einer Existenzbehauptung überzugehen, ergibt sich, wenn man das *cogito* als *Tatsachenerkenntnis* interpretiert. Dann beruht aber die Gültigkeit der

* Gottfried Wilhelm Leibniz
(1646–1716)

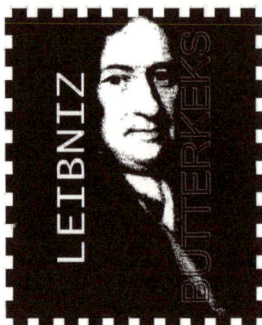

Collage, Klaus Froese
(Berlin 2003)

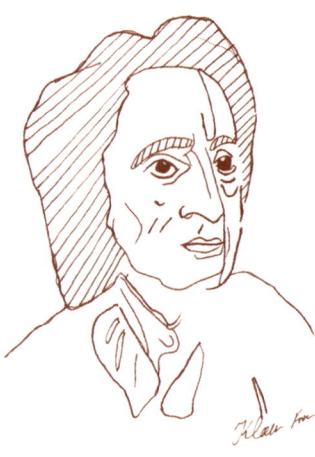

John Locke

* **John Locke** (1632–1704) wurde als Sohn eines liberalen puritanischen Juristen aus Somerset geboren, erhielt eine traditionelle Ausbildung an der Londoner Westminster School und am Christ Church College in Oxford. Er studierte Medizin und pflegte freundschaftliche Kontakte mit Isaac Newton (1642–1727) und dem Chemiker und Physiker Robert Boyle (1626–1691), die beide starken Einfluss auf ihn nahmen. 1668 wird Locke Mitglied der erst 1662 gegründeten *Royal Society*, einer auch für spätere europäische Akademiegründungen vorbildlichen Wissenschaftsakademie, die im Geiste des *Empirismus* die vorurteilslose experimentelle Auseinandersetzung mit der Natur für maßgeblich erklärt. In der *Society* verkehrt Locke mit Geistesgrößen wie Newton, Boyle und dem Mediziner Thomas Sydenham (1624–1689).

Aufgrund seiner Freundschaft zu Lord Ashley, dem Grafen von Shaftesbury, der die parlamentarische Opposition gegen die Stuarts anführte, musste Locke in die Niederlande flüchten. 1689 kehrt er im Zuge der *Glorious Revolution* als Berater des Prinzen von Oranien nach England zurück. Kurz darauf erscheinen mehrere seiner Hauptwerke in kurzer Aufeinanderfolge: die *Epistola de tolerantia*, der *Essay concerning Human Understanding*, die *Two Treatises on Government* und *Some Thoughts concerning Education*. Lockes Schriften zeugen von einem erstaunlichen Umfang von Interesse und Kenntnissen. Er schreibt über religionsphilosophische Themen ebenso wie über Pädagogik, über das Regierungssystem ebenso wie über die Grundlagen der menschlichen Erkenntnis. Er plädiert für religiöse Toleranz ebenso wie er den politischen Liberalismus begründet, philosophiert über das Wesen der Arbeit ebenso wie über Eigentum und dessen Sicherung. John Locke ist sowohl als Begründer des Empirismus anzusehen als auch als Begründer der philosophischen Erkenntnistheorie im eigentlichen Sinne. *cn*

7 Vgl. ebd.
8 Leibniz,
*Nouveaux
essais*, 4.7.7.

Existenzbehauptung *sum* zwar erstens auf der Gültigkeit des formalen Axioms *Alles, was denkt, ist*, aber zweitens auf der Tatsachenerkenntnis oder Erfahrung, dass ich denke.

Da bei dieser Argumentation das *Sein* aber auf der Tatsachenerkenntnis des Denkvorgangs beruht, lässt sich das Ganze nicht als Syllogismus interpretieren, sondern das *cogito ergo sum* lässt sich wie bei Spinoza, Kant, Fichte usw. als *erfahrungsabhängiger Satz* deuten.[7]

Obwohl Descartes als *Rationalist* den allein auf sinnlicher Erfahrung basierenden Sensualismus und Empirismus verwirft, lässt sich gerade sein rationalistischer »Schlachtruf« *Cogito, ergo sum* als ein erfahrungsabhängiger Satz darstellen. So ist etwa für den Rationalisten Gottfried Wilhelm Leibniz* das »Cogito, ergo sum« ein »faktischer, auf eine unmittelbare Erfahrung begründeter Satz«.[8]

Damit schleicht sich in die rationalistische Philosophie Descartes', die von der Existenz eingeborener Ideen (*ideae innatae*) und Vorstellungen (wie z.B. von Gott, mathematischen Zeichen und Symbolen) ausgeht, ein eindeutig *sensualistisches Element*, da der eigenen *Erfahrung* eine Schlüsselrolle für die Gewinnung von Erkenntnis zukommt.

III.   Empirismus/Sensualismus

> Nihil est in intellectu, quod non prius fuerat in sensu.
> (Nichts ist im Verstande, was nicht zuvor bereits in den Sinnen war.)

III.1   Locke

Mit seinen rationalistischen Postulaten hatte Descartes John Locke* auf den Plan gerufen, der seinen *Essay concerning Human Understanding* 1690 als programmatisches Pamphlet des Empirismus gegen den cartesianischen Rationalismus entworfen hatte. Bereits das erste Buch des *Essay* ist ganz der Widerlegung von Descartes' Postulat der Existenz eingeborener Ideen gewidmet. Wie ein Schlachtruf tönt dem Leser Lockes *No innate ideas!* entgegen. Im zweiten der vier Bücher des *Essay* entwirft Locke dann sein eigenes epistemologisches System. Nachdem er sich im ersten Buch immer wieder gegen eine Erkenntnis auf der Basis angeborener aprioretischer Ideen gewehrt hat, fordert er nun demgegenüber eine *Erkenntnis aus den Sinnen*. Zentrale Kategorie des gesamten Erkenntnisvorgangs ist die *Erfahrung* des Menschen mit den Dingen der Außenwelt, die über die Sinne vermittelt wird.

* Die Neubildung **Cartesia-nismus** basiert auf der latinisierten Form des Namens *Descartes*: Cartesius. Unter Cartesianismus versteht man die Richtung der französischen Philosophie, die sich bei Descartes in besonderer Weise ausgeprägt und bis in die Gegenwart durchgehalten hat. Der Cartesianismus beruft sich auf den Rationalismus, bekennt er sich doch zu dessen Lehren. Ausgangsbasis des Cartesianismus ist das *cogito ergo sum*. Die Gewissheit der eigenen Existenz wird durch das Bewusstsein des Denkens begründet. Aus diesen Überlegungen resultiert der cartesische Dualismus von Geist (*res cogitans*) und Materie (*res extensa*). *cn*

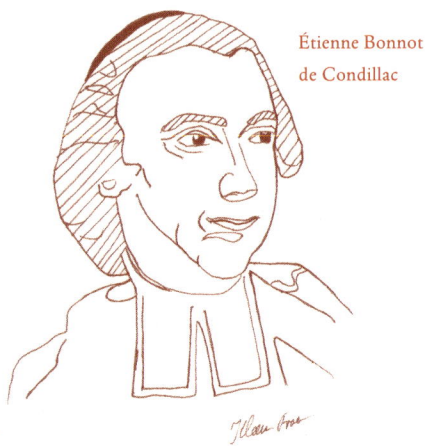

Étienne Bonnot de Condillac

* **Étienne Bonnot de Condillac** (1714–1780) ist von Karl Marx als »französischer Dolmetscher« Lockes bezeichnet worden. In der Tat kommt dem französischen Abbé das Verdienst zu, den Empirismus Lockes in Frankreich verbreitet zu haben. Condillac beschränkte sich indes nicht nur auf die Verbreitung Lockeschen Gedankengutes, sondern radikalisierte seinerseits den Empirismus seines englischen Vorbildes.

Während Locke neben der äußeren Sinneswahrnehmung, der *sensation*, noch eine auf das Selbst gewandte Form der Introspektion, die *reflection* angenommen hatte, wendet sich Condillac gegen dieses dualistische Relikt in Lockes Erkenntnistheorie. Für Condillac sind einzig die Sinneswahrnehmungen Quelle unserer Erkenntnis. Erkenntnis ist nichts anderes als umgewandelte Sinnesempfindung (*sensation transformée*). Diese erkenntnistheoretische Grundposition kommt in verschiedenen Werken Condillacs zum Tragen, so etwa im *Essai sur l'origine des connaissances humaines* (*Essay über den Ursprung der menschlichen Erkenntnisse*) von 1746 oder auch in seinem einflussreichen *Traité des sensations* – einem Werk aus dem Jahre 1754, in dem Condillac seinen Sensualismus in besonders anschaulicher Form darlegt. Er nimmt darin eine Statue an, der nach und nach die verschiedenen Sinne verliehen werden, was ihr eine jeweils spezifisch entwickelte Möglichkeit der Auseinandersetzung mit der Umwelt verschafft. Anhand dieses Gedankenexperimentes mit einer Statue, die langsam zum Menschen wird, zeigt Condillac, dass alle Erfahrung und alles Wissen im Grunde auf der Erfahrung von Lust oder Schmerz beruhen. *cn*

Allerdings lässt es Locke im zweiten Buch seines *Essay* an der zu erwartenden Konsequenz vermissen: Neben der *sensation*, also der äußeren Erkenntnis aus den Sinneswahrnehmungen heraus, postuliert er die Notwendigkeit der *reflection* – einer inneren Form der Erkenntnis, die auf Introspektion basiert und für das Verständnis von Abstrakta und abstrakten Vorgängen, die sich der direkten Beobachtung durch die Sinne entziehen, notwendig erscheint.

III.2   Condillac

Die Konzeption der *reflection* erweist sich somit als ein dualistisches Relikt in Lockes Epistemologie, als eine Konzession an den zuvor verbos bekämpften Cartesianismus*. Eine derartige Inkonsequenz des philosophischen Systems rief jedoch »Korrekteure« auf den Plan – konkret Étienne Bonnot de Condillac*, den »französischen Dolmetscher Lockes«, um ein *Diktum* von Karl Marx zu zitieren. Condillac zeigte sich bemüht, das dualistische Relikt des Lockeschen Empirismus zu beseitigen. Gegen Locke vertrat er eine Form der Erkenntnis rein aus den Sinnen heraus; das Denken wurde für Condillac zur *sensation transformée*, zur umgewandelten Sinnesempfindung. In der Vorstellung Condillacs wird nunmehr auch der Verstand selbst auf die Weiterentwicklung der Sinneswahrnehmungen zurückgeführt. Für die Entstehung, Entwicklung und das Funktionieren des Denkens kommt bei Condillac den Zeichen und der Sprache eine entscheidende Rolle zu.

Erst die Zeichen erlauben es, allmählich aus der ursprünglichen Sinnesempfindung in einem Prozess von wechselseitiger Bedingtheit von Gedanken und Zeichen die verschiedenen Stufen des Denkvorgangs zu entwickeln. Nur anhand von Zeichen lassen sich Denkinhalte fixieren und miteinander verknüpfen. Grundlegendes Prinzip des Denkens ist bei Condillac die *Ideenverknüpfung – la liaison des idées*.

Sprache und Denken entstehen nach Condillacs Auffassung des Anbeginns der Menschheitsgeschichte ausgehend von einer *Aktionssprache* (*langage d'action*), wobei anhand von ersten spontanen Gebärden und Schreien eine anfängliche Fixierung von Denkinhalten ermöglicht wird, die sich zunächst auf die Erfüllung der *Primärbedürfnisse* bezieht. Danach kommen zu den Gebärden und Schreien erste artikulierte Lautzeichen hinzu. Bezeichnend ist, dass Condillac bei seiner Vision der Entstehung von Zivilisation und Sprache davon ausgeht, dass es zunächst lange nur ein einziges Verb gab, nämlich – *sentir* (= fühlen, spüren, wahrnehmen).

Im Sinne Condillacs könnte man also postulieren:

Je sens, donc je suis
Sentio, ergo sum.

* Der französische Philosoph **Jean-Jacques Rousseau** (1712–1778) wurde in der freien Republik Genf als Sohn eines Uhrmachers geboren.

Nach einer langen Zeit der Irrungen, Wirrungen und der Wanderschaft beginnt Rousseaus schriftstellerische Karriere 1750 mit der Teilnahme an der Preisfrage der Akademie zu Dijon, die darauf abzielt, zu zeigen, ob Künste und Wissenschaften zur Läuterung der Menschen beigetragen hätten, was Rousseau, der den Preis gewinnt und so berühmt wird, leidenschaftlich verneint. Für Rousseau sind Künste und Wissenschaften die Quelle des falschen Ehrgeizes, Neides und des Konkurrenzkampfes, der schließlich den moralischen Verfall der Gesellschaft nach sich zieht.

Diesen profunden Kulturpessimismus trägt Rousseau noch expliziter in seinem *Discours de l'inégalité*, seiner *Abhandlung über die Ungleichheit*, vor. Darin entwirft Rousseau ein Portrait des hypothetischen Naturzustandes, wobei er sich ausdrücklich von der pessimistischen Urzustandsvision des Thomas Hobbes distanziert.

Der Mensch des Naturzustandes ist nach Rousseaus Auffassung von Natur aus gut, zeigt Empfindungen des Mitleides gegenüber leidenden Kreaturen und hat selbst viel zu viel Angst vor anderen Menschen, um es zu einer Auseinandersetzung kommen zu lassen. Rousseaus Naturmensch streift wie ein Vagabund durch die Wälder, ohne Heimstatt fristet er ein bescheidenes Dasein, ganz auf die Erfüllung seiner Primärbedürfnisse reduziert.

Erst mit der Entstehung des Eigentums und der sich daran anschließenden Entwicklung einer zivilisierten Gesellschaft kommt es zum moralischen Verfall des Menschen, der, getrieben von Besitz- und Machtstreben, den anderen den Krieg erklärt. Die Begleiterscheinungen der Zivilisation sind Neid, Habgier, Scheinheiligkeit, Verweichlichung und ein schier grenzenloser Egoismus. All dies jedoch war dem genügsam in Selbstbescheidung lebenden Naturmenschen völlig fremd. Die Darstellung des zivilisierten Zustandes im *Discours de l'inégalité* lässt keinen Zweifel daran, dass Rousseau die Gelegenheit hier ergreift, um mit Formen der Dekadenz und der überformten höfischen Etikette seiner Zeit abzurechnen.

Sowohl in seinen gesellschaftstheoretischen Traktaten als auch in seinen Romanen (*La Nouvelle Héloïse; Émile*) und in seinen musiktheoretischen Schriften und Enzyklopädie-Artikeln präsentiert

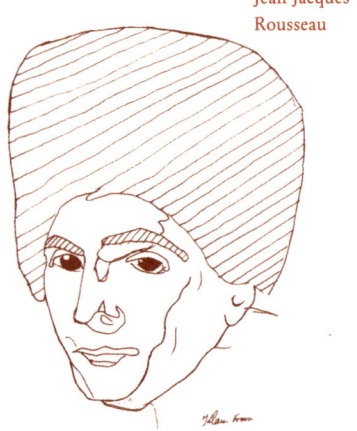

Jean-Jacques Rousseau

sich Rousseau als Apologet des *sentiment*. Rousseau ist ähnlich wie Goethe mit seinem *Werther* Repräsentant der *Empfindsamkeit*; immer wieder fordert er, der Logik des Herzens und nicht dem Verstande zu folgen. Mit seinem radikal emotionalen Zugang zur Welt und seiner misanthropischen Kritik an der Gesellschaft seiner Zeit verliert Rousseau zusehends seine Freunde. Enttäuscht vom Kult der *raison*, der Vernunft, wendet er sich von Condillac und Diderot

9 Vgl. dazu Neis 2003.
10 Die Ausführungen zur Relation zwischen dem cartesischen *Cogito* und dem Rousseauschen *sentiment de l'existence* folgen Wilhelm 2001, 127–139.

iv. Jean-Jacques Rousseau
oder: Der »Hohepriester« des Gefühls

Jean-Jacques Rousseau* ist der Nachwelt einerseits bekannt als Autor des *Discours de l'inégalité* (1755) – als Autor des *Diskurses über die Ungleichheit*, in dem er seine Vision des Naturzustandes der Menschheit entwirft, andererseits ist er bekannt als »reformatorischer Pädagoge«, der in seinem Erziehungsroman *Émile ou de l'éducation* eine größere Autonomie des Kindes mit Recht auf eine eigene Kindheit fordert, wobei das Kind möglichst wenig autoritären elterlichen Prinzipien unterworfen werden soll, dafür aber umso mehr der lebensweltlichen Aneignung auf der Basis *eigener Erfahrungen*. Entsprechend dem Motto Goethes »Wenn ihr's nicht fühlet, werdet ihr's nicht erjagen« soll auch Rousseaus Zögling Émile Welt mit eigenen *Erfahrungen* und *Empfindungen* erschließen.

Zugleich tritt Rousseau auch hervor als Autor von wichtigen Artikeln zur Musik in der *Encyclopédie* von Denis Diderot (1713–1784) und Jean le Rond *dit* d'Alembert (1717–1783), dem größten Nachschlagewerk des 18. Jahrhunderts. In seinen Artikeln zur Musik preist Rousseau ein *musikalisches Natürlichkeitsideal*, bei dem die Musik von melodiöser Einfachheit gehalten sein soll. Diese Forderung lässt sich als Seitenhieb gegen die komplexen harmonischen Konzeptionen des Hofkomponisten Jean-Philippe Rameau (1683–1750) verstehen, der den Primat der Harmonie gegenüber der Melodie vertritt. In der Musik und speziell im Gesang realisiert sich für Rousseau die Utopie einer idealen *Empfindungssprache*. Nach Rousseaus Vorstellung, die er im *Essai sur l'origine des langues*, seiner 1781 postum erschienen *Abhandlung über den Ursprung der Sprache* darlegt, war die Ursprache der Menschheit einmal Gesang. Gesang als spontaner Ausdruck des reinen Gefühls habe am Anfang aller menschlichen Sprachentwicklung gestanden. Mit der zunehmenden Entwicklung der Zivilisation und der Vorreiterrolle der *ratio* wären die Sprachen der Welt jedoch zusehends von dieser ursprünglich in ihnen angelegten melodiösen Schönheit zugunsten des kalten Verstandes abgekommen. Rousseau beklagt diesen Verlust an Natürlichkeit, Echtheit und Gefühlsausdruck und beschuldigt insbesondere die Schrift, diesen Prozess befördert zu haben.[9]

Wann immer Rousseau von Sprache oder Musik handelt, so fordert er die Berücksichtigung des *affektiven Prinzips*. Der Schlüssel zu Rousseaus Anthropologie liegt in dem Begriff des *sentiment*, des inneren Gefühls, begraben. Anliegen einer jeden künstlerischen Betätigung müsse es sein, das *sentiment de l'existence* zu wecken – ein verinnerlichtes Gefühl des eigenen, individuellen Daseins.[10]

und den anderen Enzyklo-
pädisten ab.

1770 hat Rousseau seine
Confessions, seine *Bekennt-
nisse* abgeschlossen, in
denen er in unverhohlenem
Narzissmus den Leser bis
in die tiefsten und peinlichsten Ebenen seines Innen-
lebens vordringen lässt.
Angefangen von Schilde-
rungen von Diebstählen,
die er in seiner Jugend ver-
übt hat, bis hin zur Dar-
stellung autoerotischer
Szenarien bleibt dem Leser
nichts erspart. Einmal
mehr zeigt sich Rousseau
als überzeugter Individua-
list, der die Autonomie
des Gefühls über die Kon-
vention des (normierten
und kalten) Verstandes
stellt.   *cn*

»Das ist also der Ekel: diese die Augen blendende Evidenz? Was habe ich mir den Kopf

zerbrochen! Was habe ich darüber geschrieben! Jetzt weiß ich: Ich existiere – die Welt

existiert –, und ich weiß, daß die Welt existiert. Das ist alles. Das ist alles. Aber das ist

mir egal. Merkwürdig, daß mir alles so egal ist: das schreckt mich. Seit jenem berühmten

Tag, als ich Steine übers Wasser hüpfen lassen wollte. Ich wollte gerade diesen Kiesel

schleudern, ich habe ihn angesehen, und da hat alles angefangen: ich habe gefühlt, daß

er *existierte*.«

Jean-Paul Sartre, *Der Ekel*, Reinbek bei Hamburg 1982, 140 (Orig.: *La Nausée*, Paris 1938).

11 Vgl. dazu
Wilhelm
2001.
12 Vgl. a.a.O.,
136.

In dieser Hinsicht stehen sich Descartes' *Cogito* und Rousseaus *Sentio* diametral gegenüber. Dabei gibt es nicht unwesentliche Gemeinsamkeiten zwischen Rousseaus und Descartes' Anthropologie, die zu zeigen hier aber zu weit führen würde.[11] Zwar knüpft Rousseau an den cartesischen Dualismus von Leib und Seele an, aber er distanziert sich zugleich in einem ganz wesentlichen Punkt von Descartes:

Die eigentliche Natur der Seele definiert Rousseau nicht über die *res cogitans*, sondern über den Begriff der *sensibilité*, der *Empfindsamkeit*. Dabei unterscheidet Rousseau zwischen zwei Formen der *sensibilité*[12]:

a) der *sensibilité physique et organique*, also der körperlichen und organischen Empfindsamkeit, die in erster Linie ein Ergebnis der Sinneswahrnehmungen ist und insofern *passiven* Charakter besitzt. Sie entspricht etwa den Wahrnehmungen, die Condillac als konstitutiv für die Entwicklung von Sprache und Denken annimmt.

b) der *sensibilité active et morale*, also der aktiven und moralischen Empfindsamkeit, bei der das *Moralische der Seele* dem cartesischen Dualismus entspricht. Dieses Prinzip unterliegt wiederum selbst der moralischen Wertung, weil es die *Unterscheidung zwischen positiven und negativen Passionen* erlaubt. So setzt Rousseau in seiner Vision des Urzustandes der Menschheit den Selbsterhaltungstrieb, der sich im *amour de soi*, der *Selbstliebe*, artikuliert, sowie die *pitié*, das Mitleid gegenüber der leidenden Kreatur, als gegeben voraus. In der zivilisierten Gesellschaft findet die »gesunde« Selbstliebe jedoch ihr degeneriertes Pendant, die narzisstische Eigenliebe oder *Selbstsucht*, den *amour propre*, wieder, der dem moralisch indifferenten Urmenschen jedoch fremd ist.

Somit wandelt sich der ursprünglich begrüßenswerte Affekt der Selbstliebe, der auch der Nächstenliebe nahe steht, unter dem Einfluss des Zivilisationsprozesses zum *Egoismus*.

Rousseaus Vorstellung eines natürlichen, angeborenen, »primitiven« moralischen Impulses ist entscheidend für seine Konzeption der *sensibilité*. In *Rousseaus Dualismus des physischen und des moralischen Menschen* beruht das *seelische Prinzip* nicht mehr wie bei Descartes im Denkvermögen, sondern in der *Affektivität*. Das Wesen der menschlichen Seele liegt also nicht mehr in den angeborenen *rationalen Kategorien* der *ideae innatae* begründet, sondern in einer ursprünglichen *moralischen Fähigkeit*, der *Selbstliebe*, die unmittelbar dem Gefühl der Existenz, dem *sentiment de l'existence*, vorausgeht. Das cartesische *cogito* wird bei Rousseau durch ein *affektives moralisches Vermögen* ersetzt.

Liebe und Selbst

Lieben wird gemeinhin verstanden als totale Hingabe an andere, Selbstpreisgabe, Verschmelzung zweier Individuen im Moment des Orgasmus – und meint damit Ich-Verlust, Aufgabe der Subjektation. Dieses sentimentalische und romantische Ideal, das verwurzelt ist in christlichen Forderungen nach Devotion gegenüber Gott, selbstlosem Dienst am Nächsten und dem Ideal der Feindesliebe, besitzt durchaus lebensweltliche Plausibilität. In Phasen des Verliebtseins werden leicht das eigene alltägliche Leben, die Freunde, die Pflichten, die persönlichen Interessen vergessen. Tage können damit zugebracht werden, an den geliebten Menschen zu denken oder auf einen Telefonanruf zu warten – obwohl doch verbindlich ausgemacht war, wann man wieder zusammentrifft oder miteinander spricht. Permanent innerlich mit einer anderen Person beschäftigt zu sein, kann dadurch lustvoll sein, dass es die Beschränktheit der eigenen Existenz vergessen lässt: Ich und Welt lösen sich in einer süßlichen Gefühlswolke auf. Dass dieser Zustand erstrebenswert erscheint, ist wohl durch ein narzisstisches Bedürfnis motiviert. Sigmund Freud sprach diesbezüglich von »ozeanischen Gefühlen«, die direkt aus einer lebensgeschichtlich frühen Gefühlswelt gespeist sind, in der das Ich und die Umwelt noch nicht als getrennt erlebt werden, und für ihn unter anderem die Grundlage religiösen Empfindens darstellten. Intensives Verliebtsein ist freilich erfahrungsgemäß zeitlich begrenzt und weicht leicht einem Gefühl der Ernüchterung, wenn das geliebte Objekt seinerseits als unvoll-

13 Zu Rousseaus Konzeption der *perfectibilité* vgl. Neis 2003.

14 Rousseau, *Émile ou De l'Éducation*, 600; »Unsere Empfindsamkeit geht unserer Verstandeskraft unbestreitbar voraus, und wir haben Empfindungen gehabt, bevor wir Ideen entwickelten.« (Übersetzung *cn*)

15 Siehe Berliner Akademie-Archiv, Manuskript I–M 664: 13h; Transkription *cn*

Sentio, ergo sum – könnte auch Rousseau voller Wonne ausgerufen haben. Während Rousseau einerseits die Berufung auf die *res cogitans* als Grundprinzip menschlicher Existenz verwirft, wendet er sich andererseits auch gegen einen Sensualismus Condillacscher Prägung, der sich auf die Weiterverarbeitung der Sinneswahrnehmungen stützt. Das »Ich« Rousseaus sucht seine affektive Gewissheit unabhängig von äußeren Eindrücken in sich selbst, in den ihm als anthropologischen Grundkonstanten verliehenen moralischen Fähigkeiten des *amour de soi*, der Selbstliebe, und der *perfectibilité* – der jedem Menschen von Geburt an verliehenen Potenz zur Vervollkommnung.[13]

Gegen Descartes' Rationalismus schleudert Rousseau sein:

> »Exister pour nous, c'est sentir.«
> (Existieren bedeutet für uns *fühlen*.)

Und weiter heißt es bei Rousseau:[14]

> »Notre sensibilité est incontestablement antérieure à nôtre intelligence, et nous avons eu des sentimens avant des idées.«

Rousseau meint damit, dass sich unsere *inneren Gefühle,* die *sentiments,* von den äußeren *Sinneswahrnehmungen,* den *sensations,* abheben. Ebenso unterscheiden sie sich von den Ideen Descartes'.

V. Ein kurzer Seitenblick auf die Berliner Preisfrage nach dem Ursprung der Sprache (1771)

Ein bezeichnendes Licht auf die Diskussion von Descartes' *Cogito* wirft auch eine Einsendung auf die 1769 von der Berliner Akademie der Wissenschaften gestellte Preisfrage:

> »Haben Menschen, ihren natürlichen Fähigkeiten überlassen, Sprache erfinden können? Und wenn ja, mit welchen Mitteln seien sie dazu gekommen?«

An der Preisfrage, die von Johann Gottfried Herder (1744–1803) siegreich beantwortet wurde, hatten noch 30 weitere Mitbewerber teilgenommen, darunter der junge Étienne Mayet (1751–1825). Seine Einsendung ist bemerkenswert, da sie Descartes' *Cogito* unmittelbar kommentiert:[15]

> »Lorsque Descartes disoit: *je pense, donc je suis*, il ne savoit, ce qu'il disoit; ou bien il vouloit dire: *René Descartes,* ou, l'imagination de René Descartes, a telle sensation, ou se rappelle telle sensation occasionée par tel ou tel objet; donc René Descartes, ou le corps organisé nommé René Descartes, *est*

kommen erkannt wird oder die eigenen Bedürfnisse aufgrund von zwischenmenschlichen Kränkungen wieder verspürt werden. »Liebe« impliziert dagegen auch Dauerhaftigkeit. Ein Nicht-Ich kann überdies gar nicht lieben, denn die Fähigkeit dazu setzt ein entwickeltes Bewusstsein und gelebte Individualität voraus. Andernfalls verliert sich das Ich in einer schutzlosen Abhängigkeit. Das Objekt des Begehrens erlebt solche hündische Ergebenheit auch selten als attraktiv, eher provoziert sie sadistische Neigungen. In einer wechselseitigen Liebesbeziehung bestätigt der Kontakt mit einem privilegierten Liebesobjekt sogar Individualität: Neue Eigenschaften, Interessen und Gewohnheiten können gemeinsam entwickelt und die jeweilige Persönlichkeit kann ausgebaut und bereichert werden. Alleinstehende vermissen diese untergründige Sicherheit, die im engen Umgang mit einem privilegierten Anderen entsteht: Ihre Attraktivität als das Bewusstsein, liebenswert, begehrenswert und sexy zu sein, müssen sie situativ selbst bestätigen und kommt ihnen daher oft genug zweifelhaft vor. Demnach scheint es so zu sein, dass Identität bestätigt wird, je mehr eine Person liebt und geliebt wird.

tw

>>>

Als Descartes sagte: »ich denke, also bin ich«, wusste er nicht, was er sagte. Entweder wollte er sagen: René Descartes oder die Vorstellung von René Descartes hat diese Empfindung oder erinnert sich an diese Empfindung, die von diesem oder jenem Gegenstand hervorgerufen wurde. Also ist René Descartes oder der strukturierte Körper namens René Descartes etwas, das fühlt. Unser eigenes Sein genau zu spüren, bedeutet, eine genaue Vorstellung von unserem Körper zu haben – zumindest von seinen äußerlichen Teilen, die wir anfassen können. Der berühmte Patriarch aus Genf [= Rousseau *cn*] hat irgendwo in seinem *Evangelium des Tages* gesagt, dass jedes Wesen, das strukturiert ist – selbst eine Auster –, zumindest spürt, dass es fühlt. Aber seine Autorität, die in der Dichtung sehr beachtlich ist, ist es nicht immer in der Metaphysik.

Übersetzung *cn*

quelque chose qui sent. Sentir distinctement notre existence, c'est avoir une idée distincte de notre individu, du moins des parties extérieures qui le composent, et que nous pouvons palper. L'illustre Patriarche de Geneve a dit quelque part, dans son *Evangile du jour*: que *tout être organisé, même l'huitre, sent du moins qu'il sent*; mais son autorité, très-respectable en Poësie, ne l'est toujours en Métaphysique.« »»

In dieser Handschrift wird Descartes' Rationalismus in einen radikalen Sensualismus pervertiert. Als Grundprinzip des Lebens wird das Fühlen bestimmt, welches selbst einer Auster und in der weiteren Argumentation den Tieren zugesprochen wird. Damit wird der Mensch der Sonderstellung beraubt, die Descartes ihm aufgrund seiner Seele und seiner Denkfähigkeit zugedacht hatte. Der Mensch ist nunmehr keine privilegierte Kreatur mehr im Vergleich zum Tier, sondern lediglich ein fühlendes Wesen, das keinen Grund besitzt, sich über andere Kreaturen der Schöpfung zu erheben.

René Descartes sent, donc il est!
(René Descartes fühlt, also ist er),

ließe sich das Credo dieses Manuskriptes zusammenfassen.

Grundprinzip der menschlichen Existenz ist somit das Gefühl, nicht der Verstand.

VI.   Fazit

Die ausgewählten Textpassagen dienten dem Anliegen, den Grundanspruch des cartesischen *Cogito* zunächst zu beschreiben, um daraus die sensualistische bzw. empfindsame Parodie / Pervertierung abzuleiten und in ihrer Tragweite zu beschreiben.

Welche Bedeutung haben diese Betrachtungen nun für den normativen Kontext, in dem wir Gefühle hier betrachten wollen?

1) Es muss grundsätzlich unterschieden werden, ob intellektuelle, sensuelle oder moralische Instanzen oder Motivationen am Beginn unserer verschiedenen Handlungen stehen.

2) Es wäre zu klären, welche Bedeutung den äußeren Sinneswahrnehmungen, dem inneren Gefühl mit seiner Moralinstanz bzw. dem Denken als Induktoren oder als unbewussten Begleitern unserer Handlungen zukommt.

3) Es muss ein »Weltbild« (intellektualistisch, affektiv, auf Introspektion oder Beobachtung der Außenwelt orientiert) bestimmt werden, das als Maßstab moralischer Handlungen anzusehen wäre.

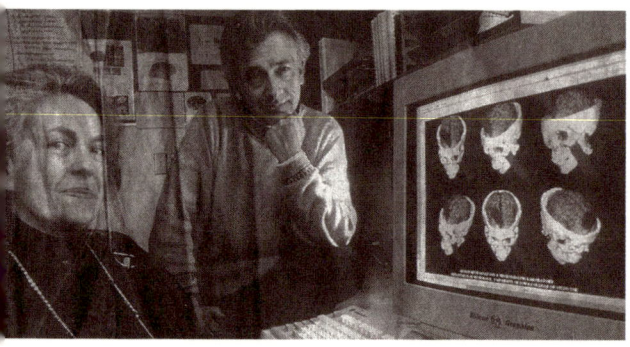

Hanna und
Antonio
R. Damasio

»Das portugiesische
Ehepaar, vor über
zwanzig Jahren in
die Vereinigten
Staaten eingewan-
dert, versucht,
das Funktionieren
des Geistes zu
enträtseln. Wäh-
rend die eher re-
servierte, selbst-
kritische Hanna
dazu die Daten
und gründlichen
Analysen liefert,
versucht ihr leb-
hafter, eloquenter
Mann, diese zu
einem umfassen-
den Theoriege-
bäude zusammen-
zufassen. Die
beiden ergänzen
sich ideal.«
(Aus: *Die Zeit*
Nr. 15 vom 5. April
1996, 34.)

* **Antonio R. Damasio**
(geb. 1944), portugiesisch-
amerikanischer Neurologe,
Professor und Leiter des
Department of Neurology
an der University of Iowa
(USA) und Professor am
Salk Institute in La Jolla
(Kalifornien). Die von ihm
und seiner Frau Hanna
Damasio an der University
of Iowa geschaffene neuro-
logische Datenbank ist die
weltweit größte ihrer Art.
Damasio hat mit seinen
Forschungen das Verständ-
nis über die neuronale
Basis von Entscheidun-
gen, Emotionen, Sprache,
visuelles Erkennen und
Gedächtnis entscheidend
erweitert. Er ist darüber
hinaus ein auch ökono-
misch erfolgreicher Buch-
autor.   *mk*

Literatur

Primärtexte
- Archiv der Berlin-Brandenburgischen Akademie der Wissenschaften: Signaturen I–M 663 bis I–M 686 (Preisschriften 1771).
- de Condillac, Étienne-Bonnot, *Oeuvres philosophiques de Condillac*, texte établi et présenté par Georges Le Roy, 3 vols., Paris 1947 (Corpus général des Philosophes Français, Tome XXXIII).
- Descartes, René, *Philosophische Schriften in einem Band*, mit einer Einführung von Rainer Specht und »Descartes' Wahrheitsbegriff« von Ernst Cassirer, Hamburg 1969.
- Hobbes, Thomas, *The Leviathan*, New York 1988.
- Leibniz, Gottfried Wilhelm, *Neue Abhandlungen über den menschlichen Verstand*, in: ders., *Philosophische Schriften*, französisch und deutsch, Bde. 3.1. und 3.2., hrsg. und übers. von Wolf von Engelhardt/Hans Heinz Holz, Frankfurt a.M. 1996.
- Locke, John, *An Essay concerning Human Understanding*, hrsg. von Peter Nidditch, Oxford 1975.
- Platon, *Sämtliche Dialoge*, 7 Bde., Hamburg 1998.
- Rousseau, Jean-Jacques, *Discours sur l'origine et les fondements de l'inégalité parmi les hommes. Discours sur les sciences et les arts*, chronologie et introduction par Jacques Roger, Paris 1992.
- ders., *Essai sur l'origine des langues où il est parlé de la mélodie et de l'imitation musicale* suivi de *Lettre sur la musique française* et *Examen de deux principes avancés par M. Rameau*, introduction, notes, bibliographie par Catherine Kintzler, Paris 1993.

4) Die Unterscheidung zwischen innerer und äußerer Wahrnehmung wäre zu prüfen, ebenso die Frage zwischen der inneren Empfindung und ihrer äußeren Manifestation.

5) Die Rolle des Bewusstseins für die Entstehung der Gefühle wäre zu hinterfragen.

6) Es wäre zu klären, inwieweit das Denken im cartesischen Sinne ein menschliches Privileg ist.

7) Ist der Mensch wirklich ein Gefühlswesen oder doch – mit den Worten La Mettries – eine »lebendige Maschine«, die nur durch ihre physiologischen Bedürfnisse getrieben wird (La Mettrie pervertiert Descartes' Automatentheorie!)?

8) Inwieweit kann eine Vergleichbarkeit menschlicher und tierischer Emotionen angenommen werden?

9) Ist eine normgesteuerte Zügelung und Relativierung von Gefühlen das Maß aller Dinge?

10) Wie viel Gefühl und wie viel Intellekt machen den »moralischen« Menschen aus?

Einen Teil dieser Fragen versucht der portugiesische Neurologe Antonio Damasio* in seinem Buch *Descartes' Error* (1994) zu beantworten. Anhand der Erkenntnisse, die die moderne Neurologie über das Funktionieren unseres Gehirns und unsere Bewusstseinsentwicklung gewonnen hat, lässt sich eindeutig nachweisen, dass der cartesische Dualismus von Körper und Geist und die damit erfolgende Dissoziation des Körpers und des Gefühls vom Denken aus naturwissenschaftlicher Sicht nicht haltbar ist.

• ders., *Émile ou De l'Éducation*, livre IV, *Œuvres complètes*, éd. sous la direction de Bernard/Marcel Raymond, Paris 1995.

Sekundärtexte

• Damasio, Antonio, *Descartes' Error. Emotion, Reason and the Human Brain*, New York 1994.

• Engfer, Jürgen, *Empirismus versus Rationalismus? Kritik eines philosophiehistorischen Schemas*, Paderborn u.a. 1996.

• Neis, Cordula, *Anthropologie im Sprachdenken des 18. Jahrhunderts – Die Berliner Preisfrage nach dem Ursprung der Sprache*, Berlin/New York 2003. (Studia Linguistica Germanica, 67)

• Ricken, Ulrich, *Sprache, Anthropologie, Philosophie in der französischen Aufklärung*, Berlin 1984.

• ders. u.a., *Sprachtheorie und Weltanschauung in der europäischen Aufklärung*, Berlin 1990.

• Wilhelm, Raymund, *Die Sprache der Affekte. Jean-Jacques Rousseau und das Sprachdenken des siècle des Lumières*, Tübingen 2001.

* **Interozeption** Wahrnehmung von Innenreizen,
Wahrnehmung von körper-
lichen Veränderungen und
Zuständen. *se*

* **Homöostase** Gleichgewicht der physiologischen
Körperfunktionen, durch
Regulationsmechanis-
men aufrechterhaltene
Konstanz des inneren Kör-
permilieus. *se*

* **Spinothalamokortikaler
Pfad** *Spinothalamokortikal:
vom Rückenmark [Spina]
über den Thalamus zur
Hirnrinde [Kortex] ziehend.*
Auf der rechten Seite ist
das Gehirn von der Mittel-
linie aus gesehen darge-
stellt. Farbig markiert sind
die Schnittebenen von
Rückenmark, Hirnstamm,
Thalamus und Insula.
Information wird über
Rückenmarkskerne, Hirn-
stamm, und Kerngebiete
des Thalamus an die Insula
weitergeleitet und von
dort aus in der kontralateralen (gegenüberliegenden)
Insula repräsentiert. Von
der kontralateralen Insula
wird Information an den
orbitofrontalen Kortex
projiziert (wie im Kom-
mentar näher erläutert). *se*

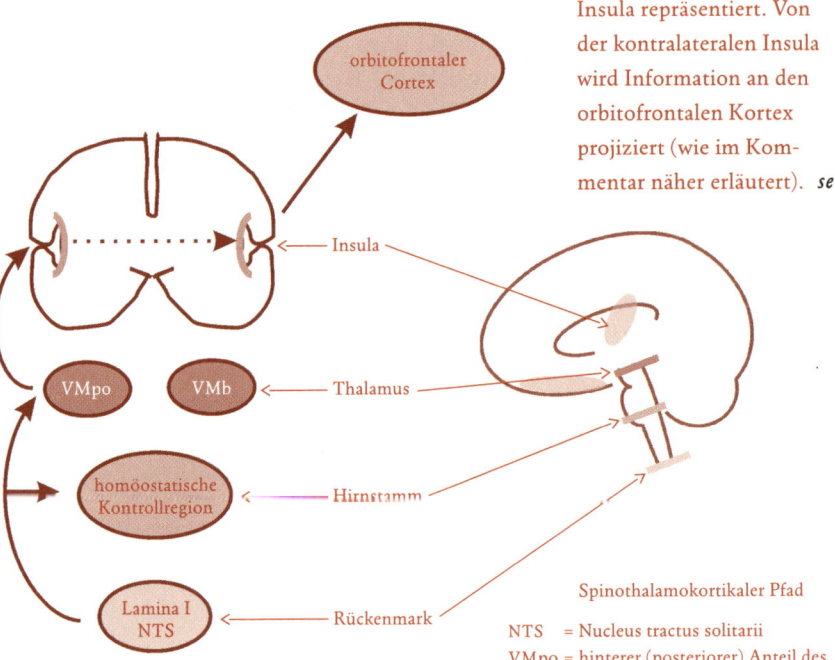

Spinothalamokortikaler Pfad

NTS = Nucleus tractus solitarii
VMpo = hinterer (posteriorer) Anteil des
ventromedialen thalamischen
Kerngebiets
VMb = basaler (unterer) Anteil des
ventromedialen thalamischen
Kerngebiets

1 Craig 2002,
Damasio 1999.

Sentio, ergo sum Kommentar 2

SUSANNE ERK

Unsere interozeptiven* Sinnesempfindungen stellen Zustands-beschreibungen unseres Körpers dar und stehen in direkter Beziehung zu physiologischen Körperfunktionen (Homöostase*). Neuere funktionell ana-tomische Erkenntnisse haben zeigen können, dass ein bestimmtes neurona-les System – der spinothalamokortikale Pfad* – bei Primaten (und Menschen) diesen physiologischen Körperzustand repräsentiert. Es stellt damit gewisser-maßen eine Art »materielles Ich« dar und kann als Grundlage subjektiver Empfindungen, Emotionen und der Selbstwahrnehmung angesehen werden.[1]

Auf der untersten Ebene des spinothalamokortikalen Pfades, der Lamina I und dem Nucleus tractus solitarii (NTS) im Rückenmark, gehen Informatio-nen über den homöostatischen Zustand des gesamten Körpers ein. Hierzu gehören unter anderem Informationen über Körpertemperatur, Wasser- und Elektrolythaushalt, sowie immunologische und hormonelle Aktivität. Von hier aus gehen Nervenbahnen zu Kerngebieten im Hirnstamm, welche den physiologischen Gleichgewichtszustand des Körpers integrieren und über Feedback-Mechanismen kontrollieren. So steuern beispielsweise bestimmte Reflexe die Funktion des Herzkreislaufsystems. Bei menschlichen und nicht-menschlichen Primaten führt zudem ein direkter Pfad von der Lamina I und dem NTS zum Thalamus, genauer zum hinteren (posterioren) Anteil des ventromedialen Kerngebiets (VMpo) und dem daran angrenzenden basalen Anteil (VMb). In diesen beiden Kerngebieten ist die Information über den Körperzustand topographisch angeordnet, das heißt, dass zum Beispiel Infor-mationen über Temperatur oder Wärme getrennt voneinander repräsentiert sind. Interessanterweise findet sich bei einer bestimmten Schimpansenart, die in der Lage ist, sich selbst in einem Spiegel zu erkennen, im Vergleich zu anderen Arten, die diese Fähigkeit nicht besitzen, eine dem menschlichen

* *Wir sind traurig, weil wir weinen – peripher-physiologische Prozesse als Ursache des Emotionserlebens.*

Die bekannteste der Emotionstheorien, welche die Ursache des Gefühlserlebens in körperlichen Veränderungen vermuten, ist die **James-Lange-Theorie.** Der amerikanische Philosoph und Psychologe William James und der dänische Physiologe Carl Lange veröffentlichten unabhängig voneinander ihre Überlegungen zur Entstehung des Emotionserlebens.* Für James besteht die Unterscheidung von emotionalem und nicht-emotionalem Bewusstsein im *Erleben* körperlicher Veränderungen als Folge der Wahrnehmung erregender äußerer Umstände. Nach Lange sind Gefühlserleben und Änderungen des Verhaltens sekundäre Effekte, die durch Veränderungen im Kreislauf (Pulsfrequenz, Blutdruck) hervorgerufen werden. Die Theorie von James stellt die übliche selbstverständliche Annahme auf den Kopf, indem sie postuliert, dass Fühlen eine Folge körperlicher Reaktionen ist und die Wahrnehmung dieser körperlichen Reaktionen unsere Gefühlserlebnisse sind.

»Der gesunde Menschenverstand sagt: Wir verlieren unser Vermögen, sind betrübt und weinen; wir treffen einen Bären, erschrecken und laufen davon; wir werden von einem Gegner beleidigt, geraten in Zorn und schlagen zu. Die hier vertretene Hypothese aber behauptet, dass diese Reihenfolge nicht richtig ist, dass der eine psychische Zustand nicht unmittelbar durch den anderen herbeigeführt wird; dass erst die körperlichen Äußerungen dazwischentreten müssen und dass man infolgedessen behaupten muss, wir sind traurig, weil wir weinen, zornig, weil wir zuschlagen, erschrocken, weil wir zittern«.**   *se*

>>>
Biografische Angaben zu Antonio Damasio befinden sich auf Seite 120.

2 Damasio 1994 und 1999.

* James, W., »What is an emotion?«, in: *Mind* 9 (1848), 188–205; Lange, C., *Die Gemütsbewegungen*, Würzburg 1910 (dän. 1885).
** James, W., *Psychologie*, Leipzig 1920, 376.

Gehirn ähnliche Organisation des VMpo. Von VMpo und VMb führen dann Nervenfasern zur Großhirnrinde und zwar zum hinteren Anteil der Inselrinde (posteriore Insula), wo die Information ebenfalls topographisch angeordnet ist. In der posterioren Insula entsteht auf diese Weise ein primäres interozeptives Abbild des homöostatischen Zustands des Organismus, also die kortikale Repräsentation der Körperwahrnehmung. Die Abwesenheit dieser direkten interozeptiven Repräsentationen bei Nicht-Primaten legt nahe, dass die Qualität der Körperwahrnehmung mit der von Primaten nicht vergleichbar ist.

Nur bei *menschlichen* Primaten wiederum wird dieses kortikale Abbild von der hinteren Inselrinde weiter in deren vorderen (anterioren) Anteil projiziert und auf diese Weise »re-repräsentiert«. Von hier wird alle Information in die rechte anteriore Insula weitergeleitet, in der dann »Re-Repräsentationen zweiter Ordnung« entstehen und Nervenbahnen zum orbitofrontalen Kortex verlaufen.

Bei nicht-menschlichen Primaten und anderen Säugetieren erhält der orbitofrontale Kortex direkte Projektionen aus dem Thalamus. Die Re-Repräsentation der körperlichen Zustände in der anterioren Insula scheint bei ihnen zu entfallen. Darüber hinaus unterscheiden sich, wie beschrieben, Menschen von anderen Primaten nicht nur im relativen Umfang ihres thalamokortikalen Pfades, sondern auch in der Entwicklung sequenzieller Re-Repräsentationen physiologischer Zustände des Körpers in der rechten Insula.

Diese Re-Repräsentation ist die Grundlage für die Fähigkeit eine subjektive Bewertung des interozeptiven Zustands des Organismus vorzunehmen. Die Qualität der subjektiven Wahrnehmung von Körperempfindungen ist demnach zentral von der »Nachverarbeitung« in diesen Regionen abhängig. Diese Art der sequenziellen Verarbeitung ist für sensorische Reize nicht unüblich und könnte evolutionär als ein Überlebensvorteil durch Differenzierung und Verfeinerung der Repräsentation von Körperzuständen erklärt werden. Die Re-Repräsentation des interozeptiven Körperzustands kann als Substrat subjektiver Empfindungen konzeptualisiert werden.

Die Evaluation des Körperzustands als Antwort auf einen relevanten Reiz dient als Grundlage dessen, was wir unter Emotionen verstehen – dieser Ansatz entspricht recht gut der James-Lange-Theorie* der Emotion und stützt die von Antonio Damasio»»» in Anlehnung an die James-Lange-Theorie entwickelte »Hypothese der somatischen Marker« sowie seine Theorie der Entstehung des Bewusstseins.[2]

Damasio nimmt an, dass das Fühlen von Emotionen die Beteiligung von Hirnregionen voraussetzt, die in die Regulation unserer kontinuierlich sich

»Der Ekel hat mich nicht losgelassen, und ich glaube

nicht, daß er mich sobald loslassen wird; aber ich

erleide ihn nicht mehr, das ist keine Krankheit mehr,

kein vorübergehender Anfall: ich bin es selbst.«

Jean-Paul Sartre, *Der Ekel*, Reinbek bei Hamburg 1982, 144
(Orig.: *La Nausée*, Paris 1938).

Das Gehirn

Scheitellappen

Stirnlappen

cingulärer Cortex — Zwischenhirn — Hinterhauptslappen

Kleinhirn

Hirnstamm

Scheitellappen

Stirnlappen — M S

B W

Hinterhauptslappen

Schläfenlappen

Kleinhirn

Hirnstamm

Die wichtigsten anatomischen Regionen des Großhirns:
Stirn-, Schläfen-, Scheitel- und Hinterhauptslappen
(Lobus frontalis, temporalis, parietalis und occipitalis);
motorische (M) und somatosensorische (S) Areale;
motorisches (Broca, B) und sensorisches Sprachzentrum
(Wernicke, W).

ändernden internen Körperzustände, dass heißt die Homöostase involviert sind. Somatische Marker, das heißt die neuronalen Repräsentationen von Körperzustandsänderungen, begleiten und steuern Verhaltensentscheidungen, indem sie die emotionale Bedeutung eines bestimmten aktuellen Reizes – oder eines zukünftigen Ereignisses mithilfe einer so genannten »Als-ob-Schleife« – repräsentieren. Re-Repräsentationen ermöglichen es, die Effekte möglicher Handlungen auf den Körperzustand sowie resultierende Körperzustandsänderungen zu projizieren.

Laut Damasio ist der Organismus mithilfe dieser Gefühle in der Lage, zwischen Repräsentationen der inneren und solchen der äußeren Welt zu unterscheiden und somit ein »metarepräsentationales« Modell der Beziehungen zwischen äußerer und innerer Welt herzustellen und damit zwischen Ich und Nicht-Ich zu unterscheiden. Die Hypothese Damasios lautet, dass der Grad der bewussten Wahrnehmung mit der zunehmenden Differenzierung der Selbstrepräsentation zusammenhängt, wobei der anterioren Insula eine Schlüsselstellung bei der Repräsentation solcher Gefühlszustände zukommt.

Literatur

- Craig, A., »How do you feel? Interoception: the sense of physiological condition of the body«, in: *Nat Rev Neurosci* 3,8 (2002), 655–666.
- Damasio, A., *Descartes' Error. Emotion, Reason and the Human Brain*, New York 1994.
- ders., *The Feeling of what Happens. Body and Emotion in the Making of Consciousness*, New York 1999.

Traurige Maschinen und fröhliche Wissenschaft

In E.T.A. Hoffmanns bekannter Erzählung *Der Sand-
mann* (1816) verfällt der Student Nathaniel noch dem
Wahnsinn, weil sich hinter der schönen Fassade der Nach-
barstochter Olimpia nur seelenlose Augen ›ganz ohne
Lebensstrahl‹ verbergen; er muss erkennen, dass er sich in
eine ›leblose Puppe‹ verliebt, ja im Wortsinn: ver-guckt hat.
Die Automate Olimpia *kann* seine Gefühle nicht erwidern.

Mehr als anderthalb Jahrhunderte später sind die emotionalen Fähigkeiten künstlicher Organismen – zumindest
in der Literatur – deutlich fortgeschritten: »Ihr solltet
vielleicht zur Kenntnis nehmen, daß ich sehr niedergeschla-
gen bin«, teilt Marvin, der depressive Roboter aus Douglas
Adams' Roman *Per Anhalter durch die Galaxis** seinen
(menschlichen) Weggefährten mit (87). Marvin ist das
schwermütige Ergebnis eines gefühligen Forscherdrangs:
Man habe, sagt er selbst, einen »Roboter mit echtem
Persönlichkeitsbild bauen« wollen und er, Marvin, sei das
resignative Resultat (88). Neben den depressiven Schüben
plagen ihn im Übrigen ›gräßliche Schmerzen‹ an der linken
Diode (99).

Der depressive Marvin scheint ein später Leidensge-
nosse des Zinnmanns aus dem Filmmusical *The Wizard of
Oz* (1939) zu sein, der sich *sehnlichst* ein Herz wünscht,
um Mitleid empfinden zu können. Auch James Camerons
Terminator bekommt – nicht zuletzt auf Drängen Arnold
Schwarzeneggers – ab dem zweiten Teil (*Judgement Day*,
1991) für ein positiveres Image ›sympathische‹ Gefühle
zugeschrieben (u. a. Fürsorglichkeit, Angst, Trauer). Allerdings stellt sich hier noch die Frage, ob der Terminator
letztlich nicht doch gefühllos ist und nur erlernt, menschliche Gefühle zu verstehen und zu replizieren; eine Maschine, die Gefühle simuliert, ohne sie selbst zu empfinden.

Unsympathische und zudem ›echte‹ Gefühle zeigt dagegen HAL in Stanley Kubricks Film *2001: A Space Odyssey*
(1968). HAL ist ein zyklopischer Computer, der ein Raum-
schiff steuert und als einziger an Bord das Ziel der Mission
kennt; als die anderen, menschlichen Astronauten merken, dass HAL Fehler macht und ihn deswegen abschalten
wollen, beginnt er, die Astronauten zu töten. HAL handelt
und *ist* emotional – mal nur etwas zickig, häufig jedoch
ziemlich grausam. Und ganz am Schluss, als es zu spät ist,

* Die Zitate
folgen der Aus-
gabe Douglas
Adams, *Per
Anhalter durch
die Galaxis*,
Frankfurt a. M.
1998.

erfährt er auch andere Gefühle: »Ich habe Angst, Dave«, sagt er zu dem einzigen Astronauten, den er nicht ermordet hat, als dieser ihn abschaltet.

Der cineastische Klassiker der problematischen Triade Mensch-Maschine-Gefühl ist jedoch der Spielfilm *Blade Runner* aus dem Jahr 1982. Der Blade Runner Rick Deckard (gespielt von Harrison Ford) muss so genannte Replikanten aufspüren – künstlich-mechanische Humanoide, die von Menschen nur dadurch zu unterscheiden sind, dass ihnen Bewusstsein und Erinnerung implantiert wurden. Rick Deckards Aufgabe ist die Eliminierung dieser Maschinen, die von kolonialisierten Planeten auf die Erde zurückströmen. Die Replikantin Rachael unterstützt ihn, letztlich gegen das ureigene Überlebensinteresse ihrer Art, bei seiner mörderischen Arbeit, *weil sie ihn liebt.* Rick Deckard hingegen scheint emotionslos, ohne Mitleid zu töten, während die Replikanten allein deswegen auf die Erde zurückgekommen sind, um von ihren Schöpfern mehr »Leben« zu verlangen. »Ich denke, also bin ich«, begründet die Replikantin Pris ihren Anspruch auf ein unteilbar humanes, mithin: menschenwürdiges Leben. Man mag darüber streiten, ob der cartesianische Horizont, der mit diesem Zitat eröffnet wird und sich als dualistische Frage, welcher Körper eine ›Seele‹ besitzt, durch den gesamten Film zieht, eine besonders geglückte Interpretation des Leib-Seele-Problems ist; zu leugnen ist die gewollte Adaption allerdings nicht: Rick Deckard – René Decartes.

Auch Alan Mathison Turing versuchte, in seinem bekannten Gedanken-Experiment (Turing-Test, 1950) zur Unterscheidung von Mensch und Maschine Gefühle als Kriterium einzuführen. Der Turing-Test stellte ein Verfahren vor, das klären sollte, ob bestimmte Maschinen ›denken‹ können. In einer Versuchsanordnung werden einer Maschine und einem Menschen die gleichen Fragen gestellt – beispielsweise wird die Lösung mathematischer oder logischer Probleme gefordert. Eine andere Möglichkeit sah Turing jedoch auch darin, dass der Fragende versucht, emotionale Reaktionen der beiden Antwortenden (Mensch und Maschine) zu provozieren. Nach jeder Fragerunde muss der Fragesteller eine der Antworten als die »menschliche« identifizieren. Turings These lautete, wenn über die Hälfte der Zuordnungen falsch sei, ließe

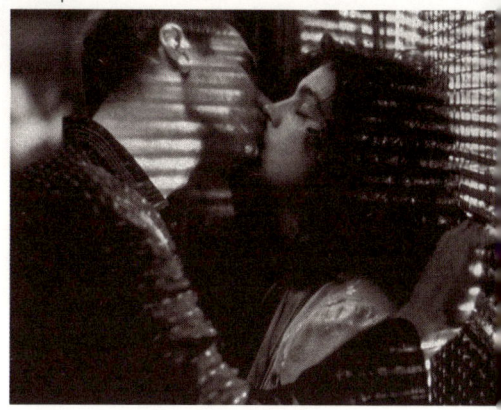

Der *Blade Runner* Rick Deckard (H. Ford) und die Replikantin Rachael (S. Young).

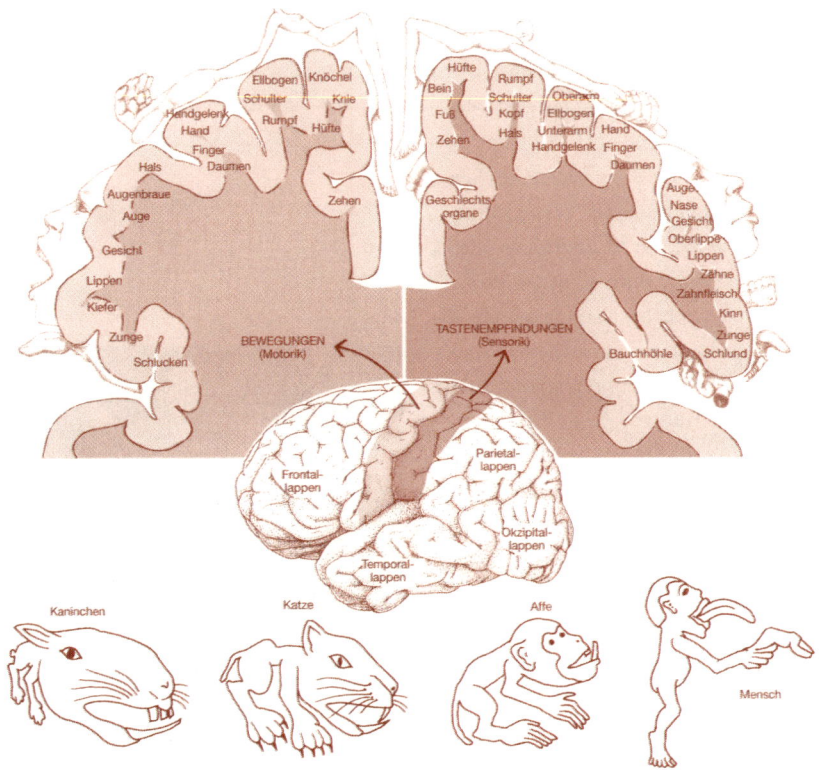

Homunkulus – Mausunkulus

* David G. Stork (Hrsg.), *HAL's Legacy: 2001's computer as dream and reality*, Cambridge Mass. 1997, 29.

** Vgl. den programmatischen Text »Synthesizing Emotions in Machines« der Arbeitsgruppe »Affective Computing« am MIT unter http://affect.media.mit.edu/areas.php?id=synthesizing (Stand Januar 2005).

sich der getesteten Maschine Denkvermögen zuschreiben. Der Turing-Test war, obwohl umstritten, einflussreich für die Forschung zur künstlichen Intelligenz (*artificial intelligence* – AI).

Mittlerweile versucht sich die AI-Forschung an ›emotionalen Maschinen‹. So hält beispielsweise Marvin Minsky – einer der Urväter der Forschung zur Künstlichen Intelligenz, bei dem sich auch Stanley Kubrick Rat holte für seine *Odyssee im Weltraum* – emotionale Computer für die konsequente (und realistische!) Weiterentwicklung der künstlichen Intelligenz:

> »I don't think you can make AI without subgoals, and emotion is crucial for setting and changing subgoals. Kubrick probably put the emotion in to make good cinema, but it also happens to be very good science. [...] It is through emotion that [HAL] sets the goals.«[*]

Neben die *artificial intelligence* tritt also die *artificial emotion*. Eines der ernster zu nehmenden Projekte verfolgt beispielsweise die Forschergruppe um Rosalind Picard, immerhin Leiterin des Media Lab des Massachusetts Institute of Technology (MIT), die sich zum Ziel gesetzt hat, »affective computing«, einfühlsame Computer also, zu konstruieren:

> »The importance of this follows from the work of Damasio and others who have studied patients who essentially do not have ›enough emotions‹ and consequently suffer from impaired rational decision making. The nature of their impairment is oddly similar to that of today's boolean decision-making machines [...] Recent findings indicate now that in humans, emotions are essential for flexible and rational decision making. Our hypothesis is that they will also be essential for machines to have flexible and rational decision making.«[**]

Kurz gesagt, soll der Computer der Zukunft merken, wenn sich der Anwender über einen Vorgang ärgert (oder auch freut) und entsprechend reagieren. Die Frage bleibt allerdings, ob sich hierbei dann tatsächlich von Gefühlen sprechen lässt oder ob es sich nicht eher um eine Art Konditionierung des Computers handelt – der Rechner also ähnlich Schwarzeneggers *Terminator* Gefühle nur simuliert, ohne sie selbst zu empfinden. Picards emotionaler Computer wird wohl, wenn überhaupt, nicht selber Gefühle entwickeln, sondern die Gefühle anderer registrieren: Insofern ist »fühlen« hier nichts weiter als eine Metapher für »Signale richtig deuten«. Das aber ist längst eine andere Geschichte, die nichts mehr mit den Diodenschmerzen Marvins zu tun hat.

Deutungsmacht, Gefühle und Willensfreiheit

Ein Interview* mit WOLF SINGER   Einwurf

Zuerst möchten wir Sie nach Deutungsmacht der Biowissenschaften fragen. Für welche kultur- und sozialwissenschaftlichen Bereiche haben sich die Neurowissenschaften Ihres Erachtens eine Deutungskompetenz erarbeitet und worauf beruht diese Deutungskompetenz?

Wolf Singer: Nach meinem Gefühl wird uns diese Deutungsmacht zugeschrieben. Ich glaube nicht, dass wir spontan aktiv geworden wären, wenn nicht Kollegen aus anderen Wissensbereichen auf uns zugegangen wären und nachgefragt hätten: »Wie ist das eigentlich, weiß man da etwas darüber?« Dann haben wir angefangen nachzudenken und haben plötzlich entdeckt, dass ein Teil dessen, was die Neurowissenschaften an Erkenntnissen zutage fördern, von direkter Relevanz ist für Fragen, die die Geisteswissenschaften seit langer Zeit umtreiben.

Also würden Sie bestätigen, dass diese Relevanz besteht?

Mit Sicherheit. Ich kann nicht sehen, wie das anders sein könnte. Es scheint ja so zu sein, als sei das, was in unseren Kulturen vorzufinden ist, Folge der kognitiven Leistungen einer Sozietät von Gehirnen. Ergo müssen die Phänomene, die die Geisteswissenschaftler thematisieren, letztlich auf Hirnfunktionen bzw. auf Funktionen einer Sozietät von Gehirnen beruhen. Was die Hirnforschung über das Zustandekommen dieser kognitiven Funktionen zu wissen glaubt, muss daher für Geisteswissenschaftler relevant sein.

Wie weitreichend können Aussagen sein, die nur vom System Gehirn ausgehen? Gehirne existieren nicht für sich, sondern Gehirne sind immer in lebendigen Körpern situiert. Inwiefern ist die Tatsache, dass ich das Gehirn nie isoliert sehen kann, sondern immer mit einem

* Das Interview führten für *Die Junge Akademie* Andreas Hüttemann, Doris Kolesch und Martin Korte.

Körper verbinden muss, relevant für die Validität neurowissenschaftlicher Erklärungsansätze?

Ohne ›embodiment‹ ist das Gehirn ein Apparat, der eine Dynamik aufweist, die zunächst keine Sinnhaftigkeit in sich trägt. Das kommt erst durch die Rückkopplung mit der Welt. Diese Rückkopplung wird erst möglich, indem das System in einem Gehäuse sitzt, das über Effektoren verfügt und sich interaktiv mit der Welt auseinandersetzen kann. Genauso verhält es sich auch mit der Kultur. Die ist auch nicht aus dem einzelnen Gehirn heraus emergent entstanden, sondern aus interagierenden Gehirnen heraus. Ich meine damit natürlich Gehirne, die in einem Körper wohnen, der sich seinerseits dem anderen zeigen kann. Ein Gehirn kann sich nicht zeigen. Es braucht einen elaborierten Apparat, um zu sagen, was in ihm vorgeht, mimisch, gestisch, sprachlich usw. Insofern muss man von dem Gesamtsystem Organismus ausgehen, wobei das Gehirn das zentrale Element ist. Das Herz könnte man durch eine Schlagpumpe ersetzen, das würde genauso gut gehen. Das Gehirn kann man aber nicht so ohne weiteres durch ein Analogon ersetzen. Das muss schon in seiner idiosynkratischen Ausprägung da sein.

Woher wissen wir, dass die Neurowissenschaften und z. B. die Kulturwissenschaften von den gleichen Dingen reden? Nehmen wir als Beispiel Gefühle wie Freude.

Es ist einfach, sich auf der sprachlichen Ebene mit den Kulturwissenschaftlern darüber zu einigen, was Freude ist, weil wir vom gleichen Menschenschlag sind. Jetzt müssen wir aber noch sehen, ob wir das neuronale Korrelat für Freude finden. Dazu gibt es ein Verfahren, das die Neuropsychologen »*double dissociation*« nennen. Man sucht sich eine Funktion aus, die fast alles in gleicher Weise mitaktiviert wie das, was an Verhaltensmodifikationen sichtbar aktiviert wird, wenn sich einer freut. Bloß, dass er sich dabei nicht freut, sondern ein anderes Gefühl hat. Wenn man dann in einer Hirnregion einen Unterschied in der Aktivierung findet, dann sagt man, diese Aktivität hat mit allergrößter Wahrscheinlichkeit etwas mit Freude zu tun. Denn alle anderen Variablen habe ich kontrolliert. Danach mache ich es umgekehrt, ich induziere ein anderes Gefühl, das mit den gleichen somatischen Veränderungen einhergeht wie Freude, und ich schaue, ob ein anderes Zentrum aktiviert wird, vielleicht ein Zentrum für Ärger, Leid oder Kränkung. Man kann aber auch *pharmakologisch* experimentieren und z. B. eine Droge verabreichen, von der bekannt ist, dass sie Wohlgefallen erzeugt. Auch in diesem Fall schaut man dann, was aktiviert die Droge wo? Ferner kann man invasiv vorgehen und Hirnstrukturen reizen. Da gibt es welche, die Wohlbefinden erzeugen, und welche, die Aggressionen auslösen. So kann man sich langsam vortasten.

Wir kommen zum freien Willen: Weshalb sagen Sie so prononciert, aus der Perspektive eines Hirnforschers müsste das Konzept des freien Willens verabschiedet werden?

Zunächst habe ich kein Problem damit, dass eine Gesellschaft sich das Konstrukt des freien Willens zurechtlegt und benutzt, um die Handlungen von Personen zu beurteilen. Zumal unsere Selbsterfahrung uns eingegeben hat, so zu empfinden – zumindest von dem Zeitpunkt an, an dem wir uns unserer eigenen Aktionen bewusst werden. Wir haben wirklich das Gefühl, wir könnten tun oder lassen was wir wollen, von einem Moment zum nächsten. Die Frage ist: Wer ist der Agent, der da will? Ist das ein vom Gehirn unabhängiges Wesen und der Wille etwas Immaterielles? Wie soll der Wille sonst sein als immateriell? Er muss dann also mit dem Gehirn so wechselwirken, dass das Gehirn ausführt, was der Wille will. Das ist die für die Neurobiologen unannehmbare Formulierung des Problems. Und das ist die, die man meistens angeboten bekommt. Die Leute sagen: »Ich, geistiges Wesen, will etwas.« Und das führt dazu, dass mein Gehirn, als Exekutivorgan, dies dann ausführt. Dann heißt es, der Gedanke ist allem anderen vorgängig. Nun ist bei uns aber der Gedanke neuronalen Prozessen nachgängig. Und insofern kann er nicht der Initiator eines Prozesses sein, sondern er kann allenfalls das Protokoll und die Folge eines Prozesses sein. Es laufen auf der Prozessebene Vorgänge ab, die das Gehirn in einem hochdimensionalen Zustandsraum von einem Punkt zum nächsten führen. Diese Migration, so sieht es der Neurobiologe, kann begleitet werden von gedanklichen Formulierungen, Protokollen oder Begründungen dessen, was da passiert. Diese werden ihrerseits im Moment, in dem sie als klarer Gedanke gefasst sind, zur Determinante der weiteren Trajektorie. Auch das ist ein klar gefasster Gedanke. Ein sich zur Absicht verdichtender Systemzustand, der als Absicht fühlbar wird, hat Wirkungen auf das, was als nächstes geschieht. So dass sich letztlich das Problem reduziert auf: »Wann werde ich mir dessen bewusst, was ich als nächstes tue?« Und dann kommen die Untersuchungen des Neurophysiologen Benjamin Libet und vieler anderer, die darauf hinweisen, dass die Prozesse, die dahin führen, schon eingeleitet sind, bevor ich mir darüber klar werde, dass ich etwas machen werde.

In Ihrem Buch »Der Beobachter im Gehirn« betonen Sie, wie wichtig soziale Erfahrungen für die Architektur und für die Entwicklung des Gehirns sind. Bei der Diskussion um den freien Willen habe ich nun den Eindruck, dass diese Dimension der Erfahrungen, ausgeblendet wird. Weshalb fällt in der Diskussion um den freien Willen dieser Aspekt der sozialen Verschaltung, auch des Dialogs der Menschen untereinander, unter den Tisch? Warum nun plötzlich so eine Art Abhängigkeit des momentanen Verhaltens nur von den unmittelbar davor ablaufenden Hirnaktivitäten?

Das wird Verhalten grundsätzlich immer sein: Auch die kulturellen Überformungen, wie Sie es nennen, haben ihren Niederschlag in der Architektur des Gehirns. Wie sollte das anders sein? Lernen, auch das Erlernen bestimmter Verhaltensformen, erfolgt über Struktur- und Funktionsänderungen im Nervensystem, die ihre materielle, mehr oder weniger makro- oder mikroskopische Basis haben. Die Einbettung ins kulturelle Umfeld bedeutet nichts anderes als dass Ihr Gehirn dadurch verändert wird. Das ändert jedoch nichts an seinem internen Determinismus. Die Determinanten sind nicht nur die Gene, sondern auch die Erfahrungen und alles, was von draußen rein kommt. Wenn man Sie von dieser Umwelt isoliert und Sie vor eine Entscheidung stellt, ist das, was Sie dann tun, determiniert durch die Summe der genetischen und die Summe Ihrer erfahrungsabhängigen Ausstattung. Wir internalisieren die Kultur, sie ist in uns drin.

Es gibt ja in der Philosophiegeschichte unterschiedliche Theorien davon, was es heißt, frei zu handeln. Eine Theorie ist die, die Sie voraussetzen. Sie besagt, dass Handelnde, um frei zu sein, völlig unabhängig davon sein müssen, was vorher passiert ist. Sie sollten ein Wasserglas sowohl hochheben können als auch die Möglichkeit haben, es stehen zu lassen. Eine solche Freiheit ist mit einem Determinismus nicht vereinbar. Dann gibt es aber auch andere Theorien, so genannte kompatibilistische, nach denen Handlungsfreiheit und Determinismus miteinander vereinbar sind. Solche Theorien sagen: »ich kann frei handeln, wenn es kein Hindernis gibt, das zu tun, was ich tun möchte. Das ist verträglich damit, dass alles Handeln festgelegt ist. Diese Theorien haben ihre Schwierigkeiten, aber wenn sie richtig wären, dann wäre Ihre Geschichte mit dem Determinismus überhaupt kein Problem für die Handlungsfreiheit.

Aber das ist ein Spiel mit Quantitäten und nicht mit Qualitäten. Wir reden darüber, den Zustandsraum, in dem sich das System bewegen kann, durch äußere constraints einzuengen. Dabei aber vergessen wir, dass das System selbst in seinem So-Sein ein constraint ist. Wenn ich das System von außen immer mehr einenge, dann kann es nur noch ganz wenige Trajektorien einschlagen. Dann ist es weniger flexibel und hat weniger Optionen, sich zu bewegen. Ich kann aber alles aufmachen und die ganze Umwelt, im Extremfall, wegnehmen, dann wird es nur noch durch sich selbst begrenzt. Und dann macht es das, was ihm als je nächstes am wahrscheinlichsten ist. Da kann man natürlich sagen, wenn man den Freiheitsbegriff benutzen will, dass in dem Fall die Freiheitsgrade für diese Migration mehr sind als in dem anderen Fall. Im Gefängnis sind die Freiheitsgrade in der Tat sehr eingeschränkt. Aber das ändert doch am Prinzip nichts.

Es ändert sich nichts daran, dass ein Determinismus vorliegt?
Ja.

Und das ist der entscheidende Punkt?
Ja. Der Zustandsraum, in dem sich das System bewegen kann, ist massiv eingeengt, wenn Sie in einer Zwangsjacke stecken.

Für ein soziales Konzept von Verantwortlichkeit würde es ausreichen, »im Moment« oder »nachträglich« zu sagen. »Du hast aber gerade das Glas gehoben.« Da muss ich keine Instanz postulieren, die eine Minute vorher entschließt, das Glas zu heben. Ich könnte einfach sagen: »Diese Person hat das Glas gehoben«. Und eine Minute später könnte ich sagen, deshalb ist sie dafür verantwortlich.
Dagegen spricht nichts. So handeln wir und so funktioniert es gut. Wenn Sie nun sagen: »Ich habe das Glas aufgehoben, weil ich es wollte«, kann man dem kaum widersprechen. Aber wenn Sie sagen: »Ich habe das Glas aufgrund irgendeiner Begründung aufgehoben«, dann kann diese in den Augen des Beobachters falsch sein. Sie haben Ihre Intentionalität, die Sie als den ganzen Ereignissen vorgängig vermuten, für das Heben des Glases verantwortlich gemacht. Diese Intentionalität ist jedoch nichts anderes als einige Beweggründe, die es geschafft haben, in den Spiegel des Bewusstseins zukommen und berichtbar zu werden. Das ist oft eine ziemlich zufällige Auswahl von Beweggründen.

Wie steht es mit den pragmatischen Konsequenzen Ihrer Leugnung des freien Willens? Wenn Sie in Ihrem Buch andeuten, dass die Begründung von Rechtssprechung auf jeden Fall geändert oder adaptiert werden müsste, meinen Sie damit, dass wir das System der Bestrafung verändern müssten?

Ja. Ich glaube wir müssen in unserer Beurteilung sehr viel humaner, empathischer werden. Lange Zeit dachte man, Leute mit Veitstanz oder epileptischen Anfällen seien vom bösen Geist besessen. Sie wurden ausgegrenzt und als vom Teufel besessen diffamiert. Es waren unheimliche Figuren, die man weggesperrt, im schlimmsten Fall sogar verbrannt hat, damit der Teufel nicht mehr in die eigene Nähe kommt. Dann hat man begriffen, dass diese Symptome auf gestörten Hirnfunktionen beruhen, und inzwischen sind diese Leute Patienten geworden. Ähnlich, denke ich, müsste unser Umgang mit denen werden, die das Pech hatten, in der Normalverteilung in den Extremen zu liegen. Wir müssen natürlich Schranken setzen, bei Kindern muss man das ganz explizit. Aber man muss wissen, dass man es aus Erziehungsgründen macht, dass man das Gehirn damit programmiert, dass die Schwellen für bestimmte Handlungen dadurch erhöht werden. Die Handlungsbegründung wird eine andere. Sanktionieren werden wir nach wie vor, und wir werden es in der gleichen Weise tun. Strafmaße werden sich am Risiko und an den Folgen dessen, was die Leute getan haben, bemessen. Aber die Handlungsbegründung wird, glaube ich, eine humanere als im Falle des aus dem Christentum kommenden Schuld- und Sühne-Konzepts.

Vielen Dank.

Lust

Lust ist eine angenehme körperliche oder seelische Empfindung und bildet zusammen mit ihrem Gegenpol Schmerz eine Grunddimension aller Empfindungen und Gefühle. Grimms *Deutsches Wörterbuch* (Bd. VI, Sp. 1314–1327) unterscheidet zwischen den Bedeutungen (1) Lust als *heftiges verlangen, begierde*, (2) dem Plural Lüste, der *seit alters gern zur bezeichnung heftiger und mannig-faltiger sinnenreize* stehe, (3) Lust *in milderem Sinne* als die *hinneigung zu einem thun oder einem zustande*, (4) Lust als *behagen, das in der befrie-digung eines verlangens erwächst* und (5) Lust, welche *weniger die empfindung des behagens, als vielmehr das, was behagen verursacht*, hervorhebe.

Genieße!

Hedonismus, Utilitarismus und Moral

Hedonismus ist die Lehre, dass Lust das höchste Gut und einzige Ziel menschlichen Handelns ist. Es gibt viele Varianten des Hedonismus, je nachdem, ob und wie Lust eingeschränkt wird: auf sinnliche Lust, auf unmittelbare Lust, auf individuelle Lust usw. Besonders in der deutschsprachigen Literatur wird Hedonismus häufig auf einen begrenzten Lustbegriff bezogen (nämlich auf momentane, sinnliche Lust) und dem Streben nach einem dauerhaften, höheren Glück entgegengesetzt, was dann als Eudämonismus bezeichnet wird. Weiterhin unterscheidet man zwischen einem psychologischen Hedonismus (wonach Lust das einzige Ziel menschlicher Praxis *ist*) und einem ethischen Hedonismus (wonach Lust das höchste Gut ist und somit das einzige Ziel alles Strebens sein *soll*). Letzterer wird in der Neuzeit vor allem im Zusammenhang des Utilitarismus vertreten, der vom englischen Philosophen und Juristen Jeremy Bentham (1748–1832) systematisch begründet wird und das größte Glück der größten Zahl anvisiert. Bentham definiert seine Prinzipien in *An Introduction to the Principles of Morals and Legislation* (1780) folgendermaßen:

> »Nature has placed mankind under the governance of two sovereign masters, pain and pleasure. It is for them alone to point out what we ought to do, as well as to determine what we shall do. [...] By the principle of utility is meant that principle which approves or disapproves of every action whatsoever, according to the tendency which it appears to have to augment or diminish the happiness of the party whose interest is in question [...]. By utility is meant that property in any object, whereby it tends to produce benefit, advantage, pleasure, good, or happiness (all this in the present case comes to the same thing) [...]. The interest of the community then is, what? – the sum of the interests of the several members who compose it. [...] A thing is said to promote the interest [...] of an individual, when it tends to add to

v

Genieße! # Kommentar 1

CHRISTOPH HOLZHEY

Manche Verfassungen gewähren dem Menschen ein Recht auf Glück – definierbar, etwa als »das äußerste Maß der Lust, dessen der Mensch fähig ist« (Locke 2.21.42.) – oder zumindest auf ein freies Streben nach Glück. Wenn der progressive Staat also für das Glück seiner Bürger zu sorgen hat, heißt dies einerseits auch, dass er seine Bürger dazu bringen muss, ihr Glück zu genießen. Dies erfordert insbesondere ein gutes Bildungssystem, das verhindert, dass Bürger aus Unwissenheit gegen ihre besten Interessen handeln und sich ins Unglück stürzen. Andererseits zieht die staatliche Fürsorgepflicht auch die Pflicht der Bürger mit sich, das bereitete Glück zu genießen. Genuss ist die oberste Bürgerpflicht, denn nur so kann der Staat sich verwirklichen und legitimieren, nur so kann er wachsen in Wert, Reichtum und Zahl.

Auch jenseits des Wohlfahrtsstaates ist Genuss moralische Pflicht. Denn nur dann kann der moralische Grundsatz, man solle mit seinem Handeln das allgemeine Glück maximieren, sinnvoll verfolgt werden. Glücks- und Genussverweigerung ist eine Gefahr für die Moralität und somit auch für das Wohl aller. Dem Vorurteil, der Utilitarismus rede einem Hedonismus das Wort, der mit Moral und Normen unvereinbar ist, muss energisch widersprochen werden (>>> Hedonismus, Utilitarismus und Moral). Gerade in einer Zeit, in der ein vehementer politisch-intellektueller *backlash* gegen die Spaßgesellschaft zu verzeichnen ist, muss hervorgehoben werden, dass Lustsuche eine todernste Sache ist.

Dabei sind sicherlich die Normen von herausragender Bedeutung, die durch Differenzierung von Lust in ›wahre‹ und ›falsche‹, ›körperliche‹ und ›geistige‹ oder ›niedrige‹ und ›wertvolle‹ eingeführt werden oder durch die Festlegung, wie eigene und fremde Lust quantifiziert und addiert werden sollen. Gerade weil sie eine individuell variable Komponente haben und stets

the sum total of his pleasures [...]. An action then may be said to be conformable to the principle of utility [...] when the tendency it has to augment the happiness of the community is greater than any it has to diminish it.« (Bentham 11 ff.)

Eine äußerst einflussreiche, grundsätzliche Kritik an allen Versuchen, Lust oder Glück zur Grundlage moralischen Handelns zu machen, liefert kurze Zeit später der deutsche Philosoph Immanuel Kant (1724–1804). Für ihn steht fest, dass sich der moralische Wert von Handlungen weder aus ihren Folgen noch in Beziehung auf Interessen oder Neigungen ergeben kann. Moralische Prinzipien wären dann nur empirisch bestimmbar und besäßen nicht die gesetzliche Notwendigkeit, die Kant von einer Sittenlehre fordert.

»Alle Gegenstände der Neigungen haben nur einen bedingten Wert; denn, wenn die Neigungen und darauf gegründete Bedürfnisse nicht wären, so würde ihr Gegenstand ohne Wert sein. Die Neigungen selber aber, als Quellen der Bedürfnis, haben so wenig einen absoluten Wert, um sie selbst zu wünschen, daß vielmehr, gänzlich davon frei zu sein, der allgemeine Wunsch eines jeden vernünftigen Wesens sein muß.« (Kant 60)

So hat etwa die Maxime, sein Leben zu erhalten, nur dann einen moralischen Gehalt, wenn sie nicht nur »pflichtmäßig« befolgt wird, sondern gegen alle Neigung »aus Pflicht« (Kant 23).

Das erklärte Hauptanliegen von Kants Analytik der praktischen Vernunft ist es, seine Sittenlehre scharf von einer »Glückseligkeitslehre« zu trennen, das heißt insbesondere auch von utilitaristischen Identifikationen des Guten mit dem Nützlichen. Eine gemeinsamer, rationalistischer Nenner wird jedoch durch diametral entgegengesetzte Kritiken am utilitaristischen Fortschrittsglauben des neunzehnten Jahrhunderts erkennbar, wie etwa Fjodor Dostojewskijs *Aufzeichnungen aus dem Kellerloch* (1864). Deren Ich-Erzähler, der am Ende mit gutem Grunde als »Paradoxalist« bezeichnet wird, inszeniert nach vierzig Jahren im Untergrund ein Streitgespräch mit Vertretern einer utilitaristischen Moral, die ihn dorthin verbannten:

»Oh, sagen Sie bitte, wer hat als erster verkündigt, wer zuerst bekanntgemacht, daß der Mensch nur deswegen Gemeinheiten begehe, weil er seine wahren Interessen nicht kenne; und daß, wollte man ihn aufklären, ihm die Augen für diese wahren, normalen Interessen öffnen, der Mensch sofort aufhören würde, Gemeinheiten zu begehen; er würde gut und edel werden, denn einmal aufgeklärt und seinen eigentlichen Vorteil einsehend, müßte er seinen Vorteil in dem Guten finden, denn bekanntermaßen könne niemand vorsätzlich gegen seinen eigenen Vorteil handeln. Folglich würde der aufgeklärte Mensch gewissermaßen aus Notdurft das Gute tun. O Unschuld! O heilige Unschuld!« (22)

neu verhandelt und bestätigt werden müssen, sind sie ein wesentlicher Bestandteil eines Regimes der Selbstüberwachung und -disziplinierung des Subjektes. Die unabdingbare Voraussetzung für das Funktionieren eines solchen Systems sind aber sowohl die Setzung eines höchsten Gutes als auch das Gebot sich diesem in jedem Genuss anzunähern. Im Folgenden steht daher dieses Gebot des Genusses als solches im Vordergrund, das heißt unabhängig von seinem spezifischen Objekt.

Zwei scheinbar entgegengesetzte, sich einander aufhebende Einwürfe sind hier denkbar: Einerseits ist das Streben nach Lust (bzw. die Vermeidung von Schmerz) und der Genuss von Lust so natürlich, zwingend und konstitutiv für den Lustbegriff, dass es überflüssig und sinnlos erscheint, es auch noch vorzuschreiben und moralisch zu bewerten. Dennoch hat schon Freud nicht nur Fälle erkannt, in »denen das Lustprinzip lahmgelegt« und der »Wächter unseres Seelenlebens gleichsam narkotisiert« ist, sondern auch die »große Gefahr« des Masochismus (Freud 1924, 374). In solchen Fällen, wo das Genussgebot nicht schon automatisch erfüllt wird, erscheint es andererseits fraglich, ob es überhaupt erfüllt werden kann. Denn dies erforderte, dass man nicht nur in seinen Handlungen frei ist, sondern auch in seinen Gefühlen. Dieser Einspruch geht letztlich vom cartesianischen Körper-Seele Dualismus aus, wonach die vernünftige Seele in ihrem aktiven Handeln völlig frei ist, während die freie Verfügung über Gefühle zumindest problematisch ist, da die Seele dabei passiv ist (vgl. Descartes § 41). Dieser Anschauung wird weiterhin Rechnung getragen, insofern starke Affekte im Rechtssystem nicht Gegenstand von Verantwortung und Schuld sind, sondern im Gegenteil strafmildernd wirken können.

Die Annahme einer freien Seele passt aber schlecht in ein modernes, naturwissenschaftliches Weltbild, das grundsätzlich kausal ist. Gerade Gegner einer utilitaristischen Moral geben zwar zu, dass ein freier Willen zum Handeln nicht erkannt und nachgewiesen werden kann. Gleichwohl bestehen sie darauf, dass er dennoch postuliert werden muss und kann. Auch das moderne Rechtssystem lässt sich von Zweifeln an der Willensfreiheit nicht beirren. Dies ist auch gut so, da es zur Verurteilung und Bestrafung letztlich irrelevant ist, aus welchem Grunde Menschen gegen Gesetze verstoßen. Die Strafe erfüllt in jedem Falle die Funktion, vor rechtswidrigen Taten abzuschrecken, Wiederholungen zu vermeiden, und Gerechtigkeits- bzw. Rachegefühle zu befriedigen. Sicherlich wird das Freiheitspostulat durch das Zurechnungskriterium eingeschränkt, doch letztlich ändert sich dabei nur der Modus des Ausschlusses aus der Gesellschaft.

»[G]ibt es denn nicht wirklich etwas, das fast jedem Menschen wertvoller ist als seine besten Vorteile? Man könnte wohl sagen (um nicht gegen die Logik zu verstoßen), es gibt da solch einen vorteilhaftesten Vorteil [...]. ›Aber es geht doch wieder um Vorteile!‹ unterbrechen Sie mich. / Erlauben Sie, meine Herrschaften, wir werden uns noch verständigen, mir ist es nicht um ein Wortspiel zu tun, sondern darum, daß dieser Vorteil gerade deswegen bemerkenswert ist, weil er unsere ganzen Klassifikationen zerstört und auch alle Systeme, die von den Menschenfreunden zum Wohl des Menschengeschlechts aufgestellt wurden, immer wieder sprengt.« (24)

»Der Mensch ist einzig und allein auf das *selbständige* Wollen angewiesen, was diese Selbständigkeit auch kosten und wohin sie auch führen mag. [...] In der Tat, fände man wirklich einmal die Formel unseres Willens und unserer Launen, [...] die richtige mathematische Formel – so würde der Mensch womöglich augenblicklich aufhören zu wollen, ja er würde sogar mit Sicherheit aufhören. Was ist denn das für ein Vergnügen, nach einer Tabelle zu wollen? Das wäre ja auch noch nicht alles: er verwandelte sich dann augenblicklich aus einem Menschen in einen Drehorgelstift oder etwas Derartiges; was ist denn ein Mensch ohne Wünsche, ohne Willen und ohne Begehren anderes als ein Stiftchen an einer Drehorgelwalze?« (28f.)

»Überschütten Sie ihn mit allen Erdengütern, ertränken Sie ihn in Glück bis über beide Ohren, [...] verschaffen Sie ihm einen solchen Wohlstand, daß ihm nichts anderes zu tun übrigbleibt, als zu schlafen, Pfefferkuchen zu knabbern und für den Fortgang der Weltgeschichte zu sorgen – so wird er Ihnen auch hier, dieser selbe Mensch [...] einen Streich spielen. [...] Gerade seine phantastischen Gedanken, seine trivialste Dummheit wird er sich erhalten wollen, einzig, um sich selbst zu bestätigen [...], daß die Menschen immer noch Menschen und nicht Klaviertasten sind [...]. Ich glaube daran, ich bürge dafür, denn genaugenommen scheint das ganze Anliegen des Menschen tatsächlich bloß darin zu bestehen, daß der Mensch sich immerfort beweist, er sei ein Mensch und kein [Drehorgel]Stiftchen! Und wenn er es auch mit der eigenen Haut bezahlen müsste.« (33 ff.)

Quellen

· Bentham, Jeremy, *An Introduction to the Principles of Morals and Legislation* (1789), Oxford 1996.
· Dostojewskij, Fjodor, *Aufzeichnungen aus dem Kellerloch* (1864), Stuttgart 2003.
· Kant, Immanuel, *Grundlegung zur Metaphysik der Sitten* (1785), in: *Werkausgabe*, Bd. 7, Frankfurt a. M. [14]1998.

Diese Logik muss nun auch endlich in aller Konsequenz auf Gefühl, Lust und Genuss übertragen werden. Mögen Richter und Ärzte darüber entscheiden, ob Lustlose aus freiem Willen kriminell, moralisch verkommen oder krank sind, die Gesellschaft muss vor ihnen geschützt werden. Hungernde müssen zur Nahrungsaufnahme gezwungen werden; Lebensmüde müssen vom Selbstmord abgehalten werden, notfalls durch Strafandrohung, gegenstandslose Schutzhaft oder Exekution. Denn es ist nur scheinbar paradox, wenn man potenziellen Selbstmördern zuvorkommt. Indem sie aller Lust am Leben abgeschworen haben, sind sie hoffnungslos undisziplinierbar und werden zur größten Gefahr für die Gesellschaft. Besser ist es natürlich, nicht nur Hedonismusvorurteile zu bekämpfen, sondern auch Anhedonie als ein bedeutendes Symptom zu erkennen und frühzeitig zu ahnden (Heimann). Anhedonie, der Mangel an Freude und Interesse am Leben in unserer Welt, verstößt aufs äußerste gegen das Utilitätsgebot und ist darüber hinaus ein guter Indikator für erfolgreichen Selbstmord (Argyropoulos, Fawcett). Sicherlich wird sich nicht jeder, der des Lebens müde ist, in die Luft sprengen und andere in den Tod ziehen. Es sollte aber inzwischen hinreichend klar sein, dass die Ausrottung aller Schläfer keine Unschuldigen treffen würde, sondern notwendig für das moralische und wirtschaftliche Wohl der Gesellschaft ist.

Das moralische Gebot zu genießen mag aus mangelnder Willenskraft nicht befolgt werden können, aber es hat dennoch Wirkungen. Es nimmt das Subjekt in die Pflicht für sein Glück zu sorgen, egal ob durch eigene Kraft, Therapie, Medikation oder institutionelle Betreuung. Zumindest bewirkt das Gebot bei Lustlosen Schuldgefühle und ein Lichtblick ist hier, dass auch nur einigermaßen erfolgreich sozialisierte Subjekte ein Über-Ich haben, das nicht nur einschränkt und verbietet, sondern auch das Gebot: ›Genieße!‹ als notwendige Kehrseite enthält (Žižek 1991, 1999).

Literatur

· Argyropoulos, S. V./D. J. Nutt, »Anhedonia and chronic mild stress model in depression«, in: *Psychopharmacology* 134 (1997), 333–336.
· Descartes, René, *Les passions de l'âme* (1650), in: *Oeuvres de Descartes*, Vol. 4, hrsg. von Victor Cousin, Paris 1824.
· Fawcett, J., »Predictors of early suicide: identification and appropriate intervention«, in: *Journal of Clinical Psychiatry* 49, Suppl. (1988), 7–8.
· Freud, Sigmund, »Das ökonomische Problem des Masochismus (1924)«, in: *Gesammelte Schriften*, Bd. V, Leipzig 1924, 374–386.
· Heimann, Hans/Rudolf Cohen, *Anhedonie – Verlust der Lebensfreude. Ein zentrales Phänomen psychischer Störungen*, Stuttgart 1990.
· Locke, John, *Versuch über den menschlichen Verstand* (1690), übers. von J. H. von Kirchmann, Berlin 1872.
· Žižek, Slavoj, »Enjoy!«, in: *Die Zeit* vom 19. Sept. 1999.
· ders., *For they know not what they do – Enjoyment as a political factor*, London 1991.

* Gaius Valerius Catullus (Catull), geb. ca. 84 v. Chr. in Verona; gest. 54. v. Chr. in Rom, römischer Dichter und gemeinsam mit Lukrez Wegbereiter der Lyrik der römischen Klassik. Catull gehörte zur Dichterschule der *Neoteriker*, einer poetischen *Avantgarde* der damaligen Zeit, die besonderen Wert auf eine bis in die kleinsten Feinheiten ausgefeilte lyrische Form legte. Der früh verstorbene Catull hat der Nachwelt eine aus 116 Stücken bestehende Sammlung von Gedichten hinterlassen, zu deren bedeutendsten die Liebesgedichte an *Lesbia* gehören. Charakteristisch für Catulls Lyrik ist der überraschende, frappierende Wechsel der jeweils dargebotenen Stimmungen, von träumerischer Zärtlichkeit zu schamlosen Obszönitäten, vom Verspielt-Heiteren zum Nachdenklich-Elegischen, vom Kontemplativen zum plötzlichen Ausbruch der Leidenschaften. Catulls Gedichtsammlung beschreibt die wechselhafte Entwicklung seiner Liebe zu Lesbia – angefangen von ihrem zarten Erblühen bis hin zu ihrem gnadenlosen Verglühen. Die zunehmende emotionale Verstricktheit des Dichters zeigt sich in einer Vielzahl episodenhafter Schilderungen, die vom Alltäglich-Banalen bis hin zum Pathetisch-Hymnischen reicht. Zweifellos hat vor Catull noch kein römischer Dichter seine Gefühle in so leidenschaftliche Verse gegossen. Catull kann daher in einem gewissen Sinne als »romantischer Dichter« *avant la lettre* gelten. *cn*

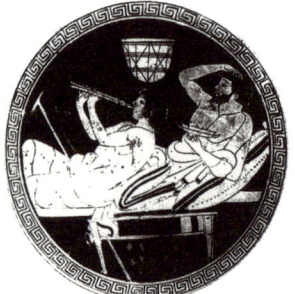

Symposion

* Lucius Annaeus Seneca, geb. 4 v. Chr. in Córdoba; gest. 65 bei Rom, bedeutender Philosoph und Staatsmann, Erzieher des jungen Nero.

Seneca war der maßgebliche Literat seiner Zeit, aber zugleich leitete er in der Zeit von 54 bis 59 die Geschicke des römischen Reiches. Von Kaiser Caligula um seine Rednerkünste beneidet, wird er zur Regierungszeit des

* Epicurus (Epikur), geb. 341 v. Chr. in Samos; gest. 271 v. Chr. in Athen, gründete im Jahre 306 v. Chr. in Athen eine Schule für Philosophie. Zu diesem Zwecke hatte er ein Haus mit Garten (kēpos) erworben, nach dem die Schule ihren Namen erhielt. Dieses Domizil erlaubte es ihm,

* Marcus Tullius Cicero, geb. 106 v. Chr. in Arpino; gest. 43 v. Chr. bei Gaeta, ist in seiner Eigenschaft als Politiker, Redner, Philosoph und Prosaschriftsteller die bekannteste Figur der antiken Welt. Seine literarische Leistung, die sich auch in einer umfangreichen Korrespondenz niederschlug, kennt keinen Vergleich in der Ära der römischen Republik. Cicero, der zum Zwecke intensiver rhetorischer und philosophischer Studien in Griechenland bei dem

Genieße! # Kommentar 2

CORDULA NEIS

Dialogus »neoplatonicus« de voluptate
oder:
Ein antikes Lustspiel über die Lust

Dramatis personae:

Catullus*, poeta amans
(Catull, ein liebender Dichter)

Seneca*, philosophus et homo politicus
(Seneca, ein Philosoph und Staatsmann)

Cicero*, homo politicus et doctus
(Cicero, ein Staatsmann und Gelehrter)

Epicurus*, vox de tenebris
(Epikur, Stimme aus dem Dunkeln)

Ort der Handlung: das *forum romanum* in Rom
Zeit: in der Zeitlosigkeit des antiken Denkens

Catullus: Lass uns leben, meine Lesbia, und einander lieben!
Und das Geschwätz der Alten
Soll uns're Liebe siegen
Keines Pfifferlinges wert uns halten!
Mag die Sonn' auch untergeh'n   5
Mag der Tag uns neu ersteh'n

Kaisers Claudius im Jahre 41 auf das Betreiben von Kaiserin Messalina wegen einer Liebesintrige in die Verbannung nach Korsika geschickt. Nach acht Jahren lässt ihn Kaiserin Agrippina, die vierte Frau des Claudius, zurückholen, um ihn mit der Erziehung ihres Sohnes Nero zu betrauen. Als Nero sechzehn Jahre alt ist, legt Seneca die Aufgabe des Erziehers ab, um sich in den folgenden fünf Jahren ausschließlich der Lenkung des römischen Staates zu widmen.

Im Jahre 65 wird er von dem despotischen Kaiser Nero, der ihm die Beteiligung an einer politischen Verschwörung anlastet, zum Selbstmord gezwungen. Seneca fügt sich ebenso standhaft in sein Schicksal, wie er es in einer Vielzahl seiner moralphilosophischen Schriften von einem weisen Mann verlangt hatte. In einer Vielzahl von Traktaten, so etwa in *De otio* (*Von der Muße*), in *De tranquillitate animi* (*Von der Ruhe des Gemüts*) oder in *De vita beata* (*Vom glückseligen Leben*), preist Seneca *sittliche Vollkommenheit* als das höchste Gut und Grundvoraussetzung eines erfüllten Lebens. In seinen moralphilosophischen Schriften ist eine pädagogisch-psychagogische Intention unverkennbar, da Seneca dem Leser immer wieder

die von ihm so hochgeschätzte Freundschaft mit seinen Schülern in einer Atmosphäre heiterer Gelassenheit zu verleben. Da Epikurs Werke fast ausnahmslos verschollen und nur einige Fragmente auf uns gekommen sind, muss das Leben und Wirken Epikurs vordringlich auf der Basis umfangreicher Zitate von anderen Philosophen wie beispielsweise den *Leben und Meinungen berühmter Philosophen* des Diogenes Laertios rekonstruiert werden. Bei der Rezeption von Epikurs Schrifttum ist der Tatsache besondere Aufmerksamkeit zu schenken, dass seine Lehre in der Mehrzahl der Fälle durch die Brille der mit ihm verfeindeten philosophischen Richtung der *Stoa* betrachtet wurde, die die Person Epikur ebenso wie seine – als plumper Hedonismus ausgelegte – Lehre von der Glückseligkeit der Verunglimpfung preisgab.

Die Grundlagen der epikureischen Lehre beruhen auf einer Verarbeitung des demokritischen Atomismus, die darauf abzielt, das Wesen der Natur aus physikalischen Begebenheiten zu erklären und dabei auf jegliche göttliche Einwirkung als *Movens* des Weltgeschehens zu verzichten. Die Dinge der Natur sind für Epikur allein anhand der demokritischen

Skeptiker Philon aus Larissa ebenso in die Lehre ging wie später bei dem Stoiker Poseidonius, war zunächst als Advokat tätig, wobei er durch seine besondere Rede- und Argumentationskunst Aufmerksamkeit erregte. Den Höhepunkt seiner politischen Laufbahn erreichte er im Jahre 63 v. Chr., als ihm mit dem Konsulat das oberste Amt der Republik angeboten wurde. Seine Entmachtung des Putschisten Catilina trug ihm von Seiten der Senatsaristokratie den Ruf eines Retters des Vaterlandes ein. Da Cicero sich jedoch nicht mit dem Dreibund, dem Triumvirat von Caesar, Pompeius und Crassus solidarisieren wollte und er den Prozess durch die Catilinarier fürchtete, wählte er aus freien Stücken die Verbannung nach Thessaloniki. Nach seiner Rückkehr 50 v. Chr. gerät er bald in die Wirren des caesarischen Bürgerkrieges. Nach der Ermordung Caesars an den Iden des März 44 v. Chr. leitet er gemeinsam mit den Caesar-Mördern die Geschicke Roms. Die Anhänger Caesars, Marcus Antonius und Oktavian, reißen die Macht an sich und erklären ihn für vogelfrei. Am 7. Dezember 43 wird Cicero ermordet.

Das bewegte Leben Ciceros ist das eines Mannes,

Wenn die Lust der Ewigkeit
Uns diese Nacht nur hält bereit
Mag die Sonn' auch untergeh'n
Soll uns're Liebe fortbesteh'n   10
In dieser liebestrunk'nen Nacht
Wo von Amors Pfeil erwacht
Wir, die Leiber fest umschlungen
Unser Liebeslust besungen.

Epicurus: Fürwahr! Ergebt Euch Euren Trieben!   15
Nichts deucht mir schöner als Genuss
Denn da, wo Lust wird streng gemieden,
Herrscht Leiden nur und viel Verdruss!!!
Viel zu kurz ist unser Leben,
Bald will die Nacht sich senken   20
Drum sei stets Euer Bestreben
Gott Amor Euch zu schenken!

Cicero: O halte ein, verirrter Geist
Mit deinen thumben Reden!
Was du uns hier zu sagen weißt   25
Lässt meine Seel' erbeben!
Ein Mann von *Tugend* und Verstand
Er dienet treu dem Vaterland
Lebt *Mäßigung* mit Weib und Wein!
Muss des *Gemeinwohls* Diener sein!   30
Denn sei die Lust noch so pikant
Sie ist des Untergangs Garant!
Und Nutzen kann sie gar nicht haben
Verweichlichung muss sie forttragen!

Catullus: Was predigst Du, du alter Schwätzer,   35
Der Du die Lust wohl nie gekannt!
Und ach, erschein' ich Dir als Ketzer,
Verbreit' es doch im ganzen Land!

Epicurus: Im Bauch begraben liegt das Glück
Der Weisheit Wesen tiefer Schoß   40

eine tugendhafte Lebensführung auf der Grundlage der Vernunft (*ratio*) schmackhaft machen will. Die Vernunft steht für ihn weit über allen Leidenschaften, welche zu zügeln er seinen Lesern anempfiehlt. Damit steht er in der Tradition der *Stoa*, jener philosophischen Richtung, die den Zustand der *ataraxía*, der Freiheit von allen Leidenschaften, als höchstes Ideal anstrebt.

cn

Atomlehre erklärbar, was jede Form von Determinismus und Vorherbestimmung des Menschen durch eine göttliche Hand *a priori* ausschließt. Entsprechend zu dieser Weltsicht hat auch eine unsterbliche Seele in der Konzeption Epikurs keinen Platz. Das Leben ist ein durch und durch Irdisches, dessen höchstes Ziel, die Glückseligkeit (*eudaimonia*), nur durch die Lust (*voluptas*) zu erreichen ist. Epikur versteht allerdings unter *Lust* nicht die hemmungslose Hingabe an den Eros oder zügellose orgiastische Ausschweifungen; vielmehr bedeutet Lust für Epikur die *Abwesenheit von Schmerz*. Das höchste Gut, das *summum bonum*, besteht für Epikur im Freisein von körperlichen Schmerzen und Furcht in der Seele. Entgegen der vulgarisierenden Interpretationen seiner zahlreichen Gegnerschaft ist der Lustbegriff bei Epikur keineswegs einseitig auf die körperliche Lust beschränkt. Vielmehr unterscheidet Epikur zwei Arten von Lust: Einerseits wäre da die so genannte *kinetische Lust* oder auch »Bewegungslust«, die etwa der körperlichen Lust entspricht, andererseits aber die *katastematische Lust*. Darunter ist ein anhaltender Zustand der Freude und Heiterkeit zu verste-

der – ebenso wie später Seneca – Philosophie und Politik miteinander in Einklang zu bringen versucht. Für Cicero darf denn auch die Beschäftigung mit philosophischen Fragestellungen nicht zu einer politischen Passivität führen, sondern ein jeder ist aufgerufen, im Rahmen seiner Möglichkeiten dem Gemeinwohl zu dienen. Angesichts des Niedergangs des römischen Staates unter der Diktatur Caesars bemüht sich Cicero, zum Wohle der Bürger philosophische Hilfestellungen für ein moralisches Leben zu leisten. Im Mittelpunkt seines philosophischen Anliegens steht dabei immer wieder der Dienst des Einzelnen für den Staat, die *res publica*.

Neben erkenntnistheoretischen Grundfragen und rhetorischen Problemen widmet sich Cicero eingehend Fragen der praktischen Ethik, die er etwa in seinem *De officiis* (*Von den Pflichten*) erörtert. Im Sinne der stoischen Tradition verfolgt er das Ideal der Tugend (*virtus*). Nur der tugendhafte Mensch kann des höchsten Gutes (*summum bonum*) teilhaftig werden.

cn

Zum Bauche wallt der Geist zurück
Das ist, fürwahr, der Menschen Los!

Seneca: Der Lebensformen sind nur dreie,
Die ich nun aneinander reihe:
Von denen, wähle klug die beste   45
Dein Sinn sei hoch, dein Herz sei feste:
Der eine wählet stolz die Lust
Zu seiner schönsten Braut,
Der zweite dient nicht dem Genuss
Tief in die Seel' er schaut,   50
Was die *Betrachtung* ihm erbaut.
Der dritte ist ein Mann der *Tat*
Er erntet seiner *Tugend* Saat!

Epicurus: Deine Rede, alter Mann, sie war kein guter Rat!
Kein Mensch, fürwahr, auch nicht der Mensch der Tat   55
Erwählt die Tugend sich aus freiem Willen!
Ein Jeder, der dergleichen tat, will seine *Lust* nur stillen!

Seneca: Die Lust, sie liebet das Versteck, sie sucht die Dunkelheit,
Im Schwitzbad und im Badehaus, sie gerne lang verweilt!
Lasterhaft geht sie einher,   60
wo Anstand sie wohl nimmer fand
Doch schlaff und bleich, und schwer noch mehr
Vom Weine sie gebannt
Bald weiß, bald rot, so wandelt sie
an den versteckten Orten   65
mit Krankheit nur umnebelt sie
in Rom ganze Kohorten.

Epicurus: Ach, alter Mann, Du redest viel
Von Glück, das Du wohl nie errungen
Des Lebens Sinn und hehres Ziel   70
Sei drum von mir sogleich besungen:
Gib Obacht nun auf meine Worte,
Die ich als höchste Weisheit horte:
Des Lebens Ziel *Glückseligkeit*

hen – ein im Gegensatz zur *kinetischen Lust* als dauerhaft zu charakterisierender Zustand heiterer Gelassenheit, der sowohl die Seele als auch den Körper erfasst. Anhand dieser Unterscheidung wird deutlich, dass die epikureische Lehre keineswegs eine zur *Wollust* gesteigerte exzessive Form der Lust als Ideal ansieht. Im Gegenteil: Von Natur aus sucht der Mensch nach Wohlbefinden und Harmonie, wobei er ein Gleichgewicht der Kräfte anstrebt, dem eine zügellose orgiastische Form von Lust abträglich wäre.

Während für Cicero oder später Seneca die *Tugend* das höchste Gut darstellt, besteht dieses für Epikur in der Lust. Im Gegensatz zu den Staatsmännern Cicero und Seneca verkündet Epikur einen absoluten Individualismus mit seiner Devise *Lebe im Verborgenen*! Für Epikur kann nur der Rückzug von allem politischen Treiben das Erreichen der Glückseligkeit garantieren. Dabei ist allerdings zu bedenken, dass er diese Auffassung in einer Zeit massiver politischer Veränderungen und Umbrüche vertrat: Durch die Hegemonie Alexanders des Großen fiel die einstmals so bedeutende und für das politische Alltagsgeschehen konstitutive Struktur der *polis*, des Stadtstaates, zugunsten eines riesenhaften Flächenreiches der Bedeutungslosigkeit anheim. Auf diese Weise wurden die Möglichkeiten der politischen Partizipation des Individuums massiv eingeschränkt.

Glückseligkeit findet der Einzelne nach Epikurs Auffassung also nicht im politischen Ringen um das Gemeinwohl, sondern einzig im Kreise der Freunde und Gleichgesinnten, in philosophischen Debattiergesprächen, an denen sowohl Frauen als auch Sklaven teilhaben durften. Getragen von diesem Geiste war auch Epikurs Wirken in seiner Athener Schule.

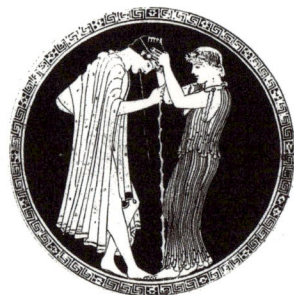

Symposion
(Dem Philosophen ist schlecht, und sein Kopf lechzt nach Abkühlung.)

cn

ist, denk' ich wohl, auch Dir bekannt,   75
nur wer zum Guten ist bereit,
ein Weiser wir mit Fug genannt.
Doch hör, das *höchste Gut* besteht
Nicht in des Geistes luft'gen Sphären
Die zu erreichen, nur versteht,   80
Wer sich beuget den Beschwerden
Von melancholischem Sinnieren
– Ein jeder mag das nicht probieren! –
Über das ird'sche Jammertal
Des Elends Hort, o Tal der Qual!   85
Dann geht es in die Unterwelt
Wo schauerlich ein Zerb'rus bellt.
Und Charons Barke, die begleite
Die nun auf dieser letzten Seite
Des armen Daseins ganz entledigt   90
Erwarten sie der Hölle Predigt
Und die klappernden Gestalten
Die nun elend Einzug halten
In der Unterwelt Gefilde
Welch ein schauerliches Bilde!   95
Entseel'ter Leiber leis' Geknister
Knochenrascheln der Philister
Hurensöhne, Läst'rer, Diebe
Mörder, Frevler voller Triebe
Der brutalsten Wesensart   100
Welch Horrorbild, welch Höllenfahrt!
Welch schrecklicher Gedanke
Bei dem neuerlich ich schwanke:
Das ganze Leben auszurichten
Nach sondergleichen Schreckgeschichten   105
Das will, oh ja, mir gar nicht taugen,
Und täte den Verstand mir rauben.
Von Angst gepeinigt ständ' ich da
Wie selbst ich mich doch nie ersah
Dem Totenreich lass uns entflieh'n   110
Solang' noch Zeit umherzuzieh'n
Gar jubelnd labt sich am Genuss

Zur Komposition des Lustspiels

Das vorliegende »Lustspiel« greift einerseits die Tradition des platonischen Dialogs wieder auf, indem zwei konfligierende Standpunkte, jener der Epikureer und der Stoiker, aufeinander treffen, wobei in einem sentenzartigen Duktus der jeweilige Repräsentant die jeweilige Auffassung mit dem moralisch erhobenen Zeigefinger des Philosophen oder auch dem frei schwebenden Genius des Dichters vertritt. Wenn das »Konfliktmanagement« jedoch am Schluss nicht von Erfolg gekrönt ist und keine Synthese gefunden wird, die die widerstrebenden Parteien einem Kompromiss zuführen könnte, so ist dies pure Absicht. So wie sich die beiden Auffassungen über Jahrhunderte feindlich gegenüber gestanden haben, gehen sie auch hier unversöhnlich auseinander.

Es mag auf Anhieb befremdlich wirken, wenn hier Personen auf die Bühne geholt werden, die zum Teil nicht einmal zur gleichen Zeit gelebt haben und sich von daher nicht unmittelbar beeinflussen konnten. Seltsam muss es erscheinen, wenn neben Catull, Cicero und Seneca ein Epikur tritt, der schon lange verblichen ist. Man möge dies als einen Kunstgriff der Theatermaschinerie betrachten, die an Geistern wie beispielsweise Hamlets Vater oder dem Komtur, der Don Giovanni in die Hölle zerrt, nicht zu sparen pflegt. Da Epikur uns aber vor allem durch die tendenziöse Beurteilung der Stoiker bekannt ist, auf die wir uns bei den Repliken seiner Kontrahenten stützen, war es uns ein Anliegen, ihn als Urvater seiner Philosophie in einer Zeitmaschine in die Zukunft zu schicken, um seinen Gegnern direkt zu antworten. Wenn wir dabei durchaus gewisse Konzessionen an die stoizistische Verunglimpfung der epikureischen Philosophie gemacht haben, so geschah dies mit voller Absicht, da die theatralische Wirkung eines Werkes sich geradezu paradigmatisch aus der Gegenüberstellung von Kontrasten ergibt.

Weil die alten weisen Männer, die wir zum Thema *Lust* wiederauferstehen ließen, unserer Meinung nach immergrüne Wahrheiten von sich geben, hielten wir die Ebene der »Zeitlosigkeit des antiken Denkens« für durchaus adäquat, um auch heute eine Handreichung für ein erfülltes, lustvolles Leben von ihnen entgegenzunehmen.

cn

Unter **Stoizismus** verstehen wir die Philosophie und Geisteshaltung der Stoiker, einer Philosophenschule, die im Jahre 312 oder 311 von Zenon in Athen nur wenige Jahre nach der epikureischen Schule gegründet wurde. Der Name *stoa* geht auf die bunte Säulenhalle zurück, in der sich die Schule befand. Zentrales Anliegen des Stoizismus

↓

Epikureismus Bereits aus unseren Ausführungen zu Epikur wurde deutlich, dass seine Philosophie von seinen Gegnern in unzulässiger Form simplifiziert wurde, indem diese sie auf ihre dionysisch-rauschhafte Komponente reduzierten.

↓

Wer frohgemut mit leichtem Fuß
Der Liebe huldigt und dem Wein
Er soll mein bester Freund mir sein.   115
Denn wahre Freundschaft lebt nur dort
Wo ohne Sorge blüht ein Ort
Tiefsinnigen Philosophierens
Aber zugleich der rechte Hort
Des Äolus Jubilierens!   120
Welch banges Zittern, Herzerfrieren
Wenn dann die Schönen defilieren
Des Orpheus Leier rauscht zum Wein
Der wiegt in sanften Schlaf uns ein.
Drum, sogleich ich nun bekenne,   125
was die wahre *Lust* ich nenne:
Ohne Furcht und ohne Not,
denk', o Seel', nicht an den Tod
Sondern sehe Tag um Tag
Was die wahre Lust vermag.   130
Des Lebens süßen Saft *Genieße*
Auf dass daraus Dir Dein Heil ersprieße!

Cicero: Genug von diesem thumben Reden!
            Der Sirenen Säuselchor
            Der Edle muss stets widerstreben   135
            Umschmeicheln sie auch süß sein Ohr.
            Wie kann der »Philosoph« sich nennen
            Der von der öden *Lust* gefangen?
            Als Frevler müsst' der sich bekennen
            Der nur an Venus' Brust gehangen!   140
            Ein Staatsverräter noch dazu
            Drum finde er auch niemals Ruh'!!

Epicurus: Wie kann der »Philosoph« sich nennen
            Der stets von Politik nur spricht?
            Tief in der Seel' muss er erkennen: 145
            Hier grinst der *Vanitas* Gesicht!
            Und dass mit Lug und Trug
            Der ins eig'ne Fleisch sich schlug,

ist die Überwindung der Affekte und Leidenschaften durch die Vernunft (*ratio*). Die Stoiker fordern ein vernünftiges, affektfreies Leben auf der Grundlage einer unerschütterlichen Tugend (*virtus*). Während für die Epikureer Glückseligkeit in der Lust besteht, kann sie nach Auffassung der Stoiker nur in der sittlichen Vollkommenheit gefunden werden. Seelenruhe und Selbstzufriedenheit lassen sich für die Stoiker nur durch *apathia*, durch Abwesenheit von Pathos, Leidenschaften und Affekten, finden. Garant des inneren Friedens ist eine Selbsterziehung zur Gefühllosigkeit, zur Gleichgültigkeit gegenüber Lust und Schmerz. *Ataraxía* – Unerschütterlichkeit gegenüber den Willfährnissen des Schicksals gewährleistet für die Stoiker das Erreichen innerer Ruhe. Einer der berühmtesten Vertreter der späteren Stoa, der auch in unserem Lustspiel zu Wort kommt, ist Seneca.

Namentlich die Stoa ist für die Verunglimpfung der Epikureer zu materialistischen Freigeistern verantwortlich zu machen; ihr Zerrspiegel sollte die Epikureer noch über Jahrhunderte in Misskredit bringen. *cn*

Wenn die Realisierung des Lustprinzips im Sinne Epikurs Ausdruck wahrer Weisheit und Ziel eines erfüllten Lebens war, schien dies weder mit dem römischen Tugendethos vereinbar noch mit dem sich später etablierenden christlichen Verständnis von der Vergänglichkeit des Seins und der Ausrichtung des irdischen Lebens auf das Jenseits. Aufgrund seines radikalen Materialismus und Atheismus ist Epikur daher auch über Jahrhunderte hinweg zum Opfer einer antiepikureischen Polemik geworden, die auch vor den infamsten Diffamierungen nicht zurückschreckte (vgl. Neis 2003). So bezeichnet ihn etwa Ambrosius als Trunkenbold und üblen Lüstling, während der sonst so fromme Kirchenvater Augustinus ihn gar unverblümt als *porcus*, als *Schwein* apostrophiert. Diese Verunglimpfung Epikurs und seiner Lehre hat sich bis ins 20. Jahrhundert weiter fortgesetzt; nicht einmal die Epikur-Forschung war von inneren Vorbehalten gegenüber ihrem Gegenstand frei (vgl. dazu die Ausführungen von Schmid 1962).

Selbst wenn wir heute jemanden als *Epikureer* bezeichnen, meinen wir damit eine Person, die sich unkritisch dem Genuss materieller Freuden hingibt. Dem Vorurteil vom Epikureer als der Inkarnation des zügellosen Freigeistes haben sowohl die Stoiker als auch das Christentum erfolgreich den Weg bereitet. *cn*

Der nicht seines Fleisches Sehnen
Sich ergab und ohne Tränen   150
Aus dem heil'gen Becher trank
Den der Lust nur er verdankt.
Höchste Lust, fern aller Sorgen
Sitzt versteckt nur im Verborg'nen!
Im verborg'nen grünen Winkel   155
Lebe fern von allem Dünkel!
Mit der Freunde treuen Schar
Leb' dein Leben wunderbar!
Wenn nun dieses Stück ich schließe,
Denk' an eines nur: 160
Genieße!!!!!!!!!!!!!!!!!!!!!!!!!!!!

Kommentar zum Lustspiel
Quellengrundlagen

Wie es in einem philologischen Kommentar Brauch ist, den Text
mit der gebotenen Exaktheit und der kritischen Betrachtung der Quellen zu
interpretieren, wollen auch wir uns dieser guten Sitte nicht versagen und stellen daher für die Erschließung des Textes einen kritischen Apparat zur Verfügung. In diesem Kommentar gehen wir auf Schlüsselpassagen in wichtigen
Werken unserer Protagonisten ein, die uns zu diesem Text inspirierten. Die
weitere Ausschmückung ihrer Gedanken erfolgte im Geiste künstlerischer
Freiheit und Phantasie, wobei wir allerdings bemüht waren, im Sinne der jeweils vertretenen Philosophie zu sprechen.

Im Folgenden kommentieren wir nach Sinnabschnitten die jeweils relevanten Verse:

Verse 1–14
Unmittelbare Grundlage dieser Verse ist das bekannte fünfte Gedicht in
Catulls Sammlung, das dieser zu Beginn der Liebesbeziehung voller Emphase an seine Lesbia richtet:

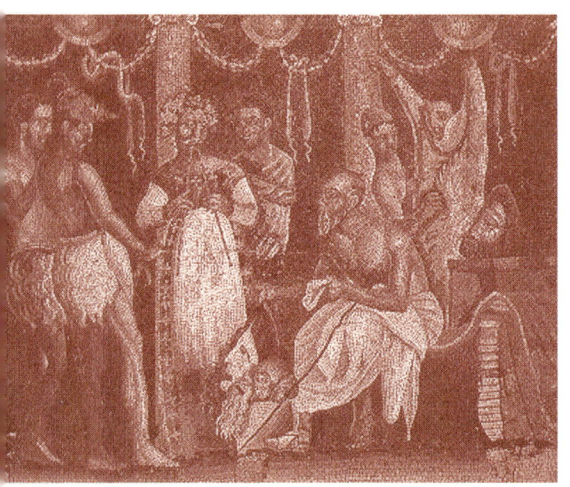

Vorbereitung
für ein
Satyrspiel

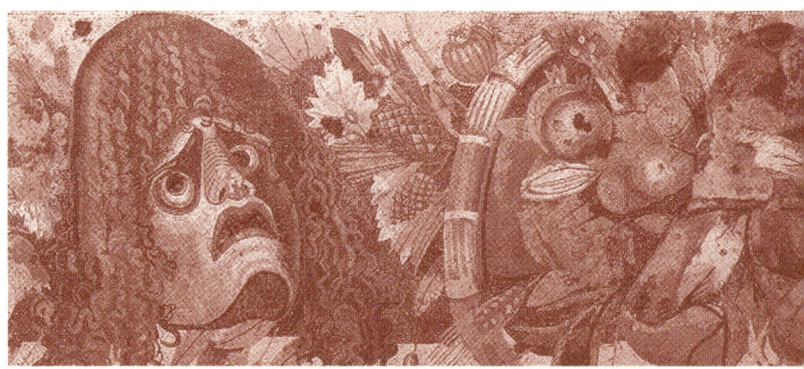

Mosaik mit
Tragödienmasken,
Haus des Fauns,
Pompeji

Vivamus, mea Lesbia, atque amemus
rumoresque senum severiorum
omnes unius aestimemus assis!
soles occidere et redire possunt:
nobis cum semel occidit brevis lux,
nox est perpetua una dormienda
da mi basia mille, deinde centum

...

(Lass uns leben, meine Lesbia, und einander lieben!
Den Klatsch der gestrengen Alten
Lass uns keines Pfifferlings wert erachten!
Die Sonne mag untergehen und wiederkehren:
Da uns nur ein kurzer Tag erscheinet.
Lass uns eine immerwährende Nacht zusammen schlafen!
Gib mir tausend Küsse, dann hundert ...)   Übersetzung *cn*

Catulls sinnesfroher Lobpreis einer Liebe losgelöst von allen falschen Konventionen des Anstands ist typisch für die epikureische Weltanschauung. In der direkten Aufforderung an die Geliebte, die Nacht mit ihm zu verbringen, macht Catull die sexuelle Begegnung hoffähig und erhebt in seinen kleinen Gedichten, die er mit falscher Bescheidenheit als »nugae«, als »Possen« oder »Dummheiten« bezeichnet, den Liebesakt zum Gegenstand einer am Lebensglück sich berauschenden Poesie.

Verse 15–22
Epikur spricht als Apologet der Lust, die ihm als höchstes Lebensziel scheint.

Verse 27–34
Unmittelbare Grundlage dieser Verse ist folgende Passage aus Ciceros *De officiis*:

Sin autem speciem utilitatis etiam voluptas habere dicetur, nulla potest esse ei cum honestate coniunctio. Nam, ut tribuamus aliquid voluptati, condimenti fortasse non nihil, utilitatis certe nihil habebit.   Cicero, De officiis 3, 120

(Wenn aber einen Schein des Nutzens auch die Lust haben soll, kann sie keine Verschmelzung mit dem Ehrenvollen eingehen. Denn gesetzt, wir gestehen der Lust etwas zu, so mag sie vielleicht einige Würze, aber keinesfalls einen Nutzen haben.)   Übersetzung *cn*

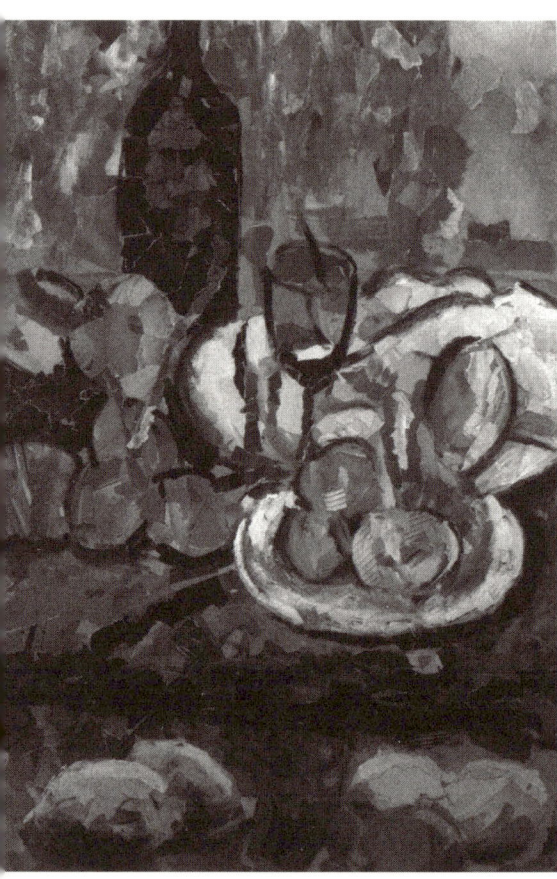

Klaus Froese,
»Obst und Gemüse«
(Berlin 1995)

Der Staatsmann Cicero wendet sich entschieden gegen die lustvollen Ausschweifungen und Orgien seiner Landsleute, die allzu sehr am Weinglas Epikurs genippt zu haben scheinen. Cicero, als ein Mann der Tat, der sich mit
den Pflichten des Bürgers im Staate in seinem *De officiis* auseinandersetzt,
verlangt ein tugendhaftes und ehrenhaftes Leben von den römischen Bür-
gern. Lust verleihe dem Leben zwar Würze, aber keineswegs Nobilität.

Verse 39–42
Diese Passage geht auf einen Ausspruch aus Epikurs Fragmenten zurück:

> Ursprung und Wurzel alles Guten ist die Lust des Bauches;
> denn auch das Weise und Subtile bezieht sich darauf zurück.

Nach Epikurs Auffassung bezieht sich auch der Weise letztendlich zurück auf
die körperlichen Begierden und Strebungen. Auch das Streben nach Weisheit
ist letztlich durch diese Begierden motiviert.

Verse 43–53
Die Textstelle geht zurück auf eine Betrachtung Senecas, die dieser in seinem
De otio anstellt:

> Praetera tria genera sunt vitae, inter quae quod sit optimum quaeri solet:
> unum voluptati vacat, alterum contemplationi, tertium actioni.
>
> Seneca, De otio 7,1

> (Es gibt drei Daseinsformen, unter denen man gewöhnlich die beste aus-
> wählt: Die eine ergibt sich der *Lust*, die andere der *Betrachtung*, die dritte
> dem *Tätigsein*.)
>
> Übersetzung *cn*

Für Seneca, einen entschiedenen Gegner des Müßigganges der Epikureer, ist
Lust (*voluptas*) eine unproduktive, niedere Erscheinung. Für ihn, der sowohl
als Dichter und Philosoph als auch als Staatsmann in der lateinischen Spät-
klassik beachtliche Leistungen vollbracht hat, ist die höchste Daseinsform das
aktive Eingreifen (*actio*) in die Geschicke des Staates. Dieser staatsmänni-
schen Aktivität geht die Kontemplation (*contemplatio*) als das sinnierende
Verweilen des Philosophen, das die möglicherweise anschließende Handlung
(*actio*) reflektiert, voraus. Alle Kontemplation ist indes fragwürdig, wenn ihr
nicht eine politische Konsequenz folgt. Die Lust ist eher ephemerer Natur:
Sie ist flüchtig und vergeht schnell.

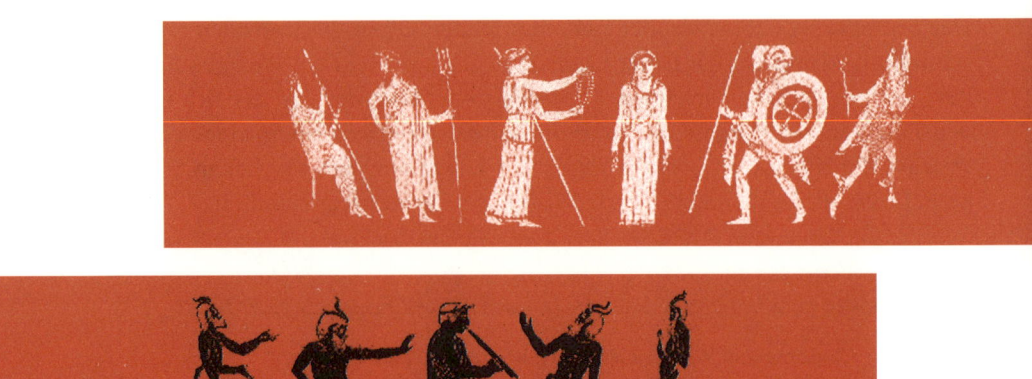

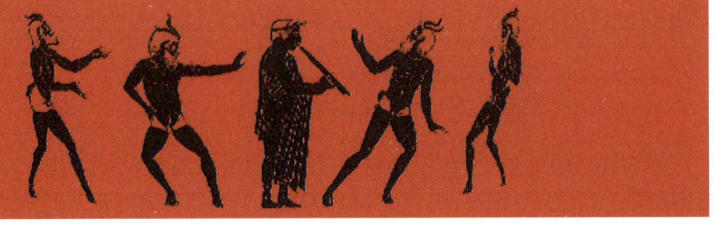

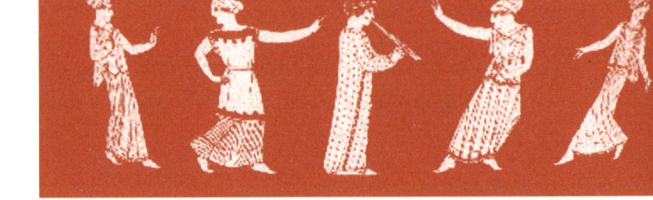

Chöre von
Vogeltänzern
und Panen

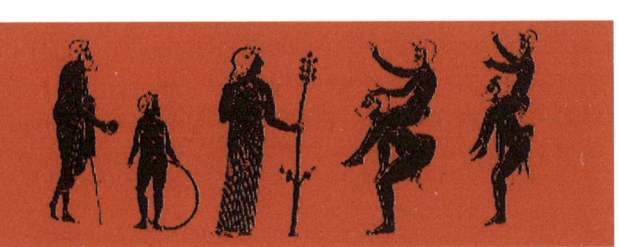

Verse 54–57
Quelle dieser Verse ist ein Ausspruch Epikurs aus den *Fragmenten*:

> Die Tugenden wählt man wegen der Lust, nicht wegen ihrer selbst, so wie
> auch die Medizin wegen der Gesundheit.

Epikur wehrt sich gegen das als falsch und verlogen empfundene Tugend-
Ethos der Stoiker, denn kein Mensch entscheide sich aus freien Stücken für
die Tugend, es sei denn, sie bereite ihm Lust. Hier artikuliert sich der absolute
Individualismus des epikureischen Denkens, welches das Glück im stillen,
verborgenen Freundeskreis wiederfindet und nicht auf den Kanzeln der römischen Redner, von denen bisweilen im hohlen Pathos abgedroschene Be-
schwörungen der *virtus*, der Tugend, hinabschallen.

Verse 58–67
Grundlage ist hier ein Auszug aus Senecas *De vita beata*:

> Voluptatem [convenies] latitantem saepius ac tenebras captantem circa ba-
> linea ac sudatoria ac loca aedilem metuantia, mollem, enervem, mero atque
> unguento madentem, pallidam aut fucatam et medicamentis pollinctam.
>
> Seneca, De vita beata, 7,3

> (Die Lust hält sich zumeist versteckt und sucht den Schutz der Dunkelheit,
> etwa in Badehäusern und Schwitzkammern und an Orten, die das Amt für
> öffentliche Ordnung zu fürchten haben. Sie ist schlaff, kraftlos, patschnass
> von schwerem Wein und Pomade, blass oder in grellem Rot geschminkt und
> mit Kosmetika hergerichtet wie eine Leiche.)
>
> Übersetzung cn

Noch stärker als im *De otio* bekämpft der Moralist Seneca also die Lust in
seinem Opus *De vita beata* – *Über das glückliche Leben*. Hier wird Lust mit
Krankheit gleichgesetzt – eine Beurteilung, die auch den Umgang der katholischen Kirche mit diesem Phänomen während ihrer ganzen Geschichte prä-
gen sollte.

Lust ist für Seneca eine Krankheit, die den Menschen all seiner Kräfte beraubt. Sie findet ihre Heimstatt an zwielichtigen Schauplätzen wie Bade-
häusern und Sauna, sie bietet sich dar im Rausch des Weines und der Zelebra-
tion der bacchantischen Feste und sie stellt vor allem auch eine Gefahr für die
öffentliche Ordnung und Sittlichkeit dar.

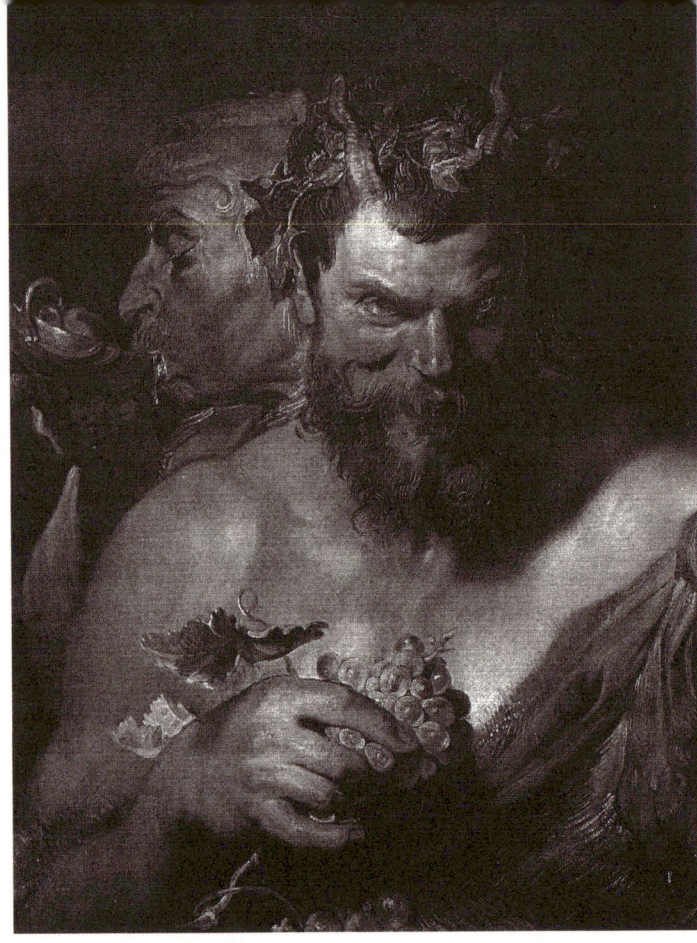

Peter Paul Rubens,
Zwei Satyrn

Verse 68–85

In dieser langen Passage entfaltet sich die epikureische Lehre vom höchsten Gut: Das höchste Gut, jene Glückseligkeit (*eudaimonia*), die ein jeder anstrebt, kann nur im irdischen Diesseits, im Hier und Jetzt gefunden werden. Epikur wendet sich damit gegen die stoizistische Auseinandersetzung mit dem Tod und der Furcht vor dem Lebensende. Da Epikur nicht an die Existenz einer unsterblichen Seele unabhängig von aller Körperlichkeit glaubt, stellt der Tod für ihn kein ernsthaftes Problem dar. Vielmehr betrachtet Epikur den Menschen im Sinne Demokrits als eine Atomkonfiguration, die im Augenblick des Todes in ihre Einzelteile zerfällt. Da mit dem Zerfall des Körpers aber auch alle Fähigkeit, mit den Sinnen die Umwelt wahrzunehmen, dahinschwindet, ist die menschliche Existenz nach der epikureischen Auffassung mit dem Augenblick des Todes gänzlich beendet. Da es aber kein Weiterleben nach dem Tode gibt, soll der Weise sich zu Lebzeiten auch keine Gedanken darum machen, sondern die bemessene Zeit so angenehm und schmerzfrei wie möglich gestalten. Wenn das höchste Anliegen der epikureischen Philosophie, nämlich die Lust, mit der Schmerzfreiheit gleichzusetzen ist, dann ist besonders die Angst vor dem Tode ein unwillkommenes Schreckgespenst, das es zu vertreiben gilt.

Mit dieser Einstellung zum Tod stellt sich der Epikureismus in einen unversöhnlichen Gegensatz zum Stoizismus, der für die Überwindung der Furcht vor dem Tod ein Leben anstrebt, das sich der Unausweichlichkeit des Endes ständig bewusst ist. In diesem Sinne ist etwa später für Seneca die Kunst des Lebens, die *ars vitae*, zugleich auch eine Kunst des Sterbens, eine *ars mortis*.

Verse 86–101

Die folgende Passage, die Epikur hier in den Mund gelegt wird, steht ganz auf dem Boden der sagenhaften Beschreibungen der Unterwelt, wie wir sie in der griechisch-römischen Mythologie, aber auch in den großen Epen des Homer, der *Odyssee* und der *Ilias*, wiederfinden. Die Darstellung des Hades – angefangen von den Heldenepen über die Skulptur, Plastik und Malerei bis hin zur Musik – prägte auch in den folgenden Jahrhunderten die künstlerische Auseinandersetzung mit dem Jenseits. Man denke etwa an die schauerlichen Beschreibungen der Sünder in Dantes *Inferno* oder aber auch an den seit dem frühen 17. Jahrhundert immer wieder zum Opernstoff erhobenen *Orpheus*-Mythos. Diese relativ modern konzipierte Passage widerspiegelt teilweise diese verschiedenen Wurzeln von Totenreich und Höllenfahrt zum Hades. Epikur schildert hier eine derartige Schreckensvision, um davon seine eigene,

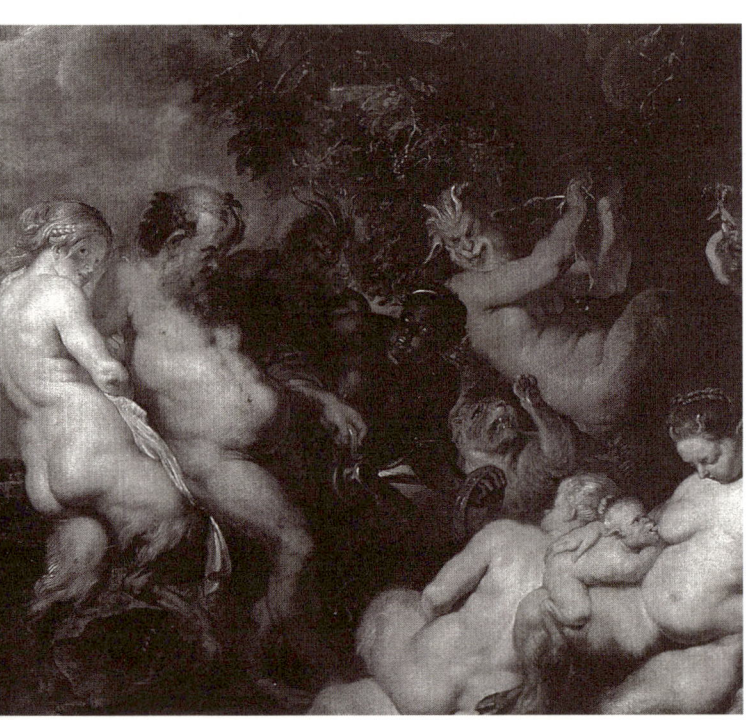

Peter Paul Rubens,
Bacchanal

ungleich optimistischere Vision vom irdischen Glück in den darauf folgenden Passagen umso deutlicher abzuheben. Zum Zwecke des Kontrastes wird deshalb hier ein Unterweltszenario auf den Plan gerufen, bei dem weder der Fährmann Charon, der die Toten über den Styx schifft, noch der laut heulende Höllenhund Zerberus, der sie an den Pforten des Totenreiches empfängt, fehlen dürfen.

Verse 102–124

Gegen die Beschäftigung mit einem Leben nach dem Tod setzt Epikur die heitere Gelassenheit fröhlicher Zusammenkünfte und Feste im Kreise der Freunde. Hier ist sowohl Raum für tiefsinniges Philosophieren als auch für gemeinsames Weintrinken und Musizieren. Wenn Äolus jubiliert, dann heben die Flöten mit ihrem sanft-wehmütigen Klang an zu klingen. Übrigens wurde später nach Äolus, dem Gott der Winde, der auch Odysseus auf seinen Irrfahrten günstige Winde senden wollte, die Kirchentonart »äolisch« benannt. Sie entspricht von ihrem Ursprung her in etwa dem heutigen a-Moll, was jedoch ein eher introvertiertes »Jubilieren« keineswegs ausschließt, zumal der Gott der Winde die verschiedensten Winde aussenden kann, um Musikinstrumente in Schwingungen zu versetzen. Insbesondere die Flöte, im antiken Griechenland als *aulos* oder *Doppelaulos* bekannt, galt als Instrument für die Heraufbeschwörung sinnlicher Genüsse. Auch Orpheus als Inkarnation des Sängers darf bei einem derartigen Feste im Freundeskreis nicht fehlen, ebenso wenig die Leier, die traditionell als Beigabe des antiken Sängers diente. Auf der Lyra pflegte dieser sich zu seinen Gesängen zu begleiten. Inbegriff des antiken Sängers ist – neben dem sagenhaften Orpheus – der blinde Rhapsode Homer selbst, der seine Heldenepen zur Leier vortrug.

Verse 125–132

Epikur ruft nochmals zur höchsten Lust im Diesseits auf und verbannt alle Todesfurcht.

Verse 133–142

Ein sichtlich aufgebrachter Cicero spricht im Geiste seines Tugend-Ethos und verweist als praktischer Moralist nochmals auf die verderblichen Auswirkungen eines ausschweifenden Lebenswandels auf die Geschicke des Staates. Gerade Cicero lebte ja auch in einer Zeit ständiger Umbrüche und erlebte nicht zuletzt die diktatorische Willkürherrschaft Caesars. In der Lust sieht der treue Staatsdiener Cicero bereits den Keim des Niedergangs.

Die Frage, wer größere sexuelle Lust empfindet, Mann oder Frau, entzweit die Geschlechter von alters her. Die Antwort, die der Weise Teiresias dem über die Lustdifferenz zerstrittenen Paar Zeus und Hera gibt, die Frau empfinde im Liebesakt neunmal größeren Genuss, erzürnt nicht etwa Zeus, sondern Hera. Erst im postemanzipatorischen ausgehenden 20. Jahrhundert richtet sich der Vorwurf größerer Lustempfindung gegen den Mann. Die Rede von der männlich dominierten und für Frauen kaum je befriedigenden Sexualität kulminiert in der Forderung nach dem weiblichen Recht auf Orgasmus*; ein Paradox, das in den späten neunziger Jahren auch in der so genannten Frauenliteratur in die sexuelle Lustlosigkeit mündet:

»Sie trocknete sich vor dem Spiegel ab. Sah sich an.

Gegen die Schamhaare zu eine Falte. [...] Kurz über

die Brüste hintastete. Die Brustwarzen sich aufstellten

unter ihren Händen. Kurz. Gleich wieder weich. Sie

griff sich zwischen die Beine. Hatte aber keine Lust.«

Marlene Streeruwitz, *Nachwelt. Ein Reisebericht*, Roman, Frankfurt a. M. 1999, 209.

ap

* Vgl. Alexandra Pontzen, »Lust – keine Lust: Der weibliche Körper im erotischen Roman von Ulla Hahn bis Elfriede Jelinek«, in: Wieland und Winfried Freund (Hrsg.), *Der deutsche Roman der Gegenwart*, München 2001, 53–76.

Verse 143–161

Epikur beschließt das Lustspiel mit einem Angriff auf Cicero, dessen politischen Eifer er als Ausgeburt seiner Eitelkeit (*vanitas*) geißelt. Für heuchlerisch hält er Ciceros Predigten über Tugend und Gemeinwohl als höchstes Gut.

Wirkliche Erfüllung findet der, der sich zu Recht »Philosoph« nennen mag, nur im Verborgenen, fern von allem Dünkel der politischen Selbstinszenierung. Epikur fordert daher alle, die wollen, zum Schluss auf, ihn in seinen Garten der Lüste zu begleiten.

Literatur

Primärtexte

· Catullus, Gaius Valerius, *Catulli Veronensis Liber*, hrsg. von W. Eisenhut, überarb. von Mauriz Schuster, Lipsiae [Leipzig] ²1958.
· Cicero, Marcus Tullius, *Marcus Tulli Ciceronis scripta quae mansuerunt omnia. De officiis*, quartum recognovit C. Atzert, Leipzig 1971.
· Epikur, *Von der Überwindung der Furcht. Katechismus, Lehrbriefe, Spruchsammlung. Fragmente*, eingel. und übertr. von O. Gigon, Die Bibliothek der Alten Welt: Griechische Reihe, Zürich, Artemis-Verlag, ³1983.
· Seneca (Sénèque), Lucius Annaeus, *Dialogues. Tome second. De la vie heureuse. De la brièveté de la vie*, texte établi et traduit par A. Bourgery, Paris 1962.
· Seneca, Lucius Annaeus, *De otio/Über die Muße. De providentia/Über die Vorsehung. Lateinisch/Deutsch*, übers. und hrsg. von Gerhard Krüger, Stuttgart 1996.

Sekundärtexte

· Fuhrmann, Manfred, *Geschichte der römischen Literatur*, Stuttgart 1999.
· Heine, Rolf (Hrsg.), *Catull*, Darmstadt 1975.
· Kimmich, Dorothee, *Epikureische Aufklärungen. Philosophische und poetische Konzepte der Selbstsorge*, Darmstadt 1993.
· Neis, Cordula, *Anthropologie im Sprachdenken des 18. Jahrhunderts – Die Berliner Preisfrage nach dem Ursprung der Sprache*, Berlin/New York 2003. (Studia Linguistica Germanica, 67)
· Regenbogen, Arnim/Uwe Meyer, *Wörterbuch der philosophischen Begriffe*, begr. von Friedrich Kirchner/Carl Michaëlis, fortges. von Johannes Hoffmeister, vollst. neu hrsg. von Arnim Regenbogen/Uwe Meyer, Hamburg 1998. (Philosophische Bibliothek, Bd. 500)
· Schmid, Wolfgang, Art. »Epikur«, in: *Reallexikon für Antike und Christentum. Sachwörterbuch zur Auseinandersetzung mit der antiken Welt*, Bd. V, hrsg. von Theodor Klauser u.a., Stuttgart 1962, Sp. 681–819.
· Schmidt, Jochen, »Für und wider die Lust: Epikur und Antiepikureismus von der Antike bis zur Moderne. Mit einem Versuch über Hieronymus Boschs ›Garten der Lüste‹«, in: *Aufklärung und Gegenaufklärung in der europäischen Literatur, Philosophie und Politik von der Antike bis zur Gegenwart*, hrsg. von Jochen Schmidt, Darmstadt 1989, 206–219.

* **Dopamin** ist eine Amino-
säure, die im Gehirn als
Überträgerstoff wirkt.
Diese so genannten Neuro-
transmitter werden von
einer Nervenzelle freige-
setzt, wandern zu einer
benachbarten Zelle und
verändern deren Aktivität.
Dann werden sie inakti-
viert oder wieder in die
Zelle aufgenommen. Durch
diesen Mechanismus kom-
munizieren Nervenzellen
miteinander.

Die Strukturformel von
Dopamin sieht so aus:

$$OH$$

$$OH—\bigcirc—CH_2—HCH—NH_2$$

Wenn man Dopamin
isst, wird einem furchtbar
übel, da Dopamin auch
am Darm wirkt und das
Erbrechen fördert. Weil
das so ist, kann man gegen
Übelkeit ein Medikament
einnehmen, das die Wir-
kung von Dopamin hemmt
(z. B. Metoclopramid).

Manche Menschen
haben zuwenig Dopamin
im Gehirn, beispielsweise
aufgrund einer Parkin-
son-Krankheit. Diesen
Menschen könnte man
im Prinzip mit Dopamin-
Tabletten helfen, doch

Dopamin kann die Blut-
Hirn-Schranke nicht über-
winden. Zum Glück hat
man vor einigen Jahren
mit L-Dopa eine Vorstufe
gefunden, die ins Gehirn
aufgenommen wird, und
aus der die Nervenzellen
des Dopamin-Systems
dann selbst Dopamin
herstellen können. Wenn
man dieses Medikament
mit einem zweiten kom-
biniert, das die Umwand-
lung von L-Dopa in Dopa-
min hemmt, und das die
Blut-Hirn-Schranke nicht
überwinden kann, hat
man zudem den Vorteil,
dass außerhalb des Gehirns
nur wenig Dopamin vor-
kommt und einem nicht
so übel wird. Die Wirkung
dieser Entdeckung kann
man sich übrigens in dem
Film *Awakenings* (1990)
anschauen.   *bf*

* **Kokain** ist eine Droge, die
die Wiederaufnahme von
Dopamin hemmt. Dadurch
reichert sich Dopamin um
die Nervenzellen herum
an, die Dopamin-Wirkung
wird verstärkt und verlän-
gert. Dadurch entsteht
ein Gefühl körperlichen
Wohlbefindens, der Antrieb
wird gesteigert, die Stimmung gehoben. Gefühle
wie Hunger oder Erschöp-
fung werden unterdrückt.
Kokain wird wegen der
euphorisierenden Wirkung
eingenommen, verwandte
Substanzen gegen Müdig-
keit (Ecstasy, Provigil), als
Doping-Mittel (Ampheta-
mine) oder Appetitzügler.
Abgesehen davon, dass
diese Substanzen sehr
schnell zur Abhängigkeit
führen, können sie auch
Halluzinationen hervorru-
fen, und Durchblutungs-
störungen in Herz und
Gehirn (Herzinfarkt bzw.
Schlaganfall) auslösen. *bf*

Genussprinzipien

Genuss braucht Zeit.
Genuss muss erlaubt sein.
Genuss geht nicht nebenbei.
Jedem das Seine: Genuss ist Geschmackssache.
Ohne Erfahrung kein Genuss.
Genuss ist alltäglich.
Weniger ist mehr.

Nach E. Koppenhöfer, »Euthymes Erleben
im therapeutischen Selbstmanagement-Prozeß«,
in: H. Reinecker/D. Schmelzer (Hrsg.),
*Verhaltenstherapie, Selbstregulation,
Selbstmanagement.* Göttingen 1996, 199–207.

Genieße! Kommentar 3

BJÖRN FALKENBURGER

Auf den ersten Blick wirkt dieser Paragraph unsinnig, da ein Gefühl scheinbar nicht geboten werden kann. Tatsächlich steht man nicht vor der Wahl, sich in einer Situation für das Genießen zu entscheiden und in einer anderen dagegen. Dieser Paragraph muss daher radikaler interpretiert werden: Es ist nicht nur in bestimmten Situationen moralisch geboten, zu genießen; vielmehr ist Genießen etwas, das man generell tun sollte. Welche Evidenzen aus dem Bereich der Hirnforschung würden eine derartige Forderung stützen? Welche Rolle spielt Genuss für die Funktion des Gehirns? Um die Antwort gleich vorweg zu nehmen: Genießen ist eine wichtige Voraussetzung dafür, dass wir unser Verhalten ändern und lernen können. Das Gehirn besitzt ein System zum Erkennen von Belohnung. Die Wahrnehmung dieser Belohnung als solche, das Genießen also, ist wichtig, weil Belohnung die Folgen unseres Handelns widerspiegeln und als Grundlage für Verhaltensänderungen dienen kann.

Bei einer Belohnung, wenn also beispielsweise ein Affe einige Tropfen Apfelsaft erhält, wird eine bestimmte Gruppe von Nervenzellen im Mittelhirn aktiviert. Diese Nervenzellen produzieren den Überträgerstoff Dopamin* und besitzen Fortsätze, die Dopamin über weite Teile des Gehirns verteilt ausschütten können. Viele Drogen, insbesondere Amphetamin und Kokain*, führen zur Freisetzung von Dopamin oder zu einer verstärkten Wirkung von Dopamin. Auf der Verhaltensebene führen sie, leider nur beim ersten Mal, zu einem nicht gekannten Glücksgefühl, und zu tiefgreifenden Verhaltensänderungen. Mäuse, die in einer Hälfte des Käfigs eine Injektion von Kokain erhalten haben, werden sich in der Folge vor allem in dieser Hälfte des Käfigs aufhalten, auch wenn sie primär aversiver ist. Ratten, die sich durch einen Hebeldruck Kokain verabreichen können, werden all ihre Zeit mit dem Drücken

* Der **Hippocampus** ist eine Struktur auf der Unterseite jeder Hirnhälfte. An dieser Stelle ist eine Hirnwindung in sich eingerollt, so dass sie, wenn man quer schneidet, wie ein Seepferdchen aussieht. Menschen, denen der Hippocampus auf beiden Seiten abhanden kommt, können sich keine neuen Erlebnisse oder Sachverhalte mehr merken, behalten aber ihre gesamte vorherige Erinnerung. Das nennt man anterograde Amnesie. Ein solcher Fall wird in der Geschichte »Der verlorene Seemann« des Neurologen und Schriftstellers Oliver Sacks eindrucksvoll beschrieben.

bf

* Das **Striatum** ist eine zellreiche Struktur in der Mitte jeder Hirnhälfte und heißt so, weil es von den zahlreichen Fasern der inneren Kapsel durchquert wird. Diese verbinden die Großhirnrinde mit dem Rückenmark und verleihen dem Striatum sein »streifiges« Aussehen.

bf

* Als **Dopamin-System** wird die Gesamtheit aller Nervenzellen im Gehirn bezeichnet, die Dopamin als Überträgerstoff verwenden. Die Zellkerne dieser Nervenzellen befinden sich in zwei benachbarten Strukturen im Mittelhirn, in der Substantia nigra und dem ventralen tegmentalen Areal. Von dort aus ziehen große Faserbündel ins Striatum, zum Nucleus accumbens und in den präfrontalen Kortex, weniger Fasern auch in den Hippocampus und in andere Bereiche des Gehirns.

bf

Armselige Belohnung und unbedingter Genuss
Mit Franz Kafka eine Anmerkung zu Björn Falkenburgers Artikel »Genieße!«

Der Bedienstete Eduard Raban, Figur aus Franz Kafkas Fragment gebliebener Erzählung *Hochzeitsvorbereitungen auf dem Lande* (1906/07), ist auf dem Weg zum Bahnhof, um in die Ferien zu fahren. Irritiert durch den Blick einer Dame hält er mit einem Male inne und bringt in einem Selbstgespräch zum Ausdruck, warum er zum Genuss nicht fähig ist: »Raban fühlte sich müde. Seine Lippen waren so blaß wie das ausgebleichte Roth seiner dicken Kravatte, die ein maurisches Muster zeigte. Die Dame bei dem Thürstein drüben sah jetzt auf ihn. Sie that es gleichgültig und außerdem sah sie vielleicht nur auf den Regenfall vor ihm oder auf die kleinen Firmaschildchen, die über seinem Haar an der Thür befestigt waren. Raban glaubte sie schaue verwundert. ›Also‹, dachte

des Hebels verbringen und darüber Essen, Fortpflanzung und alles andere vernachlässigen.

Für das Lernen, also für Verhaltensänderungen aufgrund vorangegangener Erfahrungen, sind im Gehirn mehrere Systeme zuständig. Am besten untersucht sind der **Hippocampus*** und das **Striatum***. Beide lernen gleichzeitig, aber andere Dinge. In einem eleganten Experiment von Packard wurden Ratten in einem Plus-förmigen »Labyrinth« immer im Arm »Nord« eingesetzt. Sehr schnell lernten sie, die bei »Ost« deponierte Belohnung zu finden. Die Frage war jedoch, wie sie reagieren würden, wenn sie nach einigen Durchläufen plötzlich bei »Süd« eingesetzt würden. Ratten mit intaktem Hippocampus und inaktiviertem Striatum suchten in diesem Fall die Belohnung an der richtigen Stelle »Ost«. Sie hatten offenbar den Ort der Belohnung in Abhängigkeit von Umgebungsreizen gelernt. Ratten mit intaktem Striatum aber inaktiviertem Hippocampus brauchten etwas länger, um diese Aufgabe zu lernen. Wurden sie dann bei »Süd« eingesetzt, so suchten sie die Belohnung in »West«. Sie hatten offenbar nicht den Ort der Belohnung gelernt, sondern sich angewöhnt, an der ersten Möglichkeit links abzubiegen. Ratten mit intaktem Striatum und intaktem Hippocampus suchten die Belohnung bei »Ost«, wenn sie nach acht Durchläufen von »Nord« aus plötzlich bei »Süd« eingesetzt wurden. Wenn sie dagegen erst nach sechzehn Durchläufen getestet wurden, suchten sie die Belohnung bei »West«. Man muss also davon ausgehen, dass in uns ständig verschiedene, und teilweise miteinander konkurrierende Lernvorgänge ablaufen.

Auf zellulärer Ebene liegt die Grundlage für diese Lernprozesse in Veränderungen an den Verbindungen zwischen Nervenzellen. Im Hippocampus gibt es Nervenzellen, die aktiv werden, wenn sich das Tier an einem bestimmten Ort im Raum befindet. Im Striatum dagegen werden Situationen mit Handlungsimpulsen verknüpft. Es konnte gezeigt werden, dass Dopamin für das Verändern von Verknüpfungen auf zellulärer Ebene wichtig, im Striatum sogar notwendig ist. Im obigen Beispiel wird das **Dopamin-System*** durch die Belohnung am Ende von Arm »Ost« aktiviert und Dopamin im Striatum freigesetzt. Dadurch wird die Verknüpfung zwischen Nervenzellen, die in der Situation »Kreuzung« aktiviert sind, und Nervenzellen, deren Aktivierung die Handlung »links abbiegen« bewirkt, verstärkt.

Es ist keine neue Erkenntnis, dass Lernen durch Belohnung gefördert wird. Auch die Umkehrung, dass Lernen befriedigend sein kann, ist seit langem bekannt. Viele pädagogische Theorien nutzen diese gegenseitige Befruchtung. Neu ist jedoch die Möglichkeit, auf zellulärer, oft sogar auf molekularer

er, wenn ich es ihr erzählen könnte würde sie gar nicht staunen. Man arbeitet so über-trieben im Amt, daß man dann sogar zu müde ist, um seine Ferien gut zu genießen. Aber durch alle Arbeit erlangt man noch keinen Anspruch darauf, von allen mit Liebe behandelt zu werden, vielmehr ist man allen gänzlich fremd.«[*]

Raban weiß, als er den Blick der Dame zu deuten versucht, dass er der Liebe darum entbehrt, weil er nicht genießen kann. Der Ferienbeginn bringt zutage, dass seine Arbeit »im Amt«, von der er einst wohl noch gehofft hat, dass diese ihn liebenswürdig mache, ihn so sehr ermüdet, dass er selbst seine freie Zeit nicht »gut« »genießen« kann. Dabei verweist die Etymologie des Prädikats *genießen* auf den Nutzen, auf Ertrag und Besitz,[**] den man sich erarbeiten könne. Doch der alten Wortbedeutung zum Trotz ist sich Raban bewusst, dass das Gefühl des Genusses von einer Belohnung und erst recht vom Lohn streng zu unterscheiden ist, weil der Genuss allenfalls mittelbar aus den Erträgen einer Arbeit resultiert. Mögen sich auch eine Ratte oder ein Schulkind, die beide eine Aufgabe brav absolvieren und dafür vom Forscher oder Pädagogen als Belohnung etwas Kokain oder Eis erhalten, über den Reiz freuen, den diese Wirkstoffe unmittelbar im Nerven-system auslösen, so ist doch der Genuss eine Lust gänzlich anderer Art. Denn nicht zuletzt die Erfahrung lehrt, dass sich dem Genießenden alle zeitlichen und räumlichen Dimensionen darum entziehen, weil der Genuss eine Entität in sich selbst ist, die jeg-liche Form von Determiniertheit, Kausalität oder Zweckgebundenheit hintergeht. Wäh-rend eine Belohnung bloß eine äußerliche Zuweisung ist, die vermittelt über einen er-reichten Zweck das versüßt, was an sich nicht belebend ist, birgt und verbürgt gerade die Unbedingtheit des Genusses die Intensität dieses Gefühls. Ein Genuss nämlich, der anderes als sich selbst zur Voraussetzung hätte, würde keinen Genuss mehr bereiten. Genau genommen genießen wir bei allem, was wir je als besonders genießenswert emp-finden, im Kantischen Sinne das freie Spiel unserer eigenen Vermögen und insofern den Genuss selbst. Es ist diese Losgelöstheit des Genusses im doppelten Sinne, welche dieses Gefühl einerseits selten macht, andererseits aber auch schwer erträgliche Einsich-ten freilegen kann. Letzteres ist insbesondere dann der Fall, wenn einem wie Raban nach langer Zeit endlich bewusst wird, dass das angestrebte Gefühl des Genusses nicht wie eine Belohung erstrebt werden kann.

Wie sehr Raban durch seine Arbeit, die Liebe und Genuss hervorbringen sollte, statt dessen »allen gänzlich fremd« geworden ist, drückt auch das unbestimmte »man« seiner Rede aus. Aber auch das weiß Raban – und es nützt ihm wenig: »Und solange Du ›man‹ sagst an Stelle von ›ich‹, ist es nichts und man kann diese Geschichte aufsagen, sobald Du aber Dir eingestehst daß Du selbst es bist, dann wirst Du förmlich durchbohrt und bist entsetzt.«[***]

ra

[*] Franz Kafka, *Gesammelte Werke*, auf-grund der Kri-tischen Aus-gabe, hrsg. von Hans-Gerd Koch, Bd. 5: *Beschreibung eines Kampfes*, und andere Schriften aus dem Nachlaß, in der Fassung der Hand-schrift, Frank-furt a. M. 1994, 15.

[**] Vgl. Friedrich Kluge, *Etymo-logisches Wör-terbuch der deutschen Sprache* (1883), bearb. von Walther Mitzka, Berlin [18]1960, 248.

[***] A. a. O.

Ebene zu beschreiben, warum eine Belohnung zu einer Verhaltensänderung führt. Wir hoffen, dass diese Beschreibung zu einem besseren Verständnis der Vorgänge zwischen Belohnung und Verhalten führt, und dass wir dieses Wissen nutzen können, um Lernen zu fördern (z. B. in der Schule) oder zu hemmen (z. B. zur Therapie von Abhängigkeit).

Grundlage der Verbindung von Belohnung und Lernen ist nach heutigem Wissen das Dopamin-System. Dopamin aktiviert, fördert die Aufmerksamkeit und das Lernen. Daher sollten wir unser Dopamin-System pflegen. Um uns weiterzuentwickeln müssen wir Eis essen, nachdem wir der alten Dame über die Straße geholfen haben. Wir müssen schöne Musik hören, nachdem wir diesen Text gelesen haben. Kurz: Wir müssen Genießen.

Literatur

· Packard, Mark G./James L. McGaugh, »Inactivation of Hippocampus or Caudate Nucleus with Lidocaine Differentially Affects Expression of Place and Response Learning«, in: *Neurobiology of Learning and Memory* 65 (1996), 65–72.
· Schultz, Wolfram, »Predictive Reward Signal of Dopamine Neurons«, in: *J. Neurophysiol.* 80 (1998), 1–27.

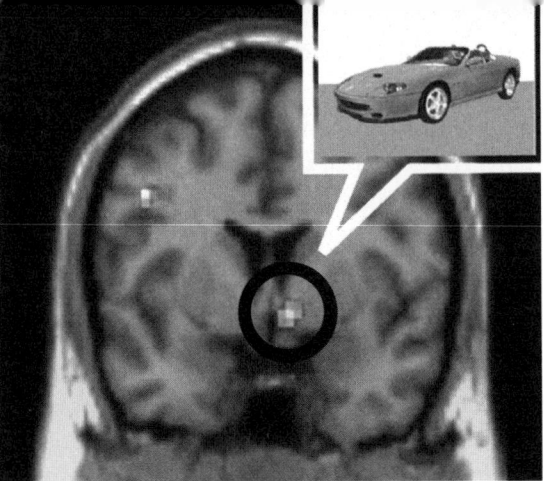

In einer funktionell bildgebenden
Studie am menschlichen Gehirn konnte
gezeigt werden, dass kulturelle Objekte
wie Sportwagen das Belohnungssystem
aktivieren,* wie es bereits für natürliche
Verstärker wie sexuelle Stimuli, Essen,
attraktive Gesichter oder Geld nachgewiesen wurde. Untersuchungen an Primaten
haben gezeigt, dass das Belohnungssystem auch am Erleben sozialer Dominanz beteiligt
ist.** Soziale Dominanz und Rang werden durch individuelle Attribute vermittelt, die
Wohlstand und Überfluss signalisieren. Ein klassisches Beispiel hierfür ist das Pfauenrad: Es hat keinen offensichtlichen Überlebensvorteil für seinen Besitzer (den Pfau),
sondern macht diesen eher auffälliger für seine Feinde und hindert ihn an der Flucht.
Das Pfauenrad beweist jedoch, dass sein Besitzer es sich offensichtlich leisten kann,
Energie in eine primär »unnütze« Struktur zu investieren und signalisiert so sekundär
»Reichtum« und Stärke. (Tatsächlich konnte empirisch nachgewiesen werden, dass die
Nachkommen derjenigen Pfauen, welche die größten und ornamentiertesten Federn
haben, eine höhere Überlebensrate aufweisen und schneller wachsen als die Nachkommen anderer Pfauen.)*** Basierend auf diesen Überlegungen, sind kulturelle Objekte,
die Wohlstand und Überfluss signalisieren – wie beispielsweise Sportwagen, die primär
weder ökonomisch noch ökologisch sinnvoll, eng und oftmals gefährlich sind – womöglich das männliche Äquivalent zum Pfauenrad …

se

* Erk, S. u. a.,
Neuroreport
13,18 (2002),
2499–2503.
** Morgan, D.
u. a., *Nat
Neurosci* 5
(2002),
169–174.
*** Petrie, M.,
Nature 371
(1994),
598–599.

Neosexualität: die Zukunft der Lust?

Tilmann Walter

Sexualität und Lust zu erlernen, ist ein anspruchvoller Prozess, der vor dem Hintergrund eines komplexen historisch-kulturellen Szenarios bewältigt werden muss (Gagnon/Simon 2000). Seit den 1940ern galt der »Orgasmus« gemeinhin als *die* (messbare) Einheit sexueller Zufriedenheit, doch auch unter Wissenschaftler/inne/n scheint sich zwischenzeitlich das Bewusstsein verbreitet zu haben, dass Sex ein viel breiteres Spektrum emotionaler Bedürfnisse wie etwa Bindung, Liebe und Zärtlichkeit sowie narzisstische Wünsche danach, zu begehren oder begehrt zu werden, erfüllt. Als normatives Konzept für ›Lust‹ war der gute alte Orgasmus am Ende wohl doch zu beschränkt, um die vielfältigen Empfindungen abzudecken, die in der Geschichte der Sexualität eine Rolle spielten (Walter 1999). Um 1900 wurde sexuelles Begehren als ein »Trieb« verstanden, was implizierte, es sei biologisch verankert, unbewusst und im Verhältnis zur Gesellschaft eine »untergründig« wirksame Macht, die »sublimiert« (Sigmund Freud) werden musste, um die zivilisierten Zustände stabil zu halten. Seit dem Zweiten Weltkrieg funktioniert Sex dagegen in westlichen Gesellschaften als Fundament des Wohlstandes. Angesprochen mit dem Wortfeld vom Körper und seinen Bedürfnissen, Geschlecht und Gesundheit – und dabei positiv konnotiert – scheint »Sexualität« seither omnipräsent zu sein, indem sie ständig sichtbar gemacht und angesprochen wird. Offensichtlich besteht kein Bedürfnis mehr, sie zu »unterdrücken«. Da man den Sex für eine Quelle ökonomischen und sozialen Wohlergehens hält, wird er – im Gegenteil – als eine wertvolle Ressource gesucht (Bauman 1998). Auch »Fitness« und »Wellness« gelten weithin als erstrebenswerte Zustände, und die Konsumenten werden beständig angereizt, persönliche Probleme und Bedürfnisse aufzuspüren, für die Medizin, der Psychomarkt, Lebensmittelindustrie, Sportcenter, Tourismus usw. professionelle

Mein Maserati fährt zweihundertzehn.

Schwupp, die Polizei hat's nicht geseh'n.

Das macht Spaß.

Ich geb' Gas, ich geb' Gas. [...]

Ich will Spaß. Ich will Spaß.

Ich schubs' die Enten aus dem Verkehr.

Ich jag' die Opels vor mir her.

Ich brauch' Spaß.

Ich mach' Spaß. Ich mach' Spaß.

Aus: »Ich will Spaß«, Markus (1982)

Ich will Spaß!

Das Phänomen des Spaß-haben-Wollens wurde bereits in den 80er Jahren von Markus im Rahmen der Neuen Deutschen Welle (NDW) beschrieben und ausführlich besungen. Die Spaßgesellschaft war eröffnet. Spaß haben ist inzwischen zur Norm für ein erfülltes Leben geworden und hat die Sinnfrage eindeutig in den Hintergrund gedrängt. Sogar Wohltätigkeitsveranstaltungen müssen hauptsächlich großen Spaß machen. Wertebildend könnte hier lediglich noch die Frage wirken: Welchem guten Zweck könnte der Spaß dienen? Rockkonzerte im Central Park, Galadinners und Prominenten-Partys für einen guten Zweck passen entsprechend in die Zeit und werden durch Spaßmottos wie »Wir saufen für den Regenwald«* bösartig verunglimpft.

Natürlich könnte man beim Thema Genuss oder Spaß auch an die sexuelle Lust denken. Aber darüber darf man ja nicht reden. Oder man gilt nur wieder gleich als krampfhaft aufgeschlossen, 68er. Oder als exhibitionistisch. Oder als beides.

Egal an welche Art von Spaß man denkt: Es ist fraglich, ob die blanke Aufforderung zum Spaß-Haben besonders

* Einladung einer Studentenverbindung in Würzburg zu einer Party, bei der konsequent eine Biermarke konsumiert werden sollte, welche angibt, einen Teil ihrer Erlöse dem Erhalt des Regenwaldes zu widmen.

oder kommerzielle Lösungen versprechen. ›Guter Sex‹ wirkt vor diesem Hintergrund heute wie ein Symbol für hohen Lebensstandard. In den Medien und der Werbung wird er in engem Zusammenhang mit attraktivem Aussehen, körperlichem Wohlbefinden, Glück, beruflichem Erfolg und anderen erstrebenswerten sozialen Werten vorgeführt.

Dadurch scheinen sich wenigstens zwei Dinge geändert zu haben: In jüngerer Zeit wird viel weniger über den »Orgasmus« und Probleme damit geredet, und »Sexualität« wird nicht mehr ganz so selbstverständlich mit einem *Paar* in Verbindung gebracht. Diesen »Self sex« hat Volkmar Sigusch mit einer »neosexuellen Revolution« in Verbindung gebracht (Sigusch 1998). Nach Sigusch vollzogen sich im 20. Jahrhundert wenigstens drei »sexuelle Revolutionen« – in den 1920ern, in den 1960ern und zuletzt in den 1990ern. Um 1920 wurde in den Metropolen ein avantgardistischer Stil entwickelt, der sexuelles Vergnügen und sexuelles Ausleben betonte und der im Zuge der vielbesprochenen »sexuellen Revolution« der 1960er generalisiert wurde. Die jüngste sexuelle »Revolution« hat nach Sigusch »Neosexualität« entstehen lassen, die für ihn durch wenigstens drei Punkte gekennzeichnet ist: erstens die zunehmende Bedeutung von »Self sex« als der Tendenz, dass Individuen eher individuelle Erfüllung als »romantischen« paarbezogenen Sex suchen. Sexualität wird, anders als im älteren Sex-als-Intimität-Modell, eher als Funktion des *Ichs* erlebt oder symbolisch vermittelt; zweitens die wachsende Fragmentierung von »Sexualität«, welche man früher für eine Einheit hielt, in eine schwer überschaubare Vielzahl von Wünschen, Phantasien, Emotionen, Akten, sozialen Beziehungen, Produkten und Waren; und schließlich der noch immer zunehmende Trend, jeden erdenklichen Aspekt davon zu kommerzialisieren.

Für Sigusch wirkt die »Techno-Generation« und ihr ehedem jährliches Clantreffen »Love Parade« als Symbol zentral. Diese Generation erscheint ihm als eine neue Avantgarde, die ein Fenster für die Gesellschaft als ganze öffnet, während ihre Mitglieder älter werden und einflussreiche gesellschaftliche Positionen erreichen. Das Schlagwort von der »Generation Golf« (Florian Illies) scheint etwas Vergleichbares zu meinen: Die »Generation Golf« ist hauptsächlich von der Frage bewegt »Was bringt mir das?« und ihre Einstellung zum Sex wird dementsprechend ebenfalls als hedonistisch und narzisstisch beschrieben (Illies 2000, 161–181). Aber der veränderte erotische Stil ist inzwischen auch empirisch fassbar: In den Student/inn/en-Surveys, die Gunter Schmidt und seine Kollegen angestellt haben (Schmidt 2000) wird Sex von jüngeren Leuten als ein weiterer »Event« und »Kick« wie beispielsweise Shop-

nützlich ist. Ähnlich wie bei der Aufforderung »Sei spontan!« (siehe hierzu Watzlawick 1994) stellt sich doch ein gewisses Unwohlsein beim Empfänger dieser Nachricht ein. Beispielsweise hat sich in einigen teureren Restaurants die Unsitte eingeschlichen, beim Servieren der Speisen statt »Guten Appetit!« neuerdings »Viel Spaß!« zu wünschen. Man betrachtet daraufhin etwas hilflos sein sorgfältig gestyltes Essen. Es sieht einfach lecker aus. Aber wie man jetzt damit Spaß haben soll, bleibt doch etwas unklar.

Genuss kann nicht einfach befehligt werden. Es müssen vielmehr bestimmte Bedingungen dafür geschaffen werden, damit Genuss oder Spaß entstehen kann: Genuss braucht Zeit. Man benötigt Wissen darüber, was einem selbst gut tut und Spaß macht. Entsprechend diesen Maximen wird beispielsweise depressiven Menschen die Lust am Leben in Genusstherapien wieder nahegebracht (hierzu Koppenhöfer/Lutz 1984).

Lust und Unlust bieten als grundlegende Dimensionen emotionalen Erlebens auf einem Kontinuum die Möglichkeit, sämtliche Gefühle zu klassifizieren. Der Hedonismus dient in diesem Fall als einfachstes Ordnungssystem. Wie praktisch.

Nach Roth (1997, 180 ff.) entscheidet unsere Lust bzw. Unlust sogar darüber, ob wir Aufmerksamkeit und Bewusstsein überhaupt einschalten oder nicht, nämlich nur dann, wenn uns ein Geschehnis interessant, wichtig oder bekannt erscheint.

Im Übrigen:

1) Lust hat zu tun mit Wollen. Darin steckt Motivation.
2) Wir haben Lust auf etwas. Lust hat also immer ein Ziel oder ein Objekt.
3) Lust kann das Ergebnis von Handlungen sein, die im Falle des Entstehens von Lust (Spaß, Gefallen, Freude usw.) positiv verstärkt werden und damit häufiger auftreten werden.

So, nun habe ich keine Lust mehr.

Literatur
- Koppenhöfer, E./R. Lutz, *Therapieprogramm zum Aufbau positiven Erlebens und Handelns bei depressiven Patienten. Manual*, Weinsberg 1984.
- Roth, G., *Das Gehirn und seine Wirklichkeit*, Frankfurt a. M. 1997.
- Watzlawick, P., *Anleitung zum Unglücklichsein*, München 1994.

be

ping, Fun-Sportarten oder Erlebnisurlaub wahrgenommen und sprachlich denotiert. Wie Schmidt u.a. zeigen, schätzen die Befragten eine monogame lebenslange Partnerschaft noch immer als in höchstem Maße erstrebenswertes Ziel ein. In der Praxis erweist sich das aber als nicht recht praktikabel. Was bleibt zu tun? Wie in der Vergangenheit wird es wohl auch jene »happy few« geben, die Leidenschaftlichkeit, emotionale Bindung und Dauerhaftigkeit in ihren partnerschaftlichen Lebensentwürfen zur Deckung bringen. Den übrigen bleibt, so steht zu hoffen, in Zukunft ein noch expandierender Markt an emotionalen Ersatzlösungen.

Literatur

- Bauman, Zygmunt, »Über den postmodernen Gebrauch der Sexualität«, in: *Zeitschrift für Sexualforschung* 11 (1998), 1–17.
- Gagnon, John H./William Simon, »Wie funktionieren sexuelle Skripte?«, in: Christiane Schmerl u.a. (Hrsg.), *Sexuelle Szenen. Inszenierungen von Geschlecht und Sexualität in modernen Gesellschaften*, Opladen 2000, 70–89.
- Illies, Florian, *Generation Golf. Eine Inspektion*, Berlin 2000.
- Sigusch, Volkmar, »Die neosexuelle Revolution. Über gesellschaftliche Transformationen der Sexualität in den letzten Jahrzehnten«, in: *Psyche* 52,12 (1998), 1192–1234.
- Walter, Tilmann, »Plädoyer für die Abschaffung des Orgasmus. Lust und Sprache am Beginn der Neuzeit«, in: *Zeitschrift für Sexualforschung* 12 (1999), 25–49.

An Gottes Statt: Kants Bedürfnis

Immanuel Kants Denken erschüttert am Ende des
18. Jahrhunderts die bis dahin nicht infrage gestellten erkenntnistheoretischen und onto-theologischen Grundlagen des abendländischen Weltgebäudes, indem es mit
äußerster Konsequenz der Frage nachgeht, was der Mensch
überhaupt wissen kann. Seitdem lässt sich von Gott und
dessen Existenz nicht mehr mit der gleichen Gewissheit
sprechen wie noch zuvor. Denn Kant weist in seiner ersten
Kritik von 1781 schonungslos alle Welt- und Gotteser-
klärungen als unbegründet ab, welche sich nicht auf allgemein vermittelbare Vernunftgründe berufen können.
Wie nachhaltig Kants Kritik das überhaupt Denkmögliche
begrenzt, veranschaulicht 1834 der in Paris lebende Heinrich Heine dadurch, dass er die kritische Wende in der
Philosophiegeschichte mit der Französischen Revolution
vergleicht, die bekanntlich das *ancien régime* buchstäblich
enthauptete: »Man sagt, die Nachtgeister erschrecken,
wenn sie das Schwert eines Scharfrichters erblicken –
Wie müssen sie erst erschrecken, wenn man ihnen Kants
›Kritik der reinen Vernunft‹ entgegenhält! Dieses Buch
ist das Schwert, womit der Deismus hingerichtet worden
in Deutschland«.[1] Kant übertrifft, so spitzt Heine seinen
Vergleich zu, »im Reiche der Gedanken« noch den »Ter-
rorismus« des Maximilian Robespierre,[2] weil sein Denken
nichts weniger als eine Bluttat am Allerheiligsten begeht.
Nach Kant gilt, so konstatiert Heine: »der Oberherr der
Welt schwimmt unbewiesen in seinem Blute«.[3]

Heines Charakterisierung hat nicht zuletzt darum das
Bild des Königsberger Philosophen als einen kühlen, ja
emotionsfreien Denker bestärkt, weil er die unnachgiebige
Konsequenz, mit der Kant sein Denken entfaltet, mit der
Darstellung von dessen geregeltem Tagesablauf verknüpft.
An diesem nun offenbare sich die ganze Strenge und ver-
nunftgeleitete Disziplin des Denkers gegen sich selbst.
Was Kant selbst als Ausdruck seiner Autonomie gesehen
haben dürfte, erscheint in Heines Darstellung als eine
mechanische Regelmäßigkeit, die mehr einem Uhrwerk
als einem Menschen würdig zu sein scheint: »Aufstehn,
Kaffeetrinken, Schreiben, Kollegienlesen, Essen, Spazie-
rengehn, alles hatte seine bestimmte Zeit, und die Nach-
baren wußten ganz genau, daß die Glocke halb vier sei,

1 Heinrich Heine,
*Zur Geschichte
der Religion und
Philosophie in
Deutschland*
(1834/1852), in:
*Sämtliche Schrif
ten*, Bd. V:
Schriften 1831–
1837, hrsg. von
Klaus Briegleb,
München/Wien
1981, 505–641,
hier 594.
2 Vgl. a.a.O., 595.
3 A.a.O., 604.
4 A.a.O., 595.
5 A.a.O., 604.

wenn Immanuel Kant in seinem grauen Leibrock, das spanische Röhrchen in der Hand, aus seiner Haustüre trat,
und nach der kleinen Lindenallee wandelte, die man seinetwegen noch jetzt den Philosophengang nennt. Achtmal
spazierte er dort auf und ab, in jeder Jahreszeit, und wenn
das Wetter trübe war oder die grauen Wolken einen Regen
verkündigten, sah man seinen Diener, den alten Lampe,
ängstlich besorgt hinter ihm drein wandeln, mit einem
langen Regenschirm unter dem Arm, wie ein Bild der Vorsehung.«[4]

Im Kontrast zu Kant steht der alte Diener Lampe, der
wesentlich von einem Gefühl bestimmt ist. Der ängstlich
besorgte Lampe, der dem Denker mit einem Regenschirm
nachfolgt, ist für Heine darum ein Bild der Vorsehung,
weil dessen Besorgnisse weniger vom oft *grauen* Wetter in
Königsberg herrühren, sondern ihren tieferen Grund in
den weitreichenden Verunsicherungen haben, die der mit
grauen Leibrock bekleidete Philosoph in Glaubensfragen
auslöst. Heine fasst, aus der Sicht des alten Lampe, das
Resultat dieser Philosophie zusammen: »es gibt jetzt keine
Allbarmherzigkeit mehr, keine Vatergüte, keine jenseitige
Belohnung für diesseitige Enthaltsamkeit, die Unsterblichkeit der Seele liegt in den letzten Zügen – das röchelt,
das stöhnt«.[5]

Kant selbst ist sich dem Problem bewusst, dass sein
Denken nicht bei der ernüchternden Antwort auf die
Frage, was wir überhaupt wissen können, stehen bleiben
könne, weil mit der Unsicherheit über die Existenz Gottes
das grundlegende Bedürfnis unerfüllt bleibt, einen *spürbar* sicheren Halt im unübersichtlichen Weltganzen zu
haben. Darum verwendet er nach Veröffentlichung der
Kritik der reinen Vernunft große Anstrengungen darauf, mit
Hilfe der praktischen Vernunft und der Urteilskraft den
klaffenden Spalt zwischen der theoretischen Vernunft und
dem nicht zu beweisenden höchsten Wesen doch noch zu
überbrücken – zumindest indirekt.

Folgt man Heines Darstellung, so hat die Philosophiegeschichte Kants weitere Denkanstrengungen, die zur
zweiten und dritten Kritik führten, einem sich im Herzen
des Philosophen unerwartet bahnbrechenden Gefühl zu
verdanken. Danach konnte Kant den trostlosen Anblick

seines verängstigten Dieners Lampe nicht länger verantworten. Denn diesem rinnen angesichts der allen christlichen Trost zermalmenden Philosophie seines Dienst-
herren weniger Regentropfen denn »Angstschweiß und
Tränen« vom Gesichte.[6] Und da vor diesem Nass kein Regenschirm schützen kann, »erbarmt sich Immanuel Kant
und zeigt, daß er nicht bloß ein großer Philosoph, sondern
auch ein guter Mensch ist, und er überlegt, und halb gut-
mütig und halb ironisch spricht er: ›der alte Lampe muß
einen Gott haben, sonst kann der arme Mensch nicht
glücklich sein – der Mensch soll aber auf der Welt glücklich
sein – das sagt die praktische Vernunft – meinetwegen –
so mag auch die praktische Vernunft die Existenz Gottes
verbürgen‹.«[7] Kant würde selbstverständlich die Behauptung entschieden zurückweisen, dass er sich durch Martin
Lampe zu einer »Resurrektion«,[8] zu einer Wiederaufer-
stehung des höchsten Wesens in seinem Denken hat bewegen lassen. Denn dem (Mit-)Gefühl kann aus guten Gründen kein systematischer Vorrang gegenüber der Vernunft
eingeräumt werden. Heine gesteht denn auch, dass er sich
nicht ganz sicher sei, ob Kant aus innerer Überzeugung
oder aber aus Respekt vor der »Polizei« seinen skeptischen
Ansatz um eine praktische Philosophie ergänzt habe,[9]
die das höchste Wesen, das objektiv nicht zu beweisen ist,
schlechterdings notwendig voraussetzt. Wie aber argumentiert Kant, um, wie Heine formuliert, »den Leichnam des
Deismus, den die theoretische Vernunft getötet«,[10] wieder
zu beleben?

Hervorzuheben ist, dass Kant – der sich selbst nie als
bloßer »Intellektualphilosoph« verstand[11] – bei diesem
Belebungsversuch neben den Verstandes- und Vernunft-
kräften auch auf das *Gefühl* im Subjekt setzt: – und zwar
genauer auf »das Gefühl des der Vernunft eigenen *Bedürf-
nisses*,«[12] im Denken ein höchstes Urwesen vorauszusetzen
zu können; auf das Gefühl der *Achtung* vor dem moralischen Gesetz sowie auf das Gefühl der *Lust* und *Unlust* in
der ästhetischen Erfahrung.

Der für Kants Denken zentrale Gedankengang, der
sich in unterschiedlichen Variationen wiederholt in seinem
Werk findet, basiert dabei auf einer als-ob-Konstruktion:
Was nicht durch Begriffe objektiv bewiesen werden kann,

6 Vgl. ebd.
7 Ebd.
8 A.a.O., 605.
9 Vgl. ebd.
10 Ebd.
11 Vgl. Immanuel
   Kant, *Kritik der
   reinen Vernunft*
   (1781/1787),
   nach der ersten
   und zweiten
   Original-Aus-
   gabe, hrsg.
   von Raymund
   Schmidt, Ham-
   burg 1993,
   B 881.
12 Vgl. Immanuel
   Kant, *Was
   heißt: Sich im
   Denken orien-
   tiren?* (1786),
   in: *Kant's
   gesammelte
   Schriften*, hrsg.
   von der König-
   lich Preußi-
   schen Aka-
   demie der
   Wissenschaf-
   ten, Berlin
   1902–1923,
   Bd. VIII, 133–
   147, hier 136.
13 Immanuel
   Kant, *Kritik der
   Urteilskraft*
   (1790/1793/
   1799), hrsg. von
   Karl Vorländer,
   Hamburg 1993,
   § 6, C 17.
14 Vgl. a.a.O.,
   C 18.
15 A.a.O., C 17f.
   Hervorhebung
   ra.
16 Vgl. a.a.O.,
   C 113.
17 Vgl. a.a.O.,
   § 59, C 260.

bedarf eines *subjektiven* Unterscheidungsgrundes, der so
beschaffen sein muss, *als ob* sich im Subjekt der Form nach
Allgemeines artikuliert. Verdeutlichen lässt sich dieser
Gedankengang an Kants Auseinandersetzung mit dem Phänomen des Schönen. Das Besondere an der ästhetischen
Erfahrung am Schönen ist nämlich, dass das Schöne, wie
Kant sich ausdrückt, »ohne Begriffe als Objekt eines allgemeinen Wohlgefallens vorgestellt wird.«[13] Das heißt, dass
man einen Gegenstand, den man als schön *empfindet*, zwar
nicht objektiv als schön belegen kann, weil der Lust kein
Begriff zugrunde liegt, der durch eine verstandesmäßige
Gesetzmäßigkeit verbürgt werden könnte; wohl aber kann
das *subjektive* Lustgefühl im angesichts eines Gegenstandes »Anspruch auf subjektive Allgemeinheit« machen.[14]
Dann nämlich, wenn das Wohlgefallen vom bloß Angenehmen unterschieden werden kann, wobei Letzteres auf
besondere »Privatbedingungen« oder Interessen zurück-
zuführen ist. Wer etwa eine Blume als schön beurteilt,
weil diese sich zur Repräsentation eigne, der erfreut sich
weniger an der Blume selbst als an dem Status, den er
durch sie zu erzielen versucht. Geht hingegen die Empfindung des Schönen auf nichts anderes außer an der Lust
am Schönen selbst zurück, dann kann der Urteilende »vom
Schönen so sprechen, *als ob* Schönheit eine Beschaffenheit des Gegenstandes und das Urteil logisch […] wäre; ob
es gleich nur ästhetisch ist und bloß eine Beziehung der
Vorstellung des Gegenstandes auf das Subjekt enthält«.[15]
   Wiederholt betont Kant, dass die ästhetische Erfahrung frei von Interessen oder anderen Zwecken sein muss.
Zugleich aber zielt Kant selbst mit seiner Analyse auf eine
»Zweckmäßigkeit im Gefühle der Lust«, auf welche die
ästhetische Erfahrung »Acht zu haben lehrt«.[16] Denn an
Stelle des nicht zu beweisenden Gottes, der das Kant besonders am Herzen liegende moralische Gesetz verbür-
gen könnte, setzt Kant darauf, dass die ästhetische Erfahrung den »Übergang vom Sinnenreiz zum habituellen
moralischen Interesse« ermögliche, ohne dass dabei der
»Sprung« vom erlebten Gefühl zum vernunftgemäßen
Handeln all zu »gewaltsam« ausfällt.[17]

Peinlichkeit

Das Gefühl der Peinlichkeit ergibt sich aus der momentanen Unmöglichkeit, ein Missverhältnis zwischen dem eigenen Selbstbild und dem (vermuteten) Fremdbild handelnd zu überwinden. Die »emotionale Last« (Neckel, *Status und Scham,* 109) geht mit körperlichem Unwohlsein, mit Veränderungen, mit Erröten, Schweißausbrüchen und motorischer Unruhe einher. Der peinlich Berührte wünscht, ›im Boden zu versinken‹. Im Wunsch nach dem eigenen Nicht-vorhanden-Sein liegt ein auto-aggressives Moment, das gleichwohl ein intensives Bewusstsein eigener Existenz vermittelt. Diese paradoxe Kopplung mag erklären, warum sich der peinliche Moment so tief ins Gedächtnis einbrennt und lebendig bleibt, als peinliche Erinnerung.

Peinlichkeit kennt kein Pardon

Vgl. den Eintrag »peinlich« in Grimm, *DWb*, Bd. XIII, Sp. 1528 f.: »1. qualvoll, schmerzlich […] 2. in der Gerichtssprache mit Folter-schmerzen verbunden […] 3. innerlich quälend und ängstigend […] 4. voll eifer« sowie »peinlichkeit«: »leibliche oder innere qual, pein, leiden; auch pein-liches gerichtsverfahren, tortur […] peinlicher Zu-stand (Adelung), beson-ders die peinliche, pe-dantische übertriebene sorgfalt und genauigkeit« (*DWb*, Bd. XIII, Sp. 1529) sowie zum juristischen Kontext im *Deutschen Rechtswörterbuch* den Eintrag »Peinlichkeit«: www.rzuser.uni-heidelberg.de/~cd2/drw/a/P25.htm (Stand Januar 2005).

»Bisher habe ich in diesem Brief verhältnismässig weniges absichtlich verschwiegen, jetzt und später werde ich aber einiges verschweigen müssen, was (vor Dir und mir) ein-zugestehn, mir noch zu schwer ist. Ich sage das deshalb, damit Du, wenn das Gesamtbild hie und da etwas undeut-lich werden sollte, nicht glaubst, dass Mangel an Beweisen daran schuld ist, es sind vielmehr Beweise da, die das Bild unerträglich krass machen könnten. Es ist nicht leicht darin eine Mitte zu finden. […] Hier genügt es übrigens an früheres zu erinnern: Ich hatte vor Dir das Selbstver-trauen verloren, dafür ein grenzenloses Schuldbewusstsein eingetauscht. (In Erinnerung an diese Grenzenlosigkeit schrieb ich von jemandem einmal* richtig: ›Er fürchtet die Scham werde ihn noch überleben‹).«

Franz Kafka, *Brief an den Vater. Faksimile*, Frankfurt a. M. 1994, 152 f.

* »Aber an K.'s Gurgel leg-ten sich die Hände des einen Herrn, während der andere das Messer ihm ins Herz stieß und zweimal dort drehte. Mit brechen-den Augen sah noch K. wie nahe vor seinem Ge-sicht die Her-ren Wange an Wange aneinander-gelehnt, die Entscheidung beobachte-ten. ›Wie ein Hund!‹ sagte er, es war, als sollte die Scham ihn überleben.« Franz Kafka, *Der Proceß*, in: *Schriften – Tagebücher – Briefe. Kriti-sche Ausgabe*, hrsg. von Malcolm Pas-ley u. a., Frank-furt a. M. 1990, 312.

1 »Peinlichkeit kennt keine Grenzen, Peinlichkeit kennt kein Pardon« lautet das Motto des peinlichen Fanclubs, den die Mitglieder nutzen, um dem paradoxen Bedürfnis nach-zukommen, einander ihre peinlichsten Erlebnisse zu berichten – eine Form sä-kularisierter und banalisier-ter Beichte. Vgl. www.die_geschichte_des_peinlichen_fanclubs.htm (Stand August 2002).

2 Vgl. Roos, *Pein-lichkeit, Scham und Schuld*.

3 Vgl. Norbert Elias, *Über den Prozeß der Zivilisation*, Bd. 2, zur De-finition von Scham v. a. 408, zur Abgren-zung von Pein-lichkeit 414: »Sie [Peinlich-keitsgefühle, ap] bilden ein unabtrennbares Gegenstück zu den Scham-gefühlen. Wie diese sich her-stellen, wenn ein Mensch selbst gegen Verbote des Ich und der Gesell-schaft verstößt, so stellen jene sich ein, wenn irgend etwas außerhalb des Einzelnen an dessen Gefah-renzone rührt, an Verhaltens-formen, Gegen-stände, Neigungen, die frühzeitig von seiner Umge-bung mit Angst belegt wurden, bis sich diese Angst – nach Art eines ›be-dingten Refle-xes‹ bei ana-logen Gelegen-heiten in ihm automatisch wieder erzeugt. Peinlichkeits-gefühle sind Unlusterre-gungen oder Ängste, die auftreten, wenn ein an-deres Wesen die durch das Über-Ich repräsentierte Verbotsskala der Gesell-schaft zu durchbrechen droht oder durchbricht.«

Peinlichkeit kennt kein Pardon[1] Kommentar 1

ALEXANDRA PONTZEN

Peinlichkeit hatte einst die Bedeutung von ›Tortur‹, und das klingt im heutigen Gebrauch des Wortes nach›››. Etwas Peinliches zu tun oder Zeuge eines als peinlich empfundenen Vorkommnisses zu sein ist eine psychisch schmerzhafte Erfahrung. Sie wiederholt sich, wenn das peinliche Erlebnis erinnert oder gar mitgeteilt wird, denn kognitive wie sprachliche Reproduktion lassen das Gefühl wieder aufleben. Vor allem die Mitteilung intensiviert es, weil sie dem Wesen des als peinlich Erlebten zuwiderläuft: Es will und soll verborgen und verdrängt werden. Wie Angst, Ekel oder Scham gehört Peinlichkeit zu den Unlustgefühlen, die, durch einen Reiz ausgelöst, mit Anspannung verbunden sind und für nur begrenzte Zeit erträglich. Mit den ›elementareren‹ Emotionen weist Peinlichkeit enge Berührungspunkte auf. An ihr ist soziale Angst als Angst vor der Isolation ebenso beteiligt wie psychischer Ekel und ein Gefühl von Schuld. Letzteres aber weitet sich auf Außer-Moralisches aus: Dass Peinlichkeit sich nicht vom Bewusstsein einer moralischen Schuld ableitet, sondern viel eher von der Angst vor sozialer Ausgrenzung, wird auch daran deutlich, dass es viel peinlicher ist, beim Ladendiebstahl erwischt zu werden (und dies umso mehr, je geringer der Warenwert) als beim Steuerbetrug (und dies umso weniger, je höher die Summe).

Mit der Scham hat Peinlichkeit je nach Theorie partielle Identität, unterscheidet sich aber im Hinblick auf Intensität[2], das maßgebliche gesellschaftliche oder moralische Bezugssystem und die Wahrnehmungsperspektive, die über den Erfahrungsmodus Selbst-Erleben vs. Beobachten[3] entscheidet. Am sinnvollsten scheint es, im Hinblick auf moralische Verantwortung zu differenzieren:

* **Das Sublime** oder Erhabene ist in der ästhetischen Diskussion des 18. Jahrhunderts seit Edmund Burke (1729–1797) der Gegenpol zum Schönen. Demnach sind es unterschiedliche sinnliche Qualitäten von Objekten, die darüber entscheiden, ob der Betrachter ein Wohlwollen empfindet (beim Schönen) oder ein Gefühl des Staunens, vermischt mit Schrecken (beim Erhabenen). Als Objekteigenschaften, die letztere Gefühle auslösen, gelten Burke das Mächtige, Dunkle, Schroffe, durch Uniformität unbegrenzt Wirkende. Ein einschlägiges Beispiel führt Kleist

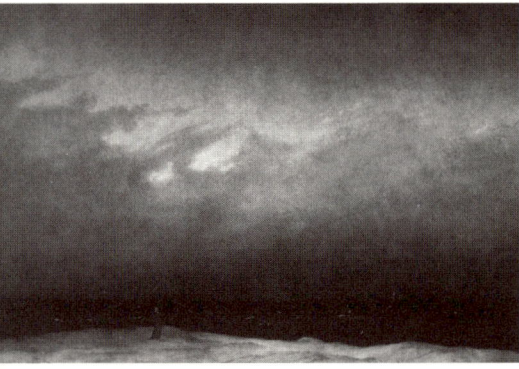

später mit Caspar David Friedrichs Gemälde »Der Mönch am Meer« an: Die scheinbare Unbegrenztheit und Größe von Meer und Horizont wecken den Ein-

↓

* **Empathie** Entwicklung einer Emotion für bzw. mit einer anderen Person unter korrekter Berücksichtigung der inneren Welt des anderen.

Bereits Adam Smith geht in seinem berühmten Buch *Die Theorie der ethischen Gefühle* (*The theory of moral sentiments*, London 1759) davon aus, dass Sympathie, Empathie und Mitleid menschliche Gesellschaften erst möglich machen. Gefühle sollen also die Grundlage unseres moralischen Verhaltens bilden – ohne Emotionen könnten wir nicht tugendhaft sein. Entsprechend sind Gefühle die Sprache sozialen menschlichen Lebens – sie geben die Muster vor, mit denen Menschen miteinander in Beziehung

Caspar David Friedrich, *Der Mönch am Meer*, 1809/10

treten. In diesem Kontext ist die Annahme von so genannten »feeling rules« (Gefühlsnormen/regeln) von Interesse. Mit ihnen ist das häufig nicht ausformulierte vorbewusste Wissen gemeint, welcher Person man in welcher Situation welches Gefühl »schuldet«. (So schuldet man beispielsweise in unserer Kultur einer verlorenen, geliebten Peson und deren Angehörigen das Gefühl »Trauer«.) Schwierigkeiten, die entsprechenden Gefühle zu entwickeln, führen einerseits zu Schuld- und Schamgefühlen, andererseits zu »Gesichtsverlust« gegenüber der Referenzgruppe. Dies ist insofern von Bedeutung, da Gefühle ein wesentliches Zahlungsmittel zwischen gesellschaftlichen Gruppen darstellen.

Empathie schließt die Kenntnis dieser feeling rules ein. Dass Menschen aber Empathie empfinden können, scheint ihnen als evolutionäres Erbe mitgegeben.   *mk*

4 Neckel, *Status und Scham*, 108 f.
5 Empathie scheint eher als der situative Auslöser selbst geeignet zu erklären, warum man in bestimmten Situationen mit Peinlichkeit reagiert, in anderen jedoch mit Schadenfreude.
6 Scham hingegen gilt als hauptsächlich personenbezogen, vgl. Neckel, *Status und Scham*, 109.
7 Vgl. ebd.
8 Rainald Goetz, *Dekonspirationen*, 70.

»Das Schamgefühl [...] findet seinen Referenten in der moralischen Integrität der Person, Peinlichkeit den ihren in der performativen Identität. Peinlichkeit beschädigt die situative Fremddarstellung, Scham das normative Selbstbild. Peinlichkeit stellt sich auf die Verletzung konventioneller Normen ein, Schamgefühle betreffen die Verletzung konventioneller Normen [...] nur, wenn in ihnen wertgebundene, evaluative Elemente gebunden sind.«[4]

Die Charakteristika peinlicher Gefühle werden deutlich, wenn man nur Beteiligter einer Situation ist, deren Peinlichkeit nicht von einem selbst verursacht wurde, während man die ungewollten Folgen gleichwohl zu tragen hat; sei es, weil man Empathie* für die bloßgestellte Person empfindet[5], oder, weil man sich für die Gesamtsituation verantwortlich fühlt und sie an einer internalisierten Idealvorstellung bemisst. Peinlichkeit ist situationsbezogen[6] und auch situativ behebbar: Aufgrund ihrer quälenden Erlebnisform mobilisiert sie geradezu die Interaktionskompetenz der an ihr Beteiligten. Im verursachten kollektiven Leiden ist Peinlichkeit ›egalitär‹. Unabhängig vom Verursacher will jeder, der an ihr teilhat, möglichst schnell durch sie hindurch.[7]
Wer Peinlichkeit empfindet, reagiert mit gesteigerter Selbstaufmerksamkeit und vice versa. Im peinlichen Empfinden verbinden sich die Intensität von Gefühl (Emotion) und von Bewusstsein (Kognition) der eigenen Person als psychisch leidender Person in ungewöhnlicher Weise. Aus der Mischung unterschiedlicher Vermögen lassen sich sozio-psychologische Rückschlüsse und ästhetische Konsequenzen ziehen: Einerseits funktioniert Peinlichkeit als Indikator sozialer Kompetenz, indem die Fähigkeit zu diesem Gefühl von der Kenntnis bestimmter sozialer Regeln und Ansprüche zeugt, ein übersteigertes Gefühl für Peinliches aber umgekehrt auf Unsicherheit im Hinblick auf den eigenen Status hinweist. Die Überwindung von Peinlichkeitsgefühlen gilt als medialer Erfolgsgarant – bis auf Widerruf, denn »Harald Schmidt hat Angst. Seit er meint, er hätte das Spiel der Medien durchschaut und alles verstanden, seit er überall erzählt, es wäre ihm nichts mehr peinlich und nichts könnte ihn noch schrecken, hat er geradezu lächerliche Angst vor der falschen Bewegung.«[8] Andererseits wirkt Peinlichkeit als negative säkularisierte Erhabenheit, in ihrem psycho-ästhetischen Effekt vergleichbar der ins Profane gewendeten Kategorie des Sublimen*. Wer Peinliches erleidet, fühlt sich klein und empfindet im Klein-Sein doch auch die Größe, die darin liegt, zum Gefühl der Peinlichkeit in der Lage zu sein: Schmerz und Stolz eines Empfindungsaristokraten, der stellvertretend für das schlechte Benehmen anderer und an ihm zu leiden vermag. Autoren wie Franz Kafka oder Her-

druck, der in der Weite der Landschaft verlorene, winzig wirkende Mönch empfände seine Kleinheit und der Betrachter teile diese Empfindung – nicht ohne allerdings diesem Unlust bereitenden Gefühl ein Vergnügen (»delightful horror«, Burke) abzugewinnen; in einem zweiten Erkenntnisschritt nämlich erlebt er in seiner Ohnmachtserfahrung die Macht der eigenen Vernunftkräfte. So sieht es zumindest Kant und in Anlehnung an ihn und Abgrenzung von ihm Schiller. Beide betonen die moralische Qualität des Erhabenen, die auf dem Zusammenspiel von Einbildungskraft und Vernunft basiert. Die »Darstellung der leidenden Natur« und die »Darstellung der moralischen Selbständigkeit im Leiden« werden bei Schiller zum »Fundamentalgesetz aller tragischen Kunst«. Das dargestellte Erhabene soll im Betrachter das eigene Vermögen zum erhabenen Gefühl und der entsprechenden Gesinnung stärken. *ap*

>>>

Kultureller Erfolg der Peinlichkeit

Wer noch über ein gut entwickeltes Peinlichkeitsempfinden verfügt, für den hält die derzeitige Medien- und namentlich TV-Kultur beträchtliche Herausforderungen in negativer Hinsicht bereit: Daily talks, *Big Brother, Girlscamp, Big diet,* notorische Reportagen über Brust-Operationen im Vorabendprogramm, *Deutschland sucht den Superstar* und *Star Search* stehen kurz davor, Andy Warhols Ende der 1960er gemachtes Versprechen wahr werden zu lassen, jede/r werde irgendwann seine/ihre Viertelstunde im Rampenlicht erhalten. Solche Sendungen führen, auch wenn sie explizit mit dem Terminus des »(Super-)Stars«

9 Man denke etwa an die »peinlichen Pausen«, die bei Befragungen und Sprachaufnahmen zum Zweck der linguistischen Analyse als »pP« protokolliert werden und eine meist nur atmosphärische oder situative Befangenheit signalisieren, ohne erkennbaren Bezug zu Gesprächsthemen aufzuweisen.

10 Bei Lustgefühlen hingegen erscheint es unmittelbar einleuchtend, sie, da sie in der Lebenswirklichkeit angestrebt werden, mittels Kunst zu evozieren und – zumindest im Medium – zu verstetigen. Bei Unlustgefühlen funktionieren Erklärungen weniger einsinnig.

11 Die Repräsentation von »Jammer und Schaudern« (Aristoteles) in der Tragödie erlaube es dem Betrachter, durch die befreiende Affektentladung beim mitempfindenden Zuschauen ein psychisch-physisches Lustgefühl (gr. hedone) zu verspüren. Der Streit darum, ob »Furcht und Mitleid«, wie man später übersetzt, die Emotionen sind, von denen es sich zu reinigen gilt, oder ob sie lediglich als Medien emotionaler Identifikation dienen, um zur Läuterung auch von anderen Affekten beizutragen, interessiert hier nicht, denn Peinlichkeit hat nie den Rang eines theatralisierbaren Unlustgefühls erreicht und ist auch keine von den Poetiken oder Rhetoriken gesondert wahrgenommen Emotion.

12 Zur Konjunktur der von Julia Kristeva eingeführten Kategorie vgl. Winfried Menninghaus, *Ekel* 516 f.

13 Vgl. Norbert Elias, *Über die Einsamkeit der Sterbenden.*

mann Ungar inszenieren das krankhaft übersteigerte Scham- und Peinlichkeitsempfinden ihrer Protagonisten denn auch als ambivalentes Signum der
Auserwähltheit.

Kaum je also sind wir so sehr bei uns wie im peinlichen und peinigenden
Gefühl, wenn wir die Differenz erleiden zwischen Ich und Ich-Ideal, zwischen
dem Bild vom anderen und dessen Realität. Auslöser sind oft unfreiwillige
Erinnerungen an die eigene Kreatürlichkeit: mangelnde Beherrschung von
Körperfunktionen (Furzen, Rülpsen usw.), mangelnde Beherrschung oder
Verfehlung von gesellschaftlichen Umgangsformen (das Verwechseln von
Personen, das Grüßen von Unbekannten oder das Vergessen von Namen) sowie soziales Versagen (peinliche Versprecher und peinliche Pausen, Witze,
über die niemand lacht). Peinlichkeit kann nicht konstatiert werden, ohne zugleich empfunden zu werden. Das verleiht ihr eine unmittelbar kommunikative Funktion. Sie transportiert und signalisiert eine psycho-physische Anspannung, ohne notwendig über deren Anlass oder Inhalt zu informieren.[9]

Mehr noch als bei anderen Unlustgefühlen stellt sich die Frage, weshalb
Kunst und Medien Peinlichkeit darstellen, wenn sich Rezeption und Evo-
kation des Gefühls zwangsläufig verbinden.[10] Die in der Lebenswirklichkeit
vermiedenen oder verdrängten, aber ›honorigen‹ Unlustgefühle haben in der
Kunsttheorie eine Funktion, die über die ästhetische Erfahrung allein hinaus-
geht. Seit Aristoteles liefert das Konzept der Katharsis der poetologischen
Emotionspsychologie ein bis heute akzeptiertes Erklärungsmuster: Modell-
haft funktioniere die Bühne als Instanz emotionaler Stellvertretung, die dem
Betrachter helfe, sich von unangenehmen Affekten zu reinigen.[11] Peinlichkeit
hat nie die Dignität eines theatralisierbaren Unlustgefühls erreicht. Sie ist unangenehm, aber nicht ›groß‹, schmerzlich, aber nicht tragisch; das Peinliche
ist unschön, ohne die schillernde Faszination des Abjekten[12] auszustrahlen.
Woher also rührt die Popularität der Peinlichkeit (>>> Kultureller Erfolg der
Peinlichkeit) im ausgehenden 20. und beginnenden 21. Jahrhundert?

Dass heute vieles nicht mehr als peinlich gilt, was im 19. Jahrhundert noch
als peinlich empfunden wurde, erklärt Norbert Elias' Zivilisationstheorie mit
der so genannten Informalisierungs-These: Der zivilisierte Mensch ist durch
Internalisierung von Normen und Scham- und Peinlichkeitsschwellen so
triebgehemmt, dass man ihm ehemals Peinliches schon wieder zumuten
kann, ohne dass es den Zivilisationsprozess als Ganzen gefährdet. Zudem –
so Elias – erfasst der Informalisierungsschub nur einzelne Bereiche, vor allem
die Sexualität; andere, etwa Tod und Sterben[13], lasse er indes gänzlich unberührt, weshalb sexuelles Versagen inzwischen öffentlich und durchaus lust-

operieren, das Star-Prinzip ad absurdum. Dargeboten werden nicht Schönheit, Persönlichkeit, Glamour, Charisma
oder außeralltägliche Begabungen, sondern Alltäglichkeiten
in ihrer ganzen Banalität und Begrenztheit. Startum funktioniert nicht mehr als eskapistische Konfrontation mit
einem besseren, großartigeren und erstrebenswerten Leben,
das die eigene Beschränktheit eine Zeit lang vergessen
lässt, sondern als Spiegelung dieser Beschränktheit. Das
alles ist im Grunde überaus peinlich: öffentliches Heulen,
Zanken, Schreien, banalste Lebensprobleme, Nervenzu-
sammenbrüche, schlecht gebaute und unterhaltene Körper,
Sprachfehler, laienhaftes Posieren und Agieren, artistische
Fehlleistungen. Der Lustgewinn der Zuschauer/innen
könnte auf den ersten Blick in der Schadenfreude vermutet werden, doch andererseits sind diese Unzulänglich-
keiten zu alltäglich und zu verbreitet, um nicht auf das
Selbst zurückzuweisen. Daher geht es wohl eher um eine
kollektive Versöhnung mit dem eigenen schlechten Aussehen, Auftreten, Geschmack und Stil, die sich renitent
gegen »die da oben« – die Reichen, Schönen, Mächtigen
und Begabten – richtet. Abgesehen davon, dass offenbar
potenziell jede/r – oder doch zumindest eine qualifizierte
Minderheit von einigen Millionen Bundesbürgern – bereit
ist, sich der telemedialen Entblößung auszusetzen, wird
das Phänomen auch in der Lebenswelt bereitwillig repro-
duziert: Bauchfrei- und Brust-raus-Mode kennt kein
Gebot und jedenfalls keine Grenze des guten Geschmacks.
Selbstbewusst werden – unter Absehung von der Außen-
temperatur – Bäuche, Taillen, Hüften, Schultern und
Brüste entblößt, unabhängig davon, ob sie für sehenswert
gehalten werden könnten oder nicht. Auch das Mobiltele-
fon führt zwangsläufig zu eigentlich peinlichen Szenen,
indem der Umwelt die Dämlichkeit der geführten Konver-
sation offenbart wird: Das Vorweisen des gewesenen Inti-
men ist unentrinnbar geworden.

14 Dabei funk-
tionalisiert ein
als therapeu-
tisch getarnter
Voyeurismus
das Gefühl des
Peinlichen für
seine Zwecke,
indem er nicht
nur definiert,
was als peinlich
empfunden
wird, sondern
auch, was als
peinlich emp-
funden werden
soll.

voll thematisiert werden kann, für den Umgang mit Sterbenden aber die Worte fehlten.

Im *Hype* der Peinlichkeit in den Medien der Popkultur mischen sich Kommerzialisierung, Tabubruch und Entertainment mit aufklärerischer Attitüde.[14] In vergleichbar extensiver Weise hat sich kein auf Dauer angelegtes künstlerisches Medium je dem Sujet gewidmet oder es als Selbstzweck inszeniert. Dennoch sind die diskreten Spuren der Peinlichkeit in der Literatur nicht weniger aussagekräftig, sozialhistorisch, mentalitätsgeschichtlich und poetologisch, im Hinblick auf die Darstellbarkeit dessen, was eigentlich nicht dargestellt werden sollte. Zu den zentralen Themen gehören die *faux pas* der gesellschaftlichen Aufsteiger, die peinlichen Fehler der Parvenus und Provinzler, das sexuelle Versagen des älteren Mannes, das unerwiderte Begehren der alternden Frau, die Scham über die eigene Herkunft, körperliche Gestalt, soziale Ungeschicklichkeit. Interessanterweise gehen Körperscham und Sozialangst häufig eine Allianz ein – Franz Kafkas lebensängstliche, sexuell verklemmte und selbstzweiflerische Helden führen es vor –, und die peinlichen Nöte, die dem Arrivierten daraus entstehen, dass die weniger gebildete, weniger weltläufige und meist auch ärmere Verwandtschaft zu Besuch kommt, liefern Literatur und Theater den Stoff für Komödien wie für Tragödien gleichermaßen. Beide Formen weisen einen Ausweg aus der peinlichen Situation, den erlösenden ins distanzierende Gelächter und den seinerseits erleichternden in die Traurigkeit darüber, eine wie schlechte Figur man abgeben kann – beides Auswege aus der Pein der Peinlichkeit.

Denn auszuhalten ist sie nicht.

Literatur

- Elias, Norbert, *Über die Einsamkeit der Sterbenden*, Frankfurt a.M. 1982.
- ders., *Über den Prozeß der Zivilisation. Soziogenetische und psychogenetische Untersuchungen* (1976), 2 Bde., Frankfurt a.M. [13]1988.
- Goetz, Rainald, *Dekonspiratione*, Frankfurt a.M. 2000.
- Menninghaus, Winfried, *Ekel. Theorie und Geschichte einer starken Empfindung*, Frankfurt a.M. 1999.
- Neckel, Sighard, *Status und Scham. Zur symbolischen Reproduktion sozialer Ungleichheit*, Frankfurt a.M. 1991.
- Roos, Jeannette, »Peinlichkeit, Scham und Schuld« in: Jürgen Otto/Harald Euler/Heinz Mandel (Hrsg.), *Emotionspsychologie. Ein Handbuch*, Weinheim 2000, 264–271.

Besuch zum Abendessen oder »Was verschweigst du?«

»Keuschnig tat, als blickte er den Schriftsteller an, sah aber in Wirklichkeit davor auf dem Tablett, wo Stefanie gerade Crêpes Suzette flambiert hatte, in der noch heißen Alkoholsauce sich eine Blase bilden – die jetzt platzte. Er legte sich die Messerspitze an die Stirn und dachte: Diese Gespräche vorhin sollten nur dazu dienen, daß ich mich unbeobachtet fühle. Auf einmal suchte er auf dem Tisch etwas zum Werfen. Jetzt tu ich's! dachte er, warf dann aber nur dem Schriftsteller einen Brotkrumen hin. Nicht einmal Stefanie lachte darüber. Gleich würde er sich für immer UNMÖGLICH machen. Er schaute den Schriftsteller wirklich an, flehend, und jetzt blickte dieser weg, aber nicht barmherzig, sondern wie jemand im sicheren Vorgefühl des Triumphes, im bescheidenen Stolz über die eigene Leistung; mit einem eleganten Lächeln abgewandt von seinem Opfer, das noch lebte, es nur nicht mehr wußte. – Vor Lächerlichkeit wollte Keuschnig der Kopf abbrechen. Er bemerkte, daß er unabsichtlich den Gesichtsausdruck des Schriftstellers angenommen hatte, das gleiche Schmunzeln, die gleichen gesenkten Lider – gleich verschmitzt blickten sie in der allgemeinen Stille einander manchmal kurz an.

   In diesem Moment, er hatte gerade einen großen Pfirsichkern im Mund – erlebte Keuschnig bei vollem Bewußtsein etwas, was er sonst nur manchmal träumte: sich selbst als etwas zum SCHREIEN Fremdes, das aber alle kannten und von dem jeder alles wußte – eine wie in einem Nest zur Besichtigung freigegebene, sich über den Tod hinaus

1 *Großes vollständiges Universal-Lexikon*, hrsg. von Johann Heinrich Zedler, Halle u.a. 1732 ff., Bd. XXVII (1741), 114.
2 Vgl. den Eintrag zum Lexem *Pein* in: Kluge, *Etymologisches Wörterbuch*, 536

Peinlichkeit kennt kein Pardon Kommentar 2

ROBERT ANDRÉ

Peinliche Fragen und peinliche Situationen sind schmerzvolle Momente der Offenbarung. Sie enthüllen, was eigentlich nicht für die Blicke und die Ohren Dritter bestimmt ist. Gerade weil in einem als peinlich empfundenen Geschehen, Unschickliches oder Tabuisiertes offen gelegt wird, geht von ihm eine große Anziehungskraft aus. Der Schauer, der mit dem Unlust erzeugenden peinlichen Moment verbunden ist, erregt und steigert die Aufmerksamkeit. Alle Anwesenden werden Zeuge eines Ereignisses, das sie selbst zu Beteiligten macht: Das Peinliche verbreitet sich im Nu als ein alle einnehmendes Gefühl, das unmissverständlich den Verlauf der Grenze bestätigt, die das Erlaubte vom Unerlaubten scheidet und die als solche für den Bestand der sozialen Ordnung essenziell ist. Alle wissen instinktiv, was jetzt auf dem Spiel steht, weil diese feine Grenze, die zu übertreten den Gesichtsverlust zur Folge hat, dem eigenen sozialen Status überhaupt erst Kontur gibt.

Die in den Bann ziehende Erregung, die vom Peinlichen ausgeht, basiert auf einer seit jeher kritischen gesellschaftlichen Praxis, die dem semantischen Kern der Peinlichkeit seine ursprüngliche Bedeutung gegeben hat: Das sind die *öffentlichen Strafen*, genauer die Strafen der so genannten peinlichen Gerichte, die noch in der Frühen Neuzeit auf die Seele zielen und zugleich erbarmungslos den Körper traktieren. Unter dem Stichwort *Peinlich* heißt es in der wichtigsten deutschsprachigen Enzyklopädie des 18. Jahrhunderts: »Peinlich, *Capitale, Criminale, Capitaliter, Criminaliter*, begreift eigentlich alle diejenigen Verbrechen und Handlungen unter sich, deren Bestraffung an Leib und Leben gehet.«[1] Das Peinliche berührt mithin immer das Ganze. Wer ihm unterworfen ist, muss um »Leib und Leben« fürchten. Aus dem lateinischen *poena* (dt. Strafe) und dem griechischen *poiné* (dt. Buße) leitet sich im christlichen Mittelalter das lateinische Wort *pēna* (dt. Höllenstrafe) ab.[2] Die Vor-

schämende, sich UNSTERBLICH BLAMIERENDE Kreatur, mitten im Ausbrüten aus dem Zusammenhang geschwemmt und nun unabsehbar ein monströser, nicht zu Ende gebrüteter Hautsack, eine Verirrung der Natur, ein ZWISCHENDING, auf das alle Welt mit dem Finger zeigen konnte – und so ekelhaft, daß man, indem man darauf zeigte, gleichzeitig woanders hinschauen mußte! – Keuschnig schrie auf. Er spuckte dem Schriftsteller ins Gesicht und begann sich auszuziehen.

Er löste sorgfältig die Krawatte, legte dann die Hose genau an den Bügelfalten über den Stuhl. Die andern waren aufgestanden. Der Schriftsteller beobachtete ihn. Françoise suchte den Blick von Stefanie, die an sich herunterschaute. Der nackte Keuschnig lief um den Tisch herum und sprang Françoise an, die noch zu lachen versuchte. Sie fielen übereinander. Keuschnig griff blind in einen Teller und schmierte sich mit dem Rest von einem Ragout das Gesicht zu. Zufällig berührte er das Bein des Schriftstellers. »Misch dich nicht ein!« sagte er und schlug schon nach ihm. Er stand auf und sie fingen an, einander zu prügeln, langsam, ein Schlag nach dem andern, Auge in Auge, völlig lautlos, systematisch und zäh wie die Kinder. Endlich merkte Keuschnig, daß er gleich weinen würde, vor Erleichterung, daß er sich nicht mehr verstellen musste, vor Kummer, daß es nun aus mit ihm war. Ah, ich weine, dachte er zufrieden.«

Aus: Peter Handke, *Die Stunde der wahren Empfindung* (1975), Frankfurt a.M. 1999, 99–101; Hervorhebungen im Original.

3 Vgl. Wilbertz, *Scharfrichter, Medizin und Strafvollzug*, 543.
4 Ebd.
5 Vgl. Foucault, *Überwachen und Strafen*, 58.
6 Vgl. a.a.O., 14.
7 Vgl. Elias, *Über den Prozeß der Zivilisation*.

stellung, dass die Sünder nach ihrem Tode eine Höllenstrafe erleiden werden, wenn sie nicht zuvor eine umfassende Offenbarung ihrer Taten und ein Schuldbekenntnis ablegen, bestimmt die christliche Gerichtspraxis bis ins 18. Jahrhundert hinein. Die über jeden Zweifel erhabene richterlich angeordnete Tortur der *peinlichen Fragen* begreift sich dem entsprechend weniger als ein unvermeidliches Instrument zur Wahrung der allgemeinen Ordnung, als vielmehr als eine von Gott eingesetzte Instanz, die dafür sorgt, dass die Seele der armen Sünder geheilt wird. Das Mittel der Folter ermögliche es – nach diesem Selbstverständnis –, den göttlichen Auftrag auszuüben. Die Marter bezwecke nicht Qual oder Vernichtung, so lautet zumindest das Berufsethos der zuständigen Scharfrichter, sondern sie will das erlösende, die Seele reinigende Geständnis vor Gott und seinem irdischen Vollstrecker bewirken. Diese Konfession werde nicht erzwungen, um die »strafprozessuale Voraussetzung für eine Verurteilung« zu schaffen, sondern, wie Gisela Wilbertz betont, es komme dem Gericht auf »die innere Umkehr« des Delinquenten an.[3] »Die Wahrheit zu bekennen, hieß, ›Gott die Ehre geben‹. Diese Formel gehörte zum Standardrepertoire, wenn es darum ging, Angeklagte zum Bekenntnis aufzufordern.«[4] Wenn der Verurteilte, wie es die Strafliturgie vorsieht, tatsächlich seine Sünden öffentlich bekennt, dann wird die Hinrichtung, wie Michel Foucault hervorhebt, »zum Moment der Wahrheit.«[5] Denn nur der bußfertige Straftäter, der sich über die Leiden seines Körpers hinwegsetzt, wird im Himmelreich mit ewiger Seligkeit belohnt.

Diese peinlichen Prozeduren und die ihnen zugrunde liegenden weltanschaulichen Annahmen werden im Laufe des 18. Jahrhunderts durch eine andere Episteme abgelöst. Die Aufklärung beginnt, das theokratische Strafmodell zu verdrängen. Viele Faktoren sorgen dafür, dass das Schauspiel der peinlichen Strafen in Europa zurückgedrängt wird und dass sich die »Ökonomie der Züchtigungen« grundlegend wandelt.[6] Statt einem Fest der Strafe, das den gemarterten Körper zu einem großen Spektakel nutzt, verlagert sich die moderne Strafverfolgung in mehrerer Hinsicht nach innen. Die genauen Umstände des Tathergangs, das Motiv der Tat sowie die sozialen und psychischen Hintergründe des Täters werden nun mit wissenschaftlichem Ernst aufgespürt. Die Strafe wird dagegen zu einem verborgenen Teil der Rechtssache und sie wird schließlich hinter den Mauern der Gefängnisse unter Ausschluss der Öffentlichkeit abgesessen. Diese Humanisierung der Gerichtsbarkeit und die Ausbildung des Rechtsstaats im 19. Jahrhundert bestätigt die von Norbert Elias dargelegte Tendenz in Europa, welche er den *Prozeß der Zivilisation*[7] nennt. Im Zuge des Paradigmenwechsels von einer stratifikatorischen

* **Stratifikatorische und funktionale Gesellschaftsordnung** Eine Gesellschaftsform heißt *stratifikatorisch* (von lat. stratum, dt. Decke), wenn sie aus undurchlässigen vertikalen Schichtungen besteht, deren Hierarchien allein durch Geburt festgelegt sind. Rangmäßige Ungleichheiten wie in der spätmittelalterlichen Ständeordnung (Adel, Bauern) basieren auf der Familienzugehörigkeit und deren angestammte Privilegien und nicht wie in einer *funktional* (lat. functio, dt. Verrichtung, Geltung) ausdifferenzierten bürgerlichen Gesellschaft auf Unterschieden, die auch durch Bildung, Geschick oder anderes erworben werden können.

Vgl. Niklas Luhmann, *Die Gesellschaft der Gesellschaft*, Frankfurt a. M. 1997, insbes. Bd. II, 678–776.   *ra*

Günther Anders prägte in seinem zweibändigen Hauptwerk *Die Antiquiertheit des Menschen* den Ausdruck »prometheische Scham«, der die Scham vor der »beschämend hohen Qualität der selbstgemachten Dinge« bezeichnet. Im Gegensatz zu den von ihm hergestellten unsterblichen – weil reproduzierbaren – Produkten ist das Fleisch des Menschen dem Verfall preisgegeben – es ist von der »industriellen Reinkarnation« ausgeschlossen. Der Mensch ist morphologisch festgelegt, er ist ein miserabler Rohstoff. Angesichts der Perfektion der Technik ergreift das Mängelwesen Mensch Scham darüber, bloß geboren und nicht gemacht zu sein. Anders vermutete im puritanischen Leibhass und dessen säkularem Nachleben die Triebkraft jener besonderen – der prometheischen Scham.

Der Mensch versucht seiner prometheischen Scham durch Selbstverdinglichung seines Leibs und seiner Seele zu begegnen: Kosmetik, Mode, Fitness, Bodybuilding, Schönheitschirurgie und neuerdings Gentechnologie und virtuelle Avatarisierung.

Vgl. Günther Anders, *Die Antiquiertheit des Menschen*, Bd. I. München 1985.

Günther Anders wurde 1902 als Günther Stern in Breslau als Sohn des Psychologenehepaars Clara und William Stern geboren. Nach dem Studium der Philosophie promovierte er 1923 bei Husserl. Günther Anders war bis 1936 mit Hannah Arendt verheiratet, dann emigrierte er in die USA, wo er sich mit diversen Gelegenheitsjobs durchschlug. 1950 zog er nach Wien, wo er bis zu seinem Tode 1992 lebte.

8 *Bedecken* respektive *verhüllen* sind die Grundbedeutungen der *Scham*, vgl. Kluge, *Etymologisches Wörterbuch*, 634.

9 Vgl. Hallemann, *Peinlichkeit*, 26.

10 Goethe, *Faust*, 109, v. 3418.

Gesellschaftsordnung* in eine funktional ausdifferenzierte Gesellschaftsform verwandeln sich auch die peinigenden Fremdzwänge, durch die im absolutistischen Staat die Abhängigen diszipliniert werden, allmählich in Selbstzwänge. Denn das eigenverantwortliche bürgerliche Subjekt erhält seinen neuen Status nicht zuletzt dadurch, dass es durch eine strenge Selbstbeobachtung lernt, seine Triebe und Affekte zu kontrollieren. Diese Selbstzucht ist wesentlich durch die Öffentlichkeit vermittelt, weil sich das Subjekt überhaupt erst in der Interaktion mit seinesgleichen konstituiert. Die Neuformierung des öffentlichen Raums spiegelt sich auch im Begriff des Peinlichen wider, der im Zusammenhang dieser gesellschaftlichen Transformationen eine andere Konnotation annimmt. Während in der Frühen Neuzeit die peinigenden Gerichte das Geschäft der Enthüllung offensiv betrieben, um den Delinquenten zum Geständnis ihrer Vergehen zu ›verhelfen‹, beginnt mit der Erstarkung des Bürgertums peinlich das zu werden, was die mühsam erworbene Subjektstellung untergraben könnte. Peinlich ist es nun, wenn etwa die Affekte vor den prüfenden Blicken der Mitbürger nicht mehr kontrolliert werden können. Das Peinliche nährt sich damit dem Schamhaften an.[8] Allerdings bleiben Scham und Peinlichkeit darin unterschieden, dass das Gefühl der Scham dann eintritt, wenn ein tabuisierter Bereich verletzt wird, mit denen sich die Betroffenen meist unbewusst voll identifizieren, wohingegen Peinlichkeit sich dann einstellt, wenn Anstandsregeln verletzt werden, denen man sich darum unterordnet, weil man Angst hat, aus der Gemeinschaft herauszufallen.[9] Diese äußerste Konsequenz droht dann – und insofern geht es beim Peinlichen nach wie vor um das Ganze, auch wenn nicht mehr »Leib und Leben« direkt angegangen werden –, wenn in einer unvorhersehbaren Situation nicht bloß das vermeintliche Ungenügen, sondern zugleich der behütete Konsens einer Gemeinschaft enthüllt wird, wenn also das angerührt und damit vernehmbar wird, was zu thematisieren die Grundlagen einer Gemeinschaft in Frage stellen könnte. Die peinliche Situation hat insofern den Charakter einer *Gretchenfrage*, die wie die *peinlichen Fragen* der alten Gerichte ein Bekenntnis zum gemeinsamen Glauben respektive zu den allgemein akzeptierten Grundannahmen einer Sozietät verlangt. Faust antwortet bekanntlich auf die Aufforderung von Margarete, sich zur christlichen Religion zu bekennen, verlegen: »Laß das, mein Kind!«[10] Nicht nur dürfte ihm in diesem Moment die Naivität von Gretchen peinlich sein, sondern auch, dass sich die in dieser Situation auftuende Differenz zwischen den beiden nicht wieder wird überbrücken lassen. Umso wortmächtiger sind dann seine Versuche – und auch das ist kennzeichnend für eine peinliche Situation –, diese abgründige Wahrheit durch allerlei Erklärungen wieder zu verdecken.

Der Lübke-Effekt

»Sehr geehrter Herr Präsident, sehr geehrte Frau Tananarive!«
Bundespräsident Heinrich Lübke spricht ein Grußwort in der madagassischen Hauptstadt Tananarive

»Sehr geehrte Damen und Herren, liebe Neger!«
Heinrich Lübke bei einem weiteren Besuch auf dem so genannten schwarzen Kontinent (Liberia, 1962)

»Ja, Frau Merkel.«
Der einmal sitzen gebliebene Musterschüler Edmund Stoiber zu Sabine Christiansen

»Der Rizzitelli und ich sind schon ein tolles Trio … ähhh Quartett …«
Jürgen Klinsmann, Fußballer und Bundestrainer bis 2006

»This is a great day for France!«
Richard Nixon 1974 beim Begräbnis von Georges Pompidou

»Sie sagen, der Schlangenbiss sei tödlich. Wie tödlich?«
ARD-Premium-Talker Jürgen Fliege in seiner Show

»Alle zehn Jahre werden die Menschen ein Jahr älter.«
Hans Eichels ungeschminkte Wahrheit bei »Sabine Christiansen«

»We begin bombing of Russia in five minutes.«
Ronald Reagan bei einer Mikrofonprobe für eine Rundfunkrede (1984)

»Ich grüße meine Mama, meinen Papa und ganz besonders meine Eltern.«
Mario Basler, Fußballer und Sprachsportler

»Bill hat ein Buch in Yale geschrieben, ich habe eins dort gelesen.«
George W. Bush über den Publizisten William F. Buckley

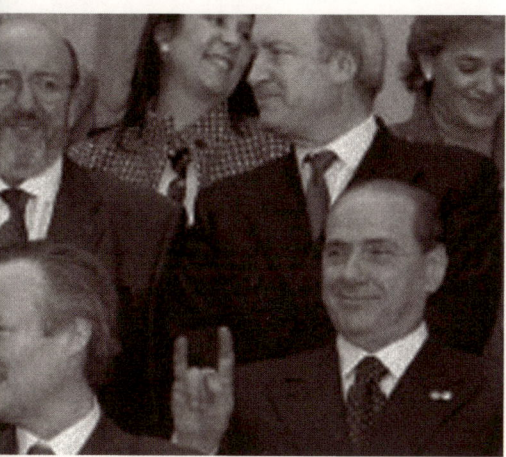

Der italienische
Ministerpräsident
Berlusconi doku-
mentiert seinen
zuweilen etwas
bizarren Humor.

Literatur

· Elias, Norbert, *Über den Prozeß der Zivilisation. Soziogenetische und Psychogenetische Untersuchungen*, 2 Bde., Bern/München ²1969.
· Foucault, Michel, *Überwachen und Strafen. Die Geburt des Gefängnisses*, Frankfurt a.M. 1977 (*Surveiller et punir. La naissance de la prison*, Paris 1975).
· Goethe, Johann Wolfgang, *Faust. Der Tragödie erster Teil*, in: *Werke*, Hamburger Ausgabe, Bd. III, hrsg. und komm. von Erich Trunz u.a., München 1998.
· Hallemann, Michael, *Peinlichkeit. Ein Ansatz zur Operationalisierung von Isolationsfurcht im sozialpsychologischen Konzept öffentlicher Meinung*, Diss. Mainz 1990.
· Kluge, Friedrich, *Etymologisches Wörterbuch der deutschen Sprache* (1883), bearb. von Walther Mitzka, Berlin ¹⁸1960.
· Wilbertz, Gisela, »Scharfrichter, Medizin und Strafvollzug in der frühen Neuzeit«, in: *Zeitschrift für Historische Forschung* 26 (1999), 515–555.

Rache

Rache ist eine reaktive Handlung, die weithin

vernehmbar zu erkennen geben soll, dass

mir selbst oder meinen Verwandten ein Unrecht

geschehen ist und dass der Täter oder einer

seiner Verwandten von mir selbst deswegen zur

Rechenschaft gezogen wurde, um so die all-

gemeine symbolische Ordnung wieder ins Gleich-

gewicht zu bringen.

Die Rache ist mein

Die Rache ist mein, ich will vergelten. Zu seiner

Zeit soll ihr Fuß gleiten; denn die Zeit ihres

Unglücks ist nahe, und was über sie kommen soll,

eilt herzu.

Denn der Herr wird sein Volk richten, und

über seine Knechte wird er sich erbarmen.

Denn er wird ansehen, daß ihre Macht dahin ist

und beides, das Verschlossene und Verlassene,

weg ist.

5. Mose 32,35 f.

>>>

Vom Rechtsstaat nach heutigem Verständnis, in dem volle persönliche Rechte und Freiheiten unabhängig von der Standeszugehörigkeit für jedermann gelten und der auf Rechtsprinzipien basiert, kann auf der theoretischen Ebene allerdings erst nach Kant die Rede sein, der 1797 in der *Metaphysik der Sitten* den Staat (civitas) ausdrücklich als »die Vereinigung einer Menge von Menschen unter Rechtsgesetzen« definiert (a.a.O., 313), wobei Recht als »der Inbegriff der Bedingungen« verstanden wird, »unter denen die Willkür des einen mit der Willkür des andern nach einem allgemeinen Gesetze der Freiheit zusammen vereinigt werden kann« (a.a.O., 230). *ra*

1 Zur Unterscheidung zwischen »Affecten« und »Leidenschaften« und warum die Rache zu diesen gehört, vgl. Immanuel Kant, *Anthropologie in pragmatischer Hinsicht*, § 74, 252 und § 83, 270 f.

2 Vgl. Justus Mösers Schrift *Der hohe Styl der Kunst unten den Deutschen* [vorher: *Von dem Faustrecht*] von 1770. Möser zu Folge ermöglicht es die Fehde, Konflikte zwischen Edelmännern direkt auszutragen. Das Fehderecht helfe darum, große Kriege zu vermeiden, die das ganze Land in Mitleidenschaft ziehen.

3 Vgl. Michel Foucault, *Die Ordnung der Dinge*, 23.

Die Rache ist mein Kommentar 1

ROBERT ANDRÉ

Wer Rache ausübt, unterliegt einem Befehl, den er von einer höheren Instanz auferlegt bekommen hat. Der Rächende meint dem Imperativ folgen zu müssen, dass Gerechtigkeit sein solle und dass diese nur *durch mich selbst* hergestellt werden könne. So anmaßend dieser Glaube auch ist und so sehr aus diesem Grunde der Gott der Juden darauf besteht, allein ihm die Vergeltung des Unrechts zu überlassen, so ist die Rache gleichwohl keine willkürliche Handlung oder ein bloßer Affekt, sondern sie ist vielmehr eine Leidenschaft,[1] die wesentlich durch die jeweiligen gesellschaftlichen Bezüge, Gepflogenheiten und Erwartungen determiniert wird, in denen das rächende Subjekt steht. Das Begehren nach Rache führt mithin immer auch einen historischen Index mit sich. So bemisst sich die Bewertung einer Rachehandlung unter anderem daran, ob es ein ihr gegenüberstehendes staatliches Gewaltmonopol, gar einen Rechtsstaat gibt und, wenn dies der Fall ist, wie sich die staatliche Ordnung legitimiert[>>]. Während im Mittelalter die Fehde eine akzeptierte Auseinandersetzung zwischen Adligen war und noch im 18. Jahrhundert das Faustrecht theoretisch befürwortet wurde,[2] stehen sich nach heutigem Verständnis Rache und Recht diametral gegenüber, weil kein Rechtsstaat neben sich eine Gewalt dulden kann, die nicht durch das Recht legitimiert ist.

Rachehandlungen verweisen auf ungelöste Widersprüche, welche mit Michel Foucault gesprochen auf die »stumme Ordnung«[3] einer bestehenden (Rechts-)Kultur hinweisen. Ob ein bestimmter Vorfall als Unrecht bewertet wird, hängt davon ab, welche Rechts- oder Normvorstellungen dem Urteil zugrunde liegen. So ist die Ermordung Julius Caesars für die einen ein Kapitalverbrechen, das umgehend geahndet werden muss, für die anderen hingegen ist die Tat notwendig, um die Republik vor dem machtbesessenen Herrscher

* Kants Unterscheidung zwischen dem Affekt des Zorns auf der einen und den Leidenschaften des Hasses bzw. der Rachebegierde auf der anderen Seite basiert auf der je anders gearteten *Zeitlichkeit* dieser Gefühle.

»Was der Affect des Zorns nicht in der *Geschwindig-*keit thut, das thut er gar nicht; und er vergißt leicht. Die Leidenschaft des Hasses aber *nimmt sich Zeit*, um sich tief einzuwurzeln und es seinem Gegner zu denken.« (Kant, *Anthropologie*, § 74, 252, Hervorhebung ra)   ra

** Das Spektrum von semantischen Bedeutungen, welches die lateinischen Wörter *vindex* (dt. Beschützer, Retter, Bürge vor Gericht und Rächer) und *vindico* (dt. beanspruchen, befreien, retten, bestrafen, ahnden und rächen) umfassen, bestätigt allerdings, dass für die Römer eine Form von Verwandtschaft zwischen dem *Rächer* und dem *Gerechten* gegeben war.   ra

4 Vgl. William Shakespeare, *Julius Caesar* (1599), insbes. den Monolog von Marcus Antonius in Akt III, 1, v. 254–275.

5 Entsprechend betont Hans Kelsen, dass das Bedürfnis nach Rache ein soziales Feld voraussetzt und dass mithin die Rache meist nicht auf einem individuellen, sondern vielmehr auf einem kollektiven Interesse basiert, weil »die eigene Verletzung, auf die gegen den Urheber reagiert wird, indirekt auch eine Verletzung der anderen Gemeinschaftsmitglieder ist« (Kelsen, *Vergeltung und Kausalität* (1941), § 22, 58).

Vexierbilder sind Beispiele dafür, wie man beim Betrachten ein und desselben Gegenstandes, in dem Fall ein Bild, zu zwei gleichwertigen (!) Hypothesen kommen kann. Bei Vexierbildern kommt es dann oft zum Hin- und Herspringen zwischen den beiden Interpretationsmöglichkeiten.

* **Die antike Lex talionis und deren Transformation durch das Christentum.**

Das lateinische Wort *talio* bezeichnet die Vergeltung eines empfangenen Schadens am Körper des Rechtsbrechers. Talion ist das antike Rechtsprinzip, Gleiches mit Gleichem zu vergelten. Bekannt ist neben dem antiken römischen oder germanischen Recht das alte jüdische Gebot: »Auge um Auge, Zahn um Zahn, Hand um Hand, Fuß um Fuß« (2. Mose 21,24). Eine unkontrollierte Vergeltung, welche maßlos gegen den Schädiger und dessen Familie vorgeht – und damit den allgemeinen

>>>

Sei gerecht! –
Aber was ist eigentlich gerecht?

Aus psychologischer Perspektive ist Gerechtigkeit kein objektives Kriterium, sondern die subjektive Bewertung einer Situation. Dieser subjektive Charakter von Gerechtigkeitsurteilen hat zur Folge, dass die Gerechtigkeit einer gegebenen Situation interindividuell unterschiedlich eingeschätzt wird. Eine Situation kann entsprechend von einer Person als gerecht empfunden werden, von einer anderen als vollkommen

zu retten. Während diese sich nach dem Anschlag vom Tyrannen befreit sehen, rufen jene zur Rache an den Tätern auf.[4] Auch das nach Caesar benannte Drama Shakespeares unterstreicht, dass das Begehren nach Rache nicht einfach irrational, sondern vielmehr Ausdruck von einer eine bestimmte Gemeinschaft tragenden Ordnung ist, deren Gleichgewicht wieder hergestellt werden soll.[5] Die Vergeltung ist allerdings abhängig von Wertvorstellungen, die zwar in einer Epoche gemeinschaftlich geteilt werden mögen, aber gerade darum die Bedingungen für eine Gemeinschaft untergraben können. So ist die Ehrkränkung der Hauptgrund für den Fehdekrieg im Mittelalter gewesen. Die angegriffene Person oder Gemeinschaft muss, will sie nicht ihr Gesicht verlieren, ihre Identität gegenüber dem Beleidiger behaupten. Schließlich bildet sie ihr eigenes Selbstbild nicht zuletzt in solchen Auseinandersetzungen aus. Auch wenn die mittelalterliche Fehde genau festgelegte Verhaltensweisen im Falle eines vermeintlichen Unrechts vorsieht, wodurch vergleichbar dem antiken Talionsprinzip* eine Schranke gegen unkontrollierte Überreaktionen gegeben ist, untergräbt die Fehde prinzipiell eine einheitliche Ordnung. Entsprechend gab es schon im Mittelalter zahlreiche Versuche, das Fehdewesen mittels so genannter Gottes- und Landfrieden einzudämmen.

Immer dann, wenn es keine höhere (staatliche oder göttliche) Gewalt gibt, welche einen vorgefallenen Unrechtsfall angemessen würdigen könnte, fühlen sich Angehörige des Opfers auf den Plan gerufen, das Recht in die eigene Hand nehmen. Die Rache versucht dabei immer auch, in der *symbolischen Ordnung* eine adäquate Antwort auf ein geschehenes Unrecht zu geben. Denn im Unterschied zu einer *unmittelbar* auf eine Bedrohung erfolgten Notwehr, ist die Rachehandlung insofern eine bewusst intendierte Handlung, als zwischen dem Anlass zur Rache und der ausgeführten Tat eine Zeitspanne liegt*, die dadurch bestimmt ist, dass eine wie auch immer geartete Form von Rechtfertigung für das nun folgende Vorgehen gesucht wird: Zwischen Tat und ›Strafe‹ liegt auch bei der eigenmächtigen Rache das ›Urteil‹. Die Leidenschaft, die will, dass das Unrecht *gerächt* wird, meint jedenfalls von sich selbst, gerecht*** zu sein. Verweist die Homophonie in der deutschen Sprache zwischen dem Partizip Perfekt des Verbs rächen (*gerächt*) und dem Adjektiv *gerecht* auch nicht auf eine etymologische Verwandtschaft zwischen der Rache und der Gerechtigkeit**, so doch auf einen systematischen Zusammenhang, der für die Rache konstitutiv ist: Die Rache fühlt sich nicht nur durch ein existentielles Gefühl berufen, zur Tat zu schreiten, sondern sie verlangt wesentlich auch, dass sie in der allgemein wahrgenommenen symbolischen Ordnung als gerecht anerkannt wird. Mit anderen Worten: Die Tat des Unrechts

Rechtsfrieden gefährdet –, soll durch genau festgesetzte Vergeltungsmaßnahmen verhindert werden.

Dieses Ausgleichsprinzip, wonach Geben und Nehmen, Taten und Konsequenzen einander zu entsprechen haben, wird von Jesus fundamental in Frage gestellt. Weil weder der ökonomische noch der juristische Tausch zum wahren Glauben führen können, akzeptiert Jesus weder die Geldwechsler im Tempel noch die Rechtspraxis der Lex talionis. Von den Gläubigen forderte er darum: »wenn dir jemand einen Streich gibt auf deine rechte Backe, dem biete die andere auch dar. / Und wenn jemand mit dir rechten will und deinen Rock nehmen, dem laß auch den Mantel« (Mt 5,39.40). Allerdings hat diese radikale Zurückweisung des Vergeltungscharakters, der faktisch sämtliche gesellschaftlichen Mechanismen bestimmt, nicht zur Folge, dass im christlichen Abendland das alte Racheprinzip tatsächlich suspendiert wird. Es wird in der Praxis vielmehr dahingehend transformiert, dass der gerechte Ausgleich für begangenes bzw. für empfangenes Unrecht auf das jenseitige Himmelreich vertagt wird. Anschaulich macht diesen Aufschub und die sich daraus ergebenen Konsequenzen die

ungerecht. Inwieweit eine Situation als gerecht empfunden wird, hängt jedoch systematisch von verschiedenen Kriterien ab. In der sozialpsychologischen Literatur wird unterschieden zwischen retributiver, distributiver und prozeduraler Gerechtigkeit:

Retributive Gerechtigkeit meint schlicht Vergeltung. »Wie Du mir, so ich Dir«. Hier wird zurückerstattet, was man erhalten hat. Die Nähe zum alttestamentarischen »Auge um Auge, Zahn um Zahn« ist unverkennbar.

Unter das Stichwort distributive Gerechtigkeit (Verteilungsgerechtigkeit) fallen folgende Gerechtigkeitsprinzipien, die sich vor allem auf die Verteilung von Gütern beziehen:

– Leistungsprinzip: »Jedem das, was ihm gebührt.« (Equity, siehe Walster u. a. 1973)
– Gleichheitsprinzip: »Allen das Gleiche.« (Equality)
– Bedürfnisprinzip: »Jedem das, was er braucht.«
– Gegenseitigkeitsprinzip: »Gibst Du mir, geb’ ich Dir.« (Reziprozität)

Prozedurale Gerechtigkeit (Verfahrensgerechtigkeit) ist nach Leventhal (1980) durch folgende Merkmale geprägt:
– Unvoreingenommenheit: Eigeninteressen und Parteilichkeiten der entscheidenden Instanz sollten vermieden werden.
– Konsistenz: Die Verfahrensweise sollte für verschiedene Personen zu verschiedenen Zeitpunkten an verschiedenen Orten dieselbe sein.
– Genauigkeit: Entscheidungen sollten relevante und zuverlässige Informationen maximal ausschöpfen.
– Korrigierbarkeit: Es sollte die Möglichkeit der Änderung oder Aufhebung von Entscheidungen bestehen.
– Repräsentativität: Die Interessen und Standpunkte der Betroffenen sollten in allen Phasen des Entscheidungsprozesses einbezogen werden.
– Ethische Angemessenheit: Verfahren und Entscheidungen sollten mit ethischen Prinzipien und moralischen Grundwerten vereinbar sein.

Weitere Verfahrensmerkmale, die positiv zur Wahrnehmung prozeduraler Gerechtigkeit beitragen sind:
a) Möglichkeit der Mitwirkung der Betroffenen am Entscheidungsprozess (Partizipation)
b) Nachvollziehbare Begründung und Rechtfertigung der Entscheidung durch die entscheidungsfällende Instanz (Transparenz)
c) Respektvolle Behandlung von Personen (Akzeptanz)

6 Thomas Hobbes, *Leviathan*, II. Teil, Kap. XVII.
7 Vgl. John L. Austin, *How to do things with words*, Oxford 1970 und John R. Searle, *Speech acts. An essay in the philosophy of language*, Cambridge 1969.

ist erst dann gerächt, wenn mit der Tat der Rache zugleich eine *Sprache* gefunden ist, welche die Rache zur gerechten erklärt. Nicht nur das Recht, sondern auch die Rachetat jenseits des Rechts ist wesentlich eine symbolische Handlung. Thomas Hobbes Ausspruch: »Covenants, without the sword, are but words, and of no strength to secure a man at all«,[6] erinnert daran, dass die urteilsverkündende *Worte* des Richters ein perlokutionärer *Sprechakt* mit all seinen praktischen Konsequenzen sind.[7] Doch ebenso gilt anders herum, dass die *Aktion* des Rächenden immer auch ein *Zeichen* sein will, das über die bloße Tat als solche hinausweist.

Literatur

- Foucault, Michel, *Die Ordnung der Dinge. Eine Archäologie der Humanwissenschaften*, Frankfurt a.M. 1974 (*Les mots et les choses*, Paris 1966).
- Hobbes, Thomas, *LEVIATHAN or the Matter, Forme and Power of a Commonwealth Ecclesiasticall and Civil*, London 1651.
- Kant, Immanuel, *Anthropologie in pragmatischer Hinsicht* (1798), in: *Kant's gesammelte Schriften*, Bd. VII, hrsg. von der Königlich Preußischen Akademie der Wissenschaften, Berlin 1902–1923, 117–333.
- ders., *Metaphysik der Sitten* (1797), in: *Kant's gesammelte Schriften*, Bd. VI, hrsg. von der Königlich Preußischen Akademie der Wissenschaften, Berlin 1902–1923, 203–493.
- Kelsen, Hans, *Vergeltung und Kausalität*, hrsg. von Ernst Topitsch, Wien u.a. 1982.
- Möser, Justus, »Der hohe Styl der Kunst unten den Deutschen [vorher: Von dem Faustrecht]«, in: ders., *Patriotische Phantasien*, hrsg. von seiner Tochter Jenny W. J. Voigts, geb. Möser, Berlin 1868, Bd. I, 395–401.
- Shakespeare, William, *Julius Caesar* (1599), hrsg. von Marvin Spevack, Cambridge 1988.

zwischen 1307 und 1327 geschriebene *Divina Commedia* von Dante Alighieri, die das Jenseits als ein differenziertes Rechtssystem schildert. In der Hölle müssen die Sünder nämlich ihre Strafen erdulden und zwar nach einem Entsprechungsverhältnis, das *contrapasso* heißt, angemessene Vergeltung. Die Geizigen beispielsweise wälzen statt Goldbarren wertlose Steinmassen. Diejenigen, welche Zwietracht gestiftet haben, werden nun selbst zerstückelt. Doch anders als bei der Lex talionis, wonach ein begangenes Verbrechen *auf Erden* vergolten wird, zielt das christliche Verständnis der *contrapasso* darauf, dass die Sünder ihre Strafe in der jenseitigen Hölle *solange* erleiden müssen, bis ihr schuldiger Geist (mens rea) Schuldeinsicht erlangt. Dies entspricht Paulus' Aufforderung an die Christen: »Rächet euch selber nicht, meine Lieben, sondern gebet Raum dem Zorn Gottes; denn es steht geschrieben (5. Mose 32,35): ›Die Rache ist mein; ich will vergelten, spricht der Herr.‹ / Vielmehr, ›wenn deinen Feind hungert, so speise ihn; dürstet ihn, so tränke ihn. Wenn du das tust, so wirst du feurige Kohlen auf sein Haupt sammeln‹ (Sprüche 25,21.22)« (Röm 12,19–21). Paulus' Aussage

Wenn ein Entscheidungsverfahren als gerecht empfunden wird, dann wird dessen Ergebnis eher akzeptiert, desto zufriedener sind die Beteiligten mit dem Ergebnis, desto eher werden getroffene Vereinbarungen eingehalten, desto legitimer wird die entscheidungsfällende Autorität wahrgenommen und desto höher sind Akzeptanz und Loyalität ihr gegenüber (Thibaut/Walker 1975, Lind/Tyler 1988). Dies gilt unabhängig von der Frage, inwieweit die Entscheidung günstig oder ungünstig für die Betroffenen ausgefallen ist. So ist beispielsweise eine positive Bewertung des eigenen Strafverteidigers nach Barton (1988) nicht nur davon abhängig, ob ein Freispruch oder ein möglichst geringes Strafmaß erzielt wurde. Auch maximale Identitätswahrung und Beistand durch den Verteidiger erwiesen sich Bartons empirischer Studie nach als zentrale Beschuldigteninteressen.

Literatur
- Barton, S., »Zur Effizienz der Strafverteidigung«, in: *Monatszeitschrift für Kriminologie* 71,2 (1988), 93–105.
- Leventhal, G. S., »What should be done with equity theory? New approaches to the study of fairness in social relationships«, in: K. Gergen/M. Greenberg/R. Willis (Hrsg.), *Social exchange: Advances in theory and research*, New York 1980, 27–55.
- Lind, E. A./T. R. Tyler, *The social psychology of procedural justice*, New York 1988.
- Thibaut, J. W./L. Walker, *Procedural Justice: A psychological analysis*, Hillsdale NJ 1975.
- Walster, E./E. Berscheid/G. W. Walster, »New directions in equity research«, in: *Journal of Personality and Social Psychology* 25,2 (1973), 151–176.

be

* **Rache,** ahd. *râhha*, mhd. *râche*, bedeutet private Vergeltung (*vindicta, ultio*) einer erlittenen oder vermeintlichen Unrechtshandlung. Soll eine Tötung des Opfers durch dessen Familie, Verband oder Sippe gerächt werden, spricht man von *Blutrache* (die Rache für vergossenes Blut).

Vgl. auch Gerhard Köbler, *Etymologisches Rechtswörterbuch*, Tübingen 1995, 323; *Handwörterbuch zur Deutschen Rechtsgeschichte* (HRG), hrsg. von Adalbert Erler/Ekkehard Kaufmann, Bd. 4, Berlin 1990, Sp. 126 f. und Bd. 1, Berlin 1971, Sp. 459 f.

Die Rache ist mein Kommentar 2

MONIA MANAA

Nach dem heutigen Sprachgebrauch ist Rache* eine außerhalb des Rechts und daher unrechtmäßige, meist triebgeleitete und ungezügelte Reaktion auf Unrecht. Der Rächer stellt sein Gerechtigkeitsempfinden über das der Rechtsordnung und der Gesellschaft, in der er lebt, und sucht sein Recht mit Gewalt. Aber war das schon immer so?

Grundsätzlich beruht Rache auf dem Gedanken, dass durch erlittenes Unrecht ein Ungleichgewicht entstanden ist, das durch einen Akt der Selbsthilfe wieder ins Gleichgewicht gebracht werden kann und soll. Zudem dient sie aus der Sicht der Handelnden der, wenn auch nicht einvernehmlichen, Konfliktbewältigung.

Im modernen Rechtsstaat ist es staatliche Aufgabe, Konflikte, die durch Straftaten auftreten, zu lösen, indem über den Täter und seine Straftat gerichtlich geurteilt und dieser schuldangemessen einer gerechten Strafe zugeführt wird. Der Staat ist der alleinige Inhaber des Gewaltmonopols.

Rache bedeutet nicht von jeher zügel- und maßloses Handeln ohne Regeln. In früheren Stufen der Rechtsentwicklung gab es gesellschaftliche Regeln, die ein bestimmtes Maß an Rache gestatten, selbst wenn die Grenzen nicht immer eingehalten wurden. Aber wie kam es zu diesem Wertungswandel?

Anhand der sich verschiebenden Bewertung der Rache und ihrer Akzeptanz spiegelt sich nicht nur die Entwicklung vom Privatstrafrecht zur staatlichen Strafrechtspflege, sondern auch die Entstehung von Staatlichkeit.

In der germanischen Zeit (ca. 100 v. Chr. bis ca. 500 n. Chr.) waren die sozialen Verhältnisse im Wesentlichen durch die Sippe (Großfamilie) bestimmt. Während die Konflikte innerhalb der Familie durch das Oberhaupt der Sippe oder in der Versammlung der waffenfähigen Männer der Gemeinschaft (Thing) gelöst wurden, fehlten bei Auseinandersetzungen mit anderen Sip-

lässt erkennen, dass die Rache nicht eigentlich durch den Glauben aufgehoben wird, sondern vielmehr eine andere Form und Strategie annimmt: Die ›gute Tat‹ soll wie »feurige Kohlen« auf dem »Haupt« des Sünders wirken. Derart auf sich selbst zurückgeworfen wird der Sünder nur dann wieder in die Gemeinschaft aufgenommen respektive zum Paradies vorgelassen, wenn er ein Bekenntnis seiner Schuld ablegt. Ganz in diesem Sinne zielt auch die christlich tangierte Rechtspraxis darauf, dass der Straffällige, der sich nicht für schuldig erklärt und der nicht seine inneren Beweggründe preisgibt, Gemeinschaftsrechte einbüßt. Diese verborgene Form der Rache hebt auch William Shakespeares Stück *The Merchant of Venice* (1596/97) hervor. Während der Jude Shylock offen Rache für die erlittenen Demütigungen an dem christlichen Kaufmann Antonio zu nehmen versucht, gewährt das von Christen besetzte höchste Gericht von Venedig dem für schuldig befundenen Shylock ›Gnade‹ nur unter der Bedingung, dass er zum Christentum konvertiert: »that, for this favour,/ He presently become a Christian« (Akt IV, 1). Das Christentum hat die Ökonomie des Rechtshandels also nicht suspendiert, wohl aber um neue Varianten bereichert. Für Shylock stellt sich darum nicht ohne Grund der Unterschied zwischen Juden und Christen wie folgt dar: »If a Jew wrong a Christian, what is his humility? revenge! If a Christian wrong a Jew, what should his sufferance be by Christian example? – why, revenge! The villainy you teach me I will execute, and it shall go hard but I will better the instruction«

[»Wenn ein Jude einem Christen Unrecht tut, was ist seine Sanftmut? Rache! Wenn ein Christ einem Juden Unrecht tut, was sollte sein Dulden nach christlichem Vorbild sein? – Nun Rache! Die Schurkerei, die ihr mich lehrt, will ich ausüben, und es muss hart hergehen, wenn ich nicht die Unterweisung übertreffe«]

(Akt III, 1)   *ra*

pen grundsätzlich vergleichbare Institutionen. Verletzungen durch Externe wurden im Wege der Selbsthilfe ausgeglichen, in dem die Sippe bei der Sippe des Täters eine äquivalente Einbuße einforderte. Es bestand das Recht (und gleichzeitig die Pflicht) für Familien- oder Sippenangehörige, die Tötung eines ihrer Angehörigen am Schuldigen oder dessen Sippe zu rächen. So schrieb beispielsweise Tacitus (ca. Ende des ersten Jahrhunderts n. Chr.) in *De origine et situ Germanorum liber*:

> (21.) Suscipere tam inimicitias seu patris seu propinqui quam amicitias necesse est.

> (Die Feindschaften des Vaters oder Verwandten ebenso wie seine Freundschaften auf sich zu nehmen, ist zwingende Pflicht.)

> In der Übersetzung von Manfred Fuhrmann, *Tacitus, Germania*, Stuttgart 2000, 33.

Dabei kam es nicht darauf an, den Täter, sondern dessen Sippe als Gruppe zu sanktionieren. Das konnte dazu führen dass der in der Blutrache Getötete nicht unbedingt auch der für den Tod des anderen Verantwortliche sein musste. Durch die Unrechtshandlung wurde der Rechtsfrieden der gesamten Sippe gestört und musste wiederhergestellt werden. Im Vordergrund stand nicht das Unrecht am Einzelnen, sondern das Unrecht selbst, das den Rechtsfrieden störte.

Diese Form der Sühne konnte durchaus generalpräventiven Charakter haben, indem bereits das Bewusstsein, dass eine rasche Bluttat den unerbittlichen Automatismus der wechselseitigen Rache in Gang setzen werde, die auslösende erste Tat zu verhindern vermochte. Gleichwohl führte die Blutrache vermutlich nicht selten zur Ausrottung ganzer Familien. Wird nun die Blutrache durch Gegenrache erwidert, spricht man meist von Fehde. Der Begriff wird zwar uneinheitlich verwendet, meint aber in der Essenz einen Privatkrieg zwischen verfeindeten Gruppen. Diese Feindschaft zwischen den verfehdeten Gruppen ließ sich am besten durch die Vermittlung eines neutralen Dritten beenden, eine Idee, die Kirche und Königtum aufnahmen und zunehmend energisch umzusetzen versuchten.

So begannen in der fränkischen Zeit die verschiedenen Volksrechte (leges barbarorum, ca. 500 bis 900 n. Chr.), die Familien- und Stammesrache auch in Totschlagfällen durch Sühnezahlungen in katalogisierter Höhe für ablösbar festzulegen (sog. Kompositionssystem), um so das Fehdewesen immer mehr einzugrenzen. Die Höhe der Bußen war vor allem am Status des Verletzten bzw. am Wert des verletzten Rechtsgutes, in geringem Umfang auch

Sei gerecht

»Unser Urteil klingt nicht streng. Dem Verurteilten wird das Gebot, das er übertreten hat, mit der Egge auf den Leib geschrieben. Diesem Verurteilten zum Beispiel« – der Offizier zeigte auf den Mann – »wird auf den Leib geschrieben werden: Ehre deinen Vorgesetzten!«

Der Reisende sah flüchtig auf den Mann hin; er hielt, als der Offizier auf ihn gezeigt hatte, den Kopf gesenkt und schien alle Kraft des Gehörs anzuspannen, um etwas zu erfahren. Aber die Bewegungen seiner wulstig aneinander gedrückten Lippen zeigten offenbar, daß er nichts verstehen konnte. Der Reisende hatte verschiedenes fragen wollen, fragte aber im Anblick des Mannes nur: »Kennt er sein Urteil?« »Nein«, sagte der Offizier und wollte gleich in seinen Erklärungen fortfahren, aber der Reisende unterbrach ihn: »Er kennt sein eigenes Urteil nicht?« »Nein«, sagte der Offizier wieder, stockte dann einen Augenblick, als verlange er vom Reisenden eine nähere Begründung seiner Frage, und sagte dann: »Es wäre nutzlos, es ihm zu verkünden. Er erfährt es ja auf seinem Leib.« Der Reisende wollte schon verstummen, da fühlte er, wie der Verurteilte seinen Blick auf ihn richtete; er schien zu fragen, ob er den geschilderten Vorgang billigen könne. Darum beugte sich der Reisende, der sich bereits zurückgelehnt hatte, wieder vor und fragte noch: »Aber daß er überhaupt verurteilt wurde, das weiß er doch?« »Auch nicht«, sagte der Offizier und lächelte den Reisenden an, als erwarte

an der Begehungsweise der Tat orientiert (z.B. wurde die Heimlichkeit der Begehung härter bestraft als die offene Tat). Diese Kataloge ermöglichten es der geschädigten Familie, die Bußzahlung ohne Gesichtsverlust anzunehmen. Die organisierte Rache oder Fehde war jetzt nur noch bei Tötung, Entführung und Ehebruch zulässig und auch gewisse Rachemodalitäten, wie Überfall und Mordbrand wurden verboten. Ferner entstanden vermehrt Asylstätten, in denen keine Rachehandlung ausgeübt werden durfte.

Aber auch im Hochmittelalter blieb die Fehde weiterhin als Mittel der Auseinandersetzung erhalten. Die Fehde zwischen Sippen trat dabei vermehrt in den Hintergrund und es entwickelte sich – entsprechend der Feudalisierung der Gesellschaft – vorherrschend die so genannte »ritterliche Fehde« als Instrument des Adels zur gewaltsamen Selbsthilfe, ohne dass sie zwingend auf diesen Stand beschränkt geblieben wäre. Um sie einzuschränken, entstanden seit dem 11. Jahrhundert ausgehend von Südfrankreich auf Initiative der Kirche die ersten Gottes- und Landfrieden. Der Gottesfrieden bestand im wesentlichen aus zwei Elementen: Zum einen aus der *pax Dei* (der durch Christus gebrachte Friede und das seinen Anhängern gegenwärtige Heil) und zum anderen aus der *treuga Die*, die den Frieden für bestimmte Zeiten (z.B. hohe kirchliche Feiertage, Adventszeit, Sonntage usw.) festlegte und Personengruppen vor Angriffen der Fehdeführer sichern sollte (z.B. Kleriker, Frauen, den Bauern hinter dem Pflug). Missachtungen wurden mit kirchlichen Strafen (besonders Exkommunikation) und in Deutschland auch – sogar ständeübergreifend – mit peinlichen Strafen an Leib und Leben geahndet. Das hierdurch zu sühnende Unrecht lag nun nicht mehr in dem Eingriff in das Recht eines anderen, sondern im Eid- und Friedensbruch selbst. Geltungsgrund dieses Friedens war die gemeinschaftliche Eidesverpflichtung der Teilnehmer zum Frieden, für deren Einhaltung auch durch ihre Vasallen die Lehnsherren zu sorgen hatten. Doch selbst mit einem umfassend gedachten Landfrieden wie dem Mainzer Reichslandfrieden von 1235 konnte die im ganzen Land überhand nehmende ritterliche Fehde zwar noch nicht verboten, jedoch wenigstens an bestimmte Formen gebunden werden. So wurden beispielsweise Fehdehandlungen auf bestimmte Wochentage beschränkt und Kirchen, Mühlen und Pflüge dauernd *unter Frieden gestellt*. Dennoch war der Staat noch keine allumfassende Herrschaftsorganisation und kein so wirksamer Garant von Recht und Ordnung, wie er es in der Antike gewesen war und später in der Neuzeit wieder wurde. Mit der Landfriedensbewegung wandelte sich das Strafrecht stärker zum peinlichen Strafrecht (*zu Hals und Hand*). Nur noch für leichtere Straftaten genügte die Zahlung von Geld, die jetzt zu einer Geld-

er nun von ihm noch einige sonderbare Eröffnungen.

»Nein«, sagte der Reisende und strich sich über die Stirn hin, »dann weiß also der Mann auch jetzt noch nicht, wie seine Verteidigung aufgenommen wurde?« »Er hat keine Gelegenheit gehabt, sich zu verteidigen«, sagte der Offizier.

[...]

»Dort im Zeichner ist das Räderwerk, welches die Bewegung der Egge bestimmt, und dieses Räderwerk wird nach der Zeichnung, auf welche das Urteil lautet, angeordnet. [...] Sehen Sie das Blatt doch genau an«, sagte der Offizier und trat neben den Reisenden, um mit ihm zu lesen. Als auch das nichts half, fuhr er mit dem kleinen Finger in großer Höhe, als dürfe das Blatt auf keinen Fall berührt werden, über das Papier hin, um auf diese Weise dem Reisenden das Lesen zu erleichtern. Der Reisende gab sich auch Mühe, um wenigstens darin dem Offizier gefällig sein zu können, aber es war ihm unmöglich. Nun begann der Offizier die Aufschrift zu buchstabieren und dann las er sie noch einmal im Zusammenhang. »›Sei gerecht!‹ – heißt es«, sagte er ...

Auszug aus: Franz Kafka, *In der Strafkolonie*, in: *Erzählungen. Gesammelte Werke*, Bd. 5, hrsg. von Max Brod, Frankfurt a. M. 1982, 149–177, hier 155 f., 159, 171.

strafe geworden war. Selbständige Blutgerichte entstanden – eine Hochgerichtsbarkeit, die sowohl Todes- als auch Verstümmlungsstrafen verhängte.

Aber auch das Verfahrensrecht veränderte sich von einem Privatklageverfahren, in dem das Opfer oder dessen Sippe die Last der Klageerhebung trugen (Dispositionsmaxime: *wo kein Kläger, kein Richter*), hin zur Verfolgung der Straftaten von Amts wegen (Offizialmaxime). Ziel des Verfahrens wurde die Klärung des Sachverhalts und die materielle Wahrheitsfindung unter Zuhilfenahme von rationalen Beweismitteln (z. B. Zeugen, Urkunden, Indizien), anstelle der früheren archaischeren Formen – wie der Reinigungseide und Gottesurteile.

Im 15. Jahrhundert wurden die Bemühungen, die Fehde durch Landfrieden zu unterbinden, wieder aufgenommen. Nach den vielen erfolglosen Versuchen in der Vergangenheit, den inneren Frieden im Reich herzustellen, verabschiedeten Kaiser und Reich (Reichstände) am 7. August 1495 auf dem Wormser Reichstag den so genannten *Ewigen Landfrieden*. Mit ihm wurde ein absolutes und zeitlich unbeschränktes Fehdeverbot erlassen. Damit einher gingen weitere Veränderungen der Justiz und Verwaltung. So wurde 1495 das Reichskammergericht mit festem Sitz errichtet. Ziel war es, die Selbstjustiz abzuschaffen, so dass niemand mehr »sein Recht« selbst in die Hand nehmen durfte. Das Faustrecht sollte der Vergangenheit angehören, denn künftig nahm die staatliche Gewalt, die durch den Kaiser und die Reichsstände verkörpert wurde, das Monopol der Gewaltausübung für sich in Anspruch und verpflichtete sich mit den Reichs- und Länderpolizeiordnungen, für die öffentliche Sicherheit und die Rechtspflege zu sorgen. Die Fehde und Rache sollte immer mehr der neuen Gewalt weichen.

Trotzdem ist wohl davon auszugehen, dass das Fehdewesen nicht gänzlich verdrängt wurde, da noch in der *Peinlichen Gerichtsordnung* Kaiser Karls V. von 1532 (*Constitutio Criminalis Carolina*) in Art. 129 zwischen unrechtmäßiger und rechtmäßiger Fehde unterschieden wurde. Wer eine unrechtmäßige Fehde führte, wurde peinlich bestraft (»Item welcher jemandt wider recht vnnd billicheyt mutwilliglich bevhedet, den richtet man mit dem schwert vom leben zum todt«), während bei so genannter rechtmäßiger Fehde »peinlich nit gestrafft werden« soll. In Zweifelsfällen entscheidet ein Richter nach dem Rat der Sachverständigen (Art. 219 CCC).

Die heutige Staatsgewalt lässt keinen Platz mehr für Rache und Selbstjustiz. Das geltende Strafrecht beschäftigt sich mit diesen gewalttätigen Phänomen vor allem im Zusammenhang mit dem Mordmerkmal des niedrigen Beweggrundes im Sinne von § 211 Strafgesetzbuch (StGB) – sonstige niedrige

Literatur

- Boettcher, H., Art. »Blutrache«, in: A. Hoops, *Reallexikon der Germanischen Altertums-kunde*, Bd. 3, Berlin 1978, 85–101.
- Brunner, O., *Land und Herrschaft*, Darmstadt ⁵1965.
- Fehn-Claus, J., »Erste Ansätze einer Typologie der Fehdegründe«, in: H. Brunner (Hrsg.), *Der Krieg im Mittelalter und in der Frühen Neuzeit: Gründe, Begründungen, Bilder, Bräuche, Recht*, Wiesbaden 1999, 93–138 (Imagines Medii Aevi, Bd. 3).
- Frauenstädt, P., *Blutrache und Totschlagsühne im Deutschen Mittelalter*, Leipzig 1920.
- Gernhuber, J., *Die Landfriedensbewegung in Deutschland bis zum Mainzer Reichsland-frieden von 1235*, Bonn 1952. (*Bonner Rechtswissenschaftliche Abhandlungen*, Bd. 44.)
- His, R., *Das Strafrecht des deutschen Mittelalters*, Bd. 1, Weimar 1920 (263–296).
- Kaufmann, E., Art. »Fehde«, in: *Handwörterbuch zur deutschen Rechtsgeschichte*, Bd. 1, Berlin 1971, Sp. 1083–1093.
- ders., Art. »Rache«, in: *Handwörterbuch zur deutschen Rechtsgeschichte*, Bd. 1, Berlin 1971, Sp. 459–461.
- ders., *Die Fehde des Sichar*, JuS 1961, S. 85–87.
- ders., Art. »Fehde, Fehdewesen«, in: A. Hoops, *Reallexikon der Germanischen Alter-tumskunde*, Bd. 8, Berlin 1994, Sp. 331–334.
- Landau, P. / F.-C. Schroeder (Hrsg.), *Strafrecht, Strafprozeß und Rezeption. Grundlagen, Entwicklung und Wirkung der Constitutio Criminalis Carolina*, Frankfurt a. M. 1984.
- Nehlsen, H., »Entstehung des öffentlichen Strafrechts bei den germanischen Stäm-men«, in: K. Kroeschell (Hrsg.), *Gerichtslauben-Vorträge. Freiburger Festkolloquium zum 75. Geburtstag von Hans Thieme*, Sigmaringen 1983, 3–16.
- Patschovsky, A., »Fehde im Recht. Eine Problemskizze«, in: *Recht und Reich im Zeit-alter der Reformation. Festschrift für Horst Rabe*, hrsg. von Chr. Roll, Frankfurt a. M. u. a. 1997, 145–178.
- Preiser, W., Art. »Blutrache«, in: *Handwörterbuch zur deutschen Rechtsgeschichte*, Bd. 4, Berlin 1990, Sp. 126–127.
- Rüping, H., *Grundriß der Strafrechtsgeschichte*, München 1998.

Beweggründe. Als niedrig gilt, wenn das Motiv einer Tötung nach allgemeiner sittlicher Anschauung verachtenswert ist und auf tiefster Stufe steht. Die Vorstellungen von ungerechter und gerechter Rache sind verschwunden.

So formuliert beispielsweise der Bundesgerichtshof 1994:

>»Tötung aus Blutrache, bei der sich der Täter seiner ›persönlichen Ehre und der Familienehre‹ wegen gleichsam als Vollstrecker eines von ihm und seiner Familie gefällten Todesurteils über die Rechtsordnung und einen anderen Menschen erhebt, ist als besonders verwerflich und sozial rücksichtslos anzusehen. Besonders in einer Rechtsgemeinschaft, die das Lebensrecht des Menschen so hoch einschätzt, daß sie es auch einem Täter nicht aberkennt, der denkbar schwerste verbrecherische Schuld auf sich geladen hat, ist Tötung aus dem Motiv der Blutrache in der Regel in höchstem Maße verwerflich und begründet die Annahme niedriger Beweggründe.«

Die Rache ist strikt von dem Recht auf Selbstverteidigung (z.B. § 32 StGB bzw. § 227 BGB – Notwehr) zu trennen. Während bei der Notwehr der Handelnde einen gegenwärtigen Angriff mit dem Willen, Schaden von sich abzuwenden, abwehrt, will der Rächer den bereits abgeschlossenen Angriff durch private Sanktion an dem Angreifer oder dessen Familie sühnen.

Rache und der moderne Rechtsstaat

»1. Werbungskosten sind über den Wortlaut des § 9 Abs. 1 Satz 1 EStG hinaus nach gefestigter Rechtsprechung des BFH (vgl. Urteil vom 28. Nov. 1980 VI R 193 / 77, BFHE 132, 431, BStBl II 1981, 368, 369, m. w. N.) alle Aufwendungen, die durch den Beruf veranlaßt sind. Für den Fall unfreiwilliger Schäden an dem PKW eines Arbeitnehmers hat der Senat Werbungskosten in dem Fall angenommen, daß der Schaden gezielt von einem Dritten aus Rachegefühlen, deren Gründe in der beruflichen Sphäre des Arbeitnehmers lagen, herbeigeführt wurde (BFHE 135, 479, BStBl II 1982, 442).

Im Streitfall kann offenbleiben, ob ein Werbungskostenabzug unter diesem Gesichtspunkt nur in Betracht kommt, wenn das Gericht gemäß § 96 Abs. 1 FGO die volle Überzeugung gewonnen hat, der Dritte habe den Schaden gezielt aus Rachegefühlen herbeigeführt, die mit der beruflichen Sphäre des geschädigten Arbeitnehmers zusammenhängen, oder ob bei solchen Sachverhalten typischerweise eine Beweisnot des geschädigten Arbeitnehmers besteht, die zu seinen Gunsten eine Reduzierung des Beweismaßes rechtfertigen kann. Denn selbst wenn von letzterem auszugehen wäre, kann allein die hypothetische Möglichkeit, irgendein Dritter habe die Beschädigung aus in der beruflichen Sphäre des Arbeitnehmers liegenden Rachegefühlen herbeigeführt, nicht ausreichen, um einen beruflichen Veranlassungszusammenhang anzunehmen. Der geschädigte Arbeitnehmer hat auf jeden Fall einen Sachverhalt substantiiert darzulegen und nachzuweisen, der den Schluss auf ein Handeln des Schädigers aus Rache zumindest nahelegt. Anderenfalls könnten Arbeitnehmer mit entsprechenden Berufen sämtliche Schäden an ihren privaten PKW mühelos der beruflichen Sphäre zuordnen und die entsprechenden Aufwendungen als Werbungskosten abziehen. […]

Lässt sich aber eine konkrete Konfliktsituation nicht feststellen, so fehlt jegliche Voraussetzung für die Schlussfolgerung, die Beschädigung des PKW sei gezielt aus Rachegefühlen herbeigeführt worden.«

Auszug aus den Entscheidungsgründen des BFH-Urteils vom 28. Januar 1994 (VI R 25 / 93) BStBl. 1994 II, 355.

Orest, Hamlet und Michael Kohlhaas müssen Rache nehmen

ROBERT ANDRÉ

Aus der langen Tradition von literarischen Helden, die in eine tragische Rachehandlung involviert sind, können neben vielen anderen zweifelsohne Orest, Hamlet und Michael Kohlhaas herausgehoben werden. Denn diese drei Namen geben nicht nur bedeutenden literarischen Werken ihren Titel – mit denen sich wiederum Aischylos, William Shakespeare und Heinrich von Kleist einen Namen machten –, sondern sie veranschaulichen zugleich paradigmatisch den Wandel, den die Rache in Europa zwischen Antike und Früher Neuzeit vollzogen hat.

Alle drei Titelhelden sehen sich unversehens in die Situation versetzt, im Auftrag einer höheren Macht, die Gerechtigkeit einfordert, das Schwert gegen Dritte zu erheben; und alle drei werden durch ihre Versuche, das Beste zu bewirken, selbst schuldig und damit wiederum zu Verfolgten. Die drei unterscheiden sich allerdings darin, dass der an sie herangetragene Imperativ, Rache zu nehmen, jeweils von einer anderen Instanz ausgesprochen wird. Den Befehl, seine Mutter Klytaimestra wegen Mordes an ihrem Mann Agamemnon zur Rechenschaft zu ziehen, erhält der antike Grieche vom Gott Apollon. Der mittelalterliche Dänenprinz wird dagegen nicht von einem Gott, sondern vom Geist seines ermordeten Vaters aufgesucht, der ihn beauftragt, sich an seinem Onkel Claudius für Mord und Ehebruch zu rächen. Und beim frühneuzeitlichen Rosshändler ist es das allgemeine Rechtgefühl in ihm selbst, das den rechtschaffenen Bürger in die Pflicht nimmt, im Interesse der allgemeinen Rechtsordnung den entstanden Schaden an seinen zwei Rappen nicht auf sich beruhen lassen. Aber nicht nur die Autoritäten sind verschieden, welche Orest, Hamlet und Kohlhaas bei ihrem Ehrgefühl packen, sondern auch die Art und Weise, wie sie auf die Gerechtigkeitsforderung reagieren und welche Konsequenzen ihr nachfolgendes Handeln hat, weichen voneinander ab.

Die Rache-Arie

Von jeher ist der Musik die Fähigkeit zu eigen, sowohl einen bestimmten Affekt nachzuahmen als ihn auch auszulösen: Dabei wurde die besondere Macht der Musik schon in den alten Hochkulturen entdeckt, wie sich insbesondere anhand des pädagogischen Wirkens von Platon und Aristoteles nachweisen lässt. Im Sinne der griechischen *Ethos*-Lehre dient Musik sowohl der Erziehung der Jugend als auch der Konservierung der staatlichen Ordnung. Mit dieser Konzeption der Musik geht auch die Vorstellung einher, dass bestimmte Tonarten, Rhythmen oder Klangfarben bestimmte Wirkungen beim Rezipienten erzielen können. Diese *Effekte* wurden allerdings in der Folgezeit in unterschiedlicher Art und Weise kodifiziert und konventionalisiert, das heißt zu unterschiedlichen Zeiten bevorzugte man bestimmte Grundschemata zur Erzielung bestimmter Affekte beim Hörer. Im Anschluss an Platons Musikauffassung sieht auch der italienische Musiktheoretiker Gioseffo Zarlino in seinen *Institutioni harmoniche* (1573) in der Einheit von Harmonie, Melodie und Rhythmus das Mittel, Affekte zu erzielen. Auf Zarlino geht auch die Fixierung des Dur-Dreiklangs als Ausdruck der Freude und Heiterkeit sowie des Moll-Dreiklangs als Inkarnation der Traurigkeit und Resignation zurück.

Mit der Entstehung der Oper zu Beginn des 17. Jahrhunderts wird es erstmals möglich, die musikalische Darstellung von Affekten mit der Darstellung von Temperamenten, Charakteren, Ideen und dramatischer Handlung zu verbinden. Seit dem Beginn des 18. Jahrhunderts wurde es zur vornehmsten Aufgabe des Librettisten, eine möglichst große Vielfalt von Affekten angemessen darzustellen, was in der italienischen *opera seria* auf eine sehr schematische Weise erfolgte. Die italienische *opera seria* und die französische *tragédie lyrique* stellten im 18. Jahrhundert zwei selbständige Formen der Oper dar, die beide dem Absolutismus und der höfischen Repräsentation auf ihre jeweils individuelle Art und Weise verpflichtet waren. Die *opera seria,* die vor allem Huldigungsoper für Hof und Adel ist, behandelt antike, mythologische Stoffe, die der Alltagswelt gänzlich enthoben sind und oftmals wie etwa in Mozarts *La clemenza di Tito* einen Herrscher als großmütig tugendhaften Regenten am Ende einer tragischen, konfliktbeladenen Handlung hervorgehen lassen.

Typisch für die *opera seria* ist die Widerspiegelung der hierarchischen Gesellschaftsverhältnisse, indem neben einem ersten Kastraten, einer Primadonna, also einer Ersten Sängerin auch mehrere untergeordnete Darsteller agieren, die nicht in gleicher Weise mit Arien bedacht werden. Innerhalb dieses klar strukturierten Schemas von Autoritäten repräsentiert jeder Sänger einen bestimmten Grundaffekt, wobei der Typik der Affekte auch eine Typik der Charaktere und schließlich der Arien entspricht. Unterschiedliche Situationen erfordern unterschiedliche Arien, die zum Verweilen in einem bestimmten Gefühlszustand einladen, während die monotonen *secco-Rezitative* (also eine Form des Sprechgesanges mit vielen Tonwiederholungen, die nur vom Cembalo begleitet wird) die Handlung vorantreiben sollen. Herzstück der *opera seria* sind indes die *Arien,* wobei unterschiedliche Typen von Arien für die unterschiedlichen Bühnen-

1 Aischylos, *Die Orestie* (um 458 v. Chr.), eine freie Übersetzung von Walter Jens, München 1979, 87.
2 A.a.O., 167.

Für Orest gilt das archaische Blutrachesystem, das Dike, die Göttin der Gerechtigkeit, knapp in die Worte bringt: »Dem Schlag des Mörders / Folgt sühnend ein zweiter / – Ein tödlicher! – Schlag«.[1] Vom Rachehass gezeichnet, animiert Elektra ihren Bruder Orest, die gemeinsame Mutter für ihre Schandtat zu töten. Orest aber sticht nach einem kurzen Zögern vor allem darum in die Brust von Klytaimestra, weil er Apollons Mahnwort fürchtet, wonach der ungesühnte Mord ihn ewig in Unruhe versetzen würde. Nach der Rachetat stellt sich jedoch der ersehnte Seelenfrieden nicht ein. Orest wird vielmehr selbst von den Erinnyen, den Rachegöttinnen, verfolgt und in den Wahnsinn getrieben. Er findet schließlich Zuflucht bei Pallas Athene. Die Göttin der Vernunft soll den Krieg zwischen den streitenden Parteien entscheiden. Sie setzt in Athen den Areopag ein, das ewige menschliche Weltgericht, das Orest schließlich freispricht, die Erinnyen damit besänftigt, dass sie von nun als Eumeniden dem allgemeinen Wohl dienen dürfen, und es wird eine neue Ordnung ausgerufen, welche den Kreislauf von »Totschlag und Rache, Rache, Totschlag«[2] beenden möge.

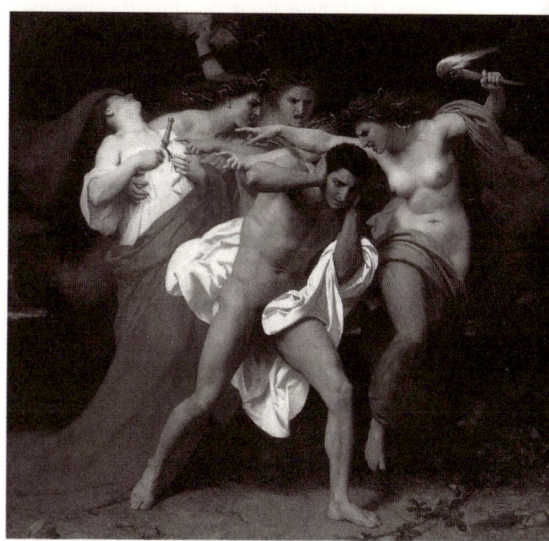

Orest wird
von den Erinnyen
verfolgt.

Adolphe-William
Bouguereau,
Les remords d'Oreste,
1862

Als Hamlet die Fehde gegen den Mörder seines königlichen Vaters aufnehmen soll, ordnet sich dieser nicht so gefügig wie Orest in das gesellschaftliche Erwartungsmuster. Denn ihn plagt als schon prämodernes Subjekt die Frage, ob die Rache legitim sei und ob durch sie tatsächlich die allgemeine Ordnung

charaktere vorhergesehen sind: So dient etwa die *aria cantabile* dem Ausdruck zärtlicher Gefühle, während die *aria parlante*, die eng an den Sprachausdruck geknüpft ist, besonders dem Ausdruck heftiger Leidenschaften wie etwa Furcht, Freude, Schmerz oder Zorn dient.

Dem Opernbesucher wohlbekannt ist die bis ins 19. Jahrhundert noch beliebte *aria di bravura*, ein virtuoses Stück von großem Tonumfang, voller Koloraturen, Triller und Verzierungen, das an exponierter Stelle die oftmals vehementen Emotionen des Ausführenden erkennen lassen soll. Dies ist der häufigste Arientyp der *opera seria*, der es erlaubt, eine große Skala von Emotionen widerzuspiegeln – wie etwa Eifersucht, Zorn oder eben *Rache*. Welche Formen die Racharie annehmen kann, sei hier kurz an einigen repräsentativen Beispielen aus Opern von Mozart gezeigt.

Die Racharie ist ein besonderer Untertypus der *Bravourarie*, der bei Mozart auch den Weg in die komische Oper, die *opera buffa* gefunden hat, wie etwa im Falle der Auftrittsarie des quacksalberischen und intriganten Arztes Dr. Bartolo aus *Figaros Hochzeit* (1786), der in seiner Arie *La vendetta* (»Süße Rache«) die Rache als »Labsal des Ehrenmannes« preist. Mozart wählt in dieser Form das kämpferische D-Dur, das traditionell als Tonart des Militärmarsches galt, um die Kampfansage Bartolos an Figaro zu untermauern. Zu fanfarenartigen Figuren des großen Orchesters kündigt Bartolo hier seinen intriganten Racheplan an, wobei die Arie allerdings im Grunde der *aria parlante* wesentlich näher steht als der Bravourarie, da vor allem eine explosive Deklamation erforderlich ist, um in höchster deklamatorischer Virtuosität alle Register der Intrige zu ziehen. Allerdings legt die Auflösung der Racharie in eine plappernde parlando-Arie hier den Schluss nahe, dass Mozart, wie häufiger in seinen *Buffa-Opern* feststellbar, den Typus des Quacksalbers, der noch der italienischen *Commedia dell'arte*-Typologie entsprungen scheint, ins Lächerliche ziehen möchte. Die groß angekündigte Rache löst sich auf in ein mit rasenden Triolenfiguren durchsetztes Agieren und Präsentieren der Mittel, die der Destruktion des Gegners Figaro dienen sollen.

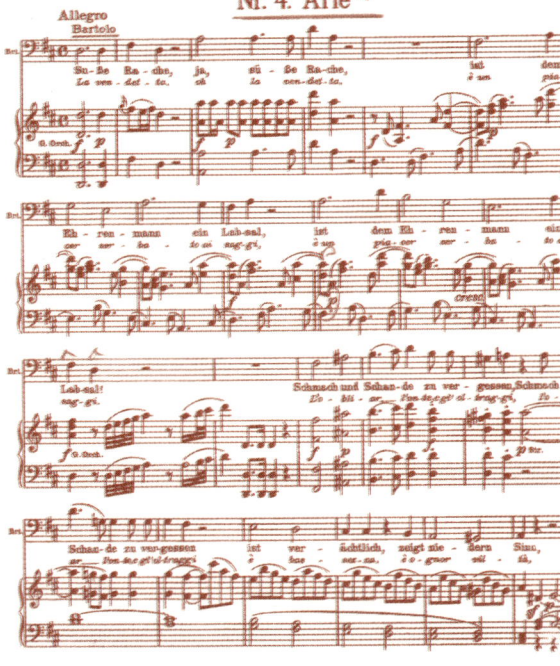

Mozart, *Le Nozze di Figaro*, Nr. 4, Arie des Bartolo: *La vendetta un piacer serbato ai saggi.*

3 William Shakespeare, *The Tragedy of Hamlet, Prince of Denmark* (um 1600), II, 2 [dt.: »Der Geist, den ich gesehen habe, kann ein Teufel sein«].

4 A.a.O., III, 1 [dt.: »ob's im Geiste edler ist, die Geschosse und Pfeile des wütenden Geschickes zu erdulden, oder die Waffen gegen ein Meer von Plagen zu erheben und sie durch Widerstand zu enden«].

wieder hergestellt werden könne. Zudem ist er sich nicht sicher, ob der ihm erschienene Geist nicht bloß eine vom Teufel gesandte Täuschung ist: »The spirit that I have seen / May be a devil«.[3] Mit Hilfe eines Theaterspiels und der Vortäuschung, wahnsinnig zu sein, kann er sich vergewissern, dass Claudius tatsächlich schuldig am Mord seines Vaters ist. Als er diesen schließlich hinter einem Vorhang vermutet und töten will, wird Hamlet allerdings ungewollt zum Mörder von Polonius. Durch diese Tat löst Hamlet wiederum bei dessen Sohn Laertes den Wunsch nach Rache aus. Die melancholische Skepsis von Hamlet und die ihn quälende Frage: »Whether 'tis nobler in the mind to suffer / The slings and arrows of outrageous fortune, / Or to take arms against a sea of troubles, / And, by opposing, end them?«,[4] haben den dann folgenden tragischen Verlauf nicht unterbinden können. In der letzten Szene des Stückes kommen dann einschließlich Hamlet, der zuvor noch Claudius tötete, fast alle Personen des Dramas gewaltsam um.

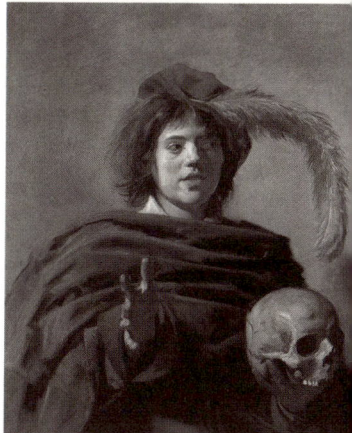

Frans Hals,
*Young Man with
a Skull (Vanitas)*,
1626–1628

Nachdem der bürgerliche Kaufmann Michael Kohlhaas von dem Unrecht hört, das seinen Rappen auf der Tronkenburg widerfahren ist, erkundigt er sich gewissenhaft über den Vorfall. Kein Rachegefühl vermag seine Vernunft und Rechtschaffenheit zu beeinträchtigen. Ordnungsgemäß folgt er den Statuten des zeitgenössischen Rechtssystems im Fürstentum. Mehrfach bringt er bei den Gerichten und unterschiedlichen Instanzen seinen Fall vor, dass zwei seiner Rappen mutwillig vom Junker Wenzel von Tronka zu dessen Nutzen zugrundegerichtet wurden. Erst nachdem er feststellen muss, dass alle seine Versuche, Recht zu bekommen, scheitern, weil die Agenten der

Bitterer Ernst ist demgegenüber die Arie der Donna Anna *Or sai chi l'onore rapire a me volse* (»Nun weißt Du, wer mir meine Ehre rauben wollte«), die diese in höchster Erregung nach Don Giovannis Vergewaltigungsversuch und seinem Mord an ihrem Vater vernehmen lässt. Über dem Zittern, dem Tremolo der Streicher, schleudert Donna Anna ihren Racheschwur gegen den schamlosen Don Giovanni heraus. Ob die Sängerin selbst von diesem Affekt beherrscht wird, lässt sich nicht definitiv sagen; zumindest aber vermag sie bei entsprechender Ausführung die Mitempfindung des Zuhörers zu erwecken. Auch hier wählt Mozart mit dem D-Dur den Ton der Kampfansage, wobei das Flirren der Streicher die innere Raserei der Figur trefflich in Szene setzt. Von ihrem ziemlich weichlich gezeichneten Verlobten Don Ottavio fordert sie Unterstützung für ihren Racheplan (»*Vendetta* ti chieggio« – »Rache fordere ich von dir«), wobei der Rachegedanke für sie ebenso zur Obsession wird wie für die von Don Giovanni sitzen gelassene Donna Elvira, eine vornehme Aristokratin aus Burgos. Der Wunsch nach Rache wird im *Don Giovanni* schließlich durch Hilfe von oben aufgelöst, indem der wieder auferstandene Komtur und Vater Donna Annas den Wüstling Don Giovanni in die Hölle zerrt.

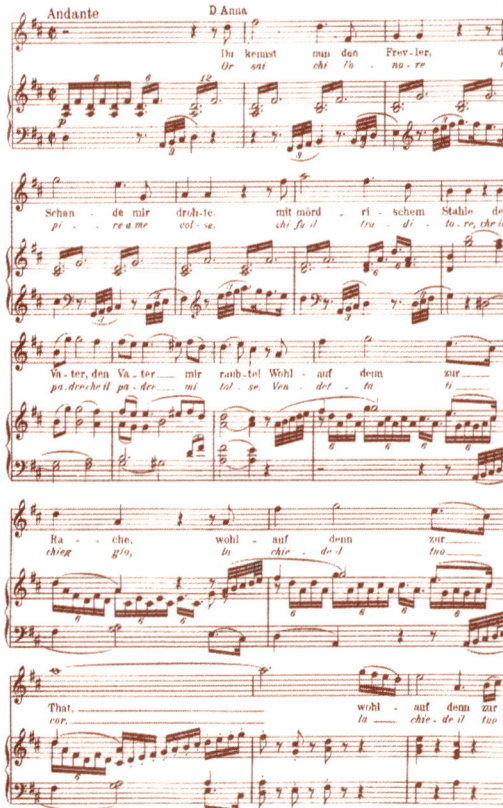

Mozart, *Don Giovanni,* I. Akt, Arie der Donna Anna: *Or sai chi l'onore rapire a me volse.*

Die wohl bekannteste Rachearie, die auch dem »Gelegenheitsopernbesucher« bis ins kleinste Detail im Ohr klingen dürfte, ist die berühmte Arie der Königin der Nacht aus Mozarts *Zauberflöte:*

Der Hölle Rache kocht in meinem Herzen
Tod und Verzweiflung flammet um mich her!
Fühlt nicht durch Dich Sarastro Todesschmerzen
So bist Du meine Tochter nimmermehr!

5 Heinrich von Kleist, *Michael Kohlhaas* (1805–1810), in: ders., *Sämtliche Werke und Briefe,* Bd. II, hrsg. von Helmut Sembdner, München ⁷1984, 9–103, hier 31.
6 Kleist, *Michael Kohlhaas,* 15.

Rechtsinstitutionen korrupt sind, sieht er sich in den staatenlosen Naturzustand eines Fehdeführenden (zurück-)versetzt, der jenseits des Gewaltmonopols das Schwert gegen seine Schädiger selbst erheben muss. Das dann von
Kohlhaas betriebe »Geschäft der Rache«,[5] das mit einem Sturm auf die Tronkenburg beginnt, entwickelt eine Eigendynamik, die in kürzester Zeit ganz
Sachsen und Brandenburg in Aufruhr versetzt. Etliche Städte werden nieder-
gebrannt und unzählige Menschen getötet, bevor sich endlich der Kurfürst
von Brandenburg der Sache annimmt und Kohlhaas unter der Bedingung
Recht verschafft, dass er sich selbst einem Prozess wegen Verletzung des öffentlichen Landfriedens stellt. Kohlhaas erhält am Ende in seiner Sache Recht
und wird darauf wegen Landfriedensbruch zum Tode durch das Schwert verurteilt.

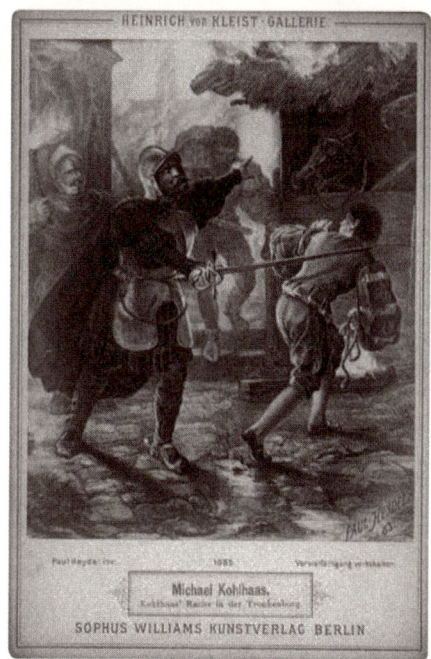

Michael Kohlhaas
stürmt die Tronkenburg.

Paul Heydel, 1885

Während Aischylos' Drama mit dem Areopag noch die Hoffnung auf die
Möglichkeit einer Gerechtigkeit jenseits der Blutrache aufzeigt, steht das ›gerechte Ende‹ in Kleists Erzählung unter dem illusionslosen Vorbehalt, dass
auch ein modernes Rechtssystem mit all seinen Verfahrensordnungen und
ausgebildeten Würdenträgern Bestandteil der »gebrechlichen Einrichtung
der Welt«[6] ist.

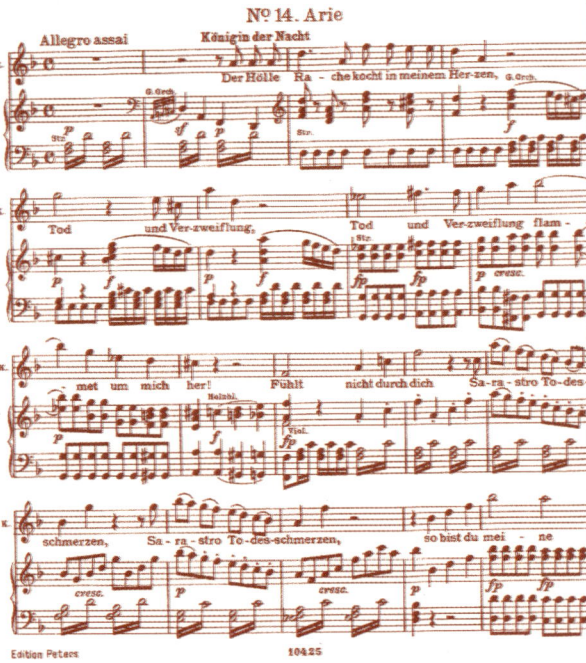
Die »sternflammende« Königin fordert in dieser Arie ihre Tochter Pamina auf, ihren Gegenspieler Sarastro zu ermorden. Inwieweit die Königin, die in ihrer ersten Arie als fürsorgliche Mutter gezeichnet wird und nun zur racheschwörenden Furie mutiert, ein Sinnbild der Mächte des Bösen ist, das von dem als weise gezeichneten Herrscher des Sonnenreiches Sarastro zur Strecke gebracht werden soll, sei dahingestellt. Bekanntlich versuchte sich schon Goethe an einer neuen Textfassung und neuen dramatischen Strukturierung der verwirrenden und sich widersprechenden Handlungsstränge der *Zauberflöte*. So groß sind die Inkongruenzen dieser Oper, dass manche Musikologen sie gar als »Machwerk« bezeichnet haben.

Was nun die Rachearie der nächtlichen Königin betrifft, so ist auffällig, dass Mozart mit *d-moll* die traditionelle Tonart zur Charakterisierung des Zorns wählt. Ähnlich wie schon in der *Donna-Anna-Arie* wird auch hier ein großes Orchester mit Streicher-Tremolo aufgeboten, das zu raunenden Vorschlägen der Bläser scharfe dynamische Kontrastierungen und hämmernde Akzente setzt, wobei auch mit verminderten Septakkorden nicht gespart wird. Der Zorn der Königin und ihre Rachegelüste erklimmen schwindelerregende Höhen, die der Alptraum (fast) einer jeden Koloratursängerin sind, um am Schluss in einen energischen Aufruf an die Furien zu münden, sie bei ihrem Vorhaben, Sarastro zu liquidieren, zu unterstützen. Eine chromatische Aufwärtsbewegung des Orchesters verschafft der Königin einen effektvollen Abgang. Diese klassische Rachearie beruht zwar auf dem Vorbild der typisierten Arienform der *opera seria*, trägt aber eindeutig individuelle Züge, da sich hier nicht nur der Zorn einer furiosen Herrscherinstanz, sondern zugleich die Raserei der tief getroffenen Mutter der Pamina entlädt.

Bezeichnenderweise schließt sich an die Rachearie der Königin dann die Arie des weisen Sarastro an, in dessen »heil'gen Hallen« man die Rache nicht kennt …

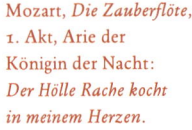
Mozart, *Die Zauberflöte*, 1. Akt, Arie der Königin der Nacht: *Der Hölle Rache kocht in meinem Herzen.*

Literatur

- Braun, Werner, Art. »Affekt« in: *Die Musik in Geschichte und Gegenwart. Allgemeine Enzyklopädie der Musik*, begr. von Friedrich Blume, 2., neu bearb. Ausg., hrsg. von Ludwig Finscher, Kassel 1994, Sachteil 1, A-Bog, 31–41.
- Leopold, Silke, Art. »Arie III. 18. Jahrhundert« in: *Die Musik in Geschichte und Gegenwart. Allgemeine Enzyklopädie der Musik*, begr. von Friedrich Blume, 2., neu bearb. Ausg., hrsg. von Ludwig Finscher, Kassel 1994, Sachteil 1, A-Bog, 816–821.
- Metzger, Heinz-Klaus/Rainer Riehn (Hrsg.), *Ist die Zauberflöte ein Machwerk?*, Musik-Konzepte 3. München 1985.
- Semrau, Arno, *Studien zur Typologie und zur Poetik der Oper in der ersten Hälfte des 19.Jahrhunderts*, Kölner Beiträge zur Musikforschung, Bd. 178, hrsg. von Klaus Wolfgang Niemöller, Köln 1993.

Klavierauszüge
- Mozart, Wolfgang Amadeus, *Die Hochzeit des Figaro*, Komische Oper in vier Akten, Klavierauszug von Kurt Soldan. Leipzig: Edition Peters.
- ders., *Il dissoluto punito ossia il Don Giovanni. Dramma giocoso in due atti*, Klavierauszug von Franz Wüllner, Textbearbeitung von Hermann Levi. Wiesbaden: Breitkopf & Härtel.
- ders., *Die Zauberflöte. Oper in 2 Aufzügen*, Klavierauszug von Kurt Soldan, Frankfurt a. M./London/New York: C. F. Peters.

Du sollst nicht fühlen!

MARIE THERES FÖGEN Einwurf

Gefühle boomen, auch und gerade in den Wissenschaften, die
meinten, Gefühle gingen sie nichts an. »Üblicherweise versteht man unter
Gefühlen, Emotionen oder verwandten Konzepten einen Phänomenbereich,
der sich soziologischer Beobachtung entzieht …« (Fuchs 2004). Nun aber be-
lehrt ein ganzes Heft von *Soziale Systeme* über Gefühle und deren Bedeutung
für die Gesellschaft. Der systemtheoretische Hammer schlägt zu. Emotionen,
lesen wir, könnten eine »Art der Irritation für soziale Systeme zur Verfügung
stellen« (Simon 2004). Die Wirtschaft, zum Beispiel, kann, so sehr sie sich
auch anstrengt, nicht depressiv sein; aber viele psychische Systeme können
Depression kommunizieren. Und »gleichgerichtete individuelle Emotionen«
vermögen sich »zu mächtigen makrosozialen Energieströmen (zu) bündeln«
(Ciompi 2004). Das irritiert dann selbst das stabilste System.

So einfach, meint einer der systemtheoretischen Füchse, ist es wohl doch
nicht. Denn haben psychische Systeme überhaupt Emotionen? »Das Bewußtsein liebt, haßt, ekelt sich, fürchtet sich, trauert – nicht« (Fuchs 2004). Wer
einen dieser Bewusstseinszustände bezeichnet, abstrahiert bereits von der
Fülle diffus-gesamthafter Wahrnehmung, beobachtet sich und andere, was
nur durch Unterscheiden möglich ist. Durch eben dieses Unterscheiden aber
werden die Kompaktheit und Integrität der Wahrnehmungen verletzt. Gefühle beobachten heißt: sie unterscheiden und bezeichnen, bedeutet damit,
aus dem Brei, vornehmer: der Einheit, sinnförmig-sinnloser Wahrnehmungen etwas zu selegieren und alles andere zu tilgen. Deshalb sind Emotionen
nichts eigentlich Vorhandenes, sondern das, was übrig bleibt, wenn Wahrnehmungen beobachtet werden. Und das ist manchmal wenig.

Nicht nur die ehemals emotionslose Soziologie ist neuerdings von Gefühlen fasziniert. Auch am Collegium Helveticum ballen sich zur Zeit die

Emotionalisten zusammen. »Die Entdeckung der Emotionen« titelt das *Uni-magazin* 13/3 der Universität Zürich vom Oktober 2004. Präriewühlmäuse, so liest man dort, haben Forscher auf den richtigen Weg gebracht: Oxytocin, das »Kuschelhormon«, sorgt für Lust und Liebesglück. Liebesglück wiederum interessiert die historische Anthropologie und Kulturwissenschaft. Denn Liebe ist jenseits aller Hormone auch nur eine »historische Option aus einem bestimmten Diskurs des Selbst und des Andern« (Tanner 2004). Erstaunlicher ist schon, dass nun auch die Ökonomie in die Welt der Gefühle abtaucht. Allzu simple rational-choice-Theorien sollen abgelöst werden von einer »Neuroökonomie« (Fehr 2004), welche endlich das Problem lösen möge, warum die Leute sparen oder nicht sparen. Die »Neuros« allerdings sind gerade dabei, Selbstverständnis als Selbsttäuschung, freien Willen als Selbstbeschreibung und Emotionen als Spielereien der Synapsen zu entlarven.

Es geht hoch her. Emotionen stehen unter Beschuss der analytischen Scharfsinnigkeiten der Wissenschaften. Woher diese Epidemie rührt, kann man allenfalls erahnen. Kommt der Anstoß, wie weiland bei der »Gedächtnisflut«, aus der Leitwissenschaft unserer Tage, den *life sciences*? Formiert sich angesichts dichter Beschreibungen des Menschen als genetische Maschine eine Widerstandsbewegung? Oder proben hier einige Leute den späten Aufstand gegen die so streng auf *ratio* setzenden Postulate der Aufklärung?

Wie auch immer. Es gibt nun das EGB. Zehn Gefühle von allen Seiten betrachtet. Die Zehn ist Programm, wie schon der Untertitel klarstellt: »Dekalog der Gefühle«. »Du sollst nicht ... töten, ehebrechen, stehlen, begehren ...« (2. Mos. 20, 2–17; 5. Mos. 5, 6–21). Die zehn Gebote enthalten vor allem Verbote. Was verbietet das EGB? Auf den ersten Blick verbietet es nichts, sondern erlaubt im Gegenteil alles: literarische Aperçus, marginale Notizen, gelehrte Glossen, kompakte Informationen, schöne Bilder. Für Gesetz und Ordnung sorgt allenfalls das Alphabet: von »Aggression« bis »Schuld« und nicht etwa umgekehrt. Aber: »Du sollst nicht gegen das Alphabet verstoßen!« wäre ein dürftiger Gesetzesbefehl. Schon Zweitklässler haben gelernt, ihn zu befolgen.

Eher lautet das Gesetz des EGB: »Du sollst nicht fühlen!« Emotionslos über Emotionen sprechen ist der Imperativ des Werks. Das sieht dann zum Beispiel so aus: Man muss immer unterscheiden, auch Emotionen unterscheiden, nämlich in: 1) Emotionen, 2) Gefühle, 3) Empfindungen, 4) Stimmungen (⋙ Engelen, Emotion als wissenschaftliche Kategorie). Juristen kennen das Verfahren gut. Man muss unterscheiden: Dingliche Ansprüche, vertragliche Ansprüche, deliktische Ansprüche. Es wäre ja noch schöner, wenn Emotion Emotion und Anspruch Anspruch wäre. »Schaffe Ordnung *and draw a distinction*« – das ist der Stil aller Gesetzbücher. Gesetzbücher sind nicht nur »kalt, rational und abstrakt« (⫸ Kiesow/Korte, Vorwort). Sie haben die Eigenschaft, unerbittlich zu trennen, was nicht zusammengehört. Wer die Rückzahlung eines Darlehens schuldet, weint nicht. Und wer Anspruch auf Schmerzensgeld hat, lacht nicht. Und wenn er das eine oder andere doch tut, geht es das Gesetz nichts an.

Das Prinzip und das Gesetz der Trennung befolgen alle Lemmata. Nehmen wir als Beispiel »Schmerz«: Die Psychologin weiß: »Das schmerzvoll Erreichte erscheint kostbarer. Wir kennen das beispielsweise aus Liebesbeziehungen«. Auch Mitleid ist Schmerz. »Diese Art der emotionalen Perspektivenübernahme müssen wir allerdings in unserer menschlichen Entwicklung zunächst einmal erlernen.« Der Physiker-Germanist sorgt für gelehrte Geschichte, garniert mit Nietzsche, bis hin zum Opferhabitus, bei dem aber ›leider zweifelhaft bleibt, ob damit ein Mehrwert erzielt werden kann.‹ Die Musikwissenschaftlerin erklärt luzide, wie die »fallende Sekunde« in unseren Ohren Trauermusik entstehen läßt. Und der Neurobiologe erläutert *in margine*, welcher »Subtyp von Glutamat-Rezeptoren« das Schmerzgedächtnis zu verantworten hat. Vier hoch disziplinierte Essays aus vier Disziplinen. Fürwahr kein »interdisziplinärer Brei« (⫸ Kiesow/Korte, Vorwort), den die Herausgeber ohnehin degoutant fänden. Stattdessen die Zucht und die Ordnung des jeweiligen Faches. »Was ist es, das in uns schmerzt?« – die Preisfrage der Jungen Akademie von 2001 – bleibt dann freilich unbeantwortet.

Sie muss unbeantwortet bleiben. Denn, erinnern wir uns, Unterscheidungen zerstören – um des Beobachtens und des Erkennens willen – alles und jedes, fragmentieren das Ganze, das wir Welt nennen, und hinterlassen einen Scherbenhaufen. Wer die Scherben zusammenkleben will – statt sie hintereinander oder, viel besser und wie im Layout des EGB geschehen, nebeneinander zu legen –, handelt sich blutige Finger ein. Eine gerechte Strafe. Wer nicht mit Scherben leben kann, ist garantiert kein Wissenschaftler, gehorcht nicht dem Gesetzbuch der Wissenschaften und hat noch nicht einmal verstanden, dass es kein Zentrum und keine Einheit gibt in dieser Welt. Es gibt nur Differenzen und Beobachtungen eines, wie die Herausgeber (⫸ Kiesow/ Korte, Vorwort) uns doch tatsächlich zu foppen versuchen, »gemeinsamen Gegenstands«.

Der so genannte »Gegenstand« – das EGB beweist es – hat sich längst verflüchtigt in Splitter, unter denen sich zwar so mancher Solitär findet, die nicht selten sogar eine wissenschaftliche Wonne sind, die sich aber partout

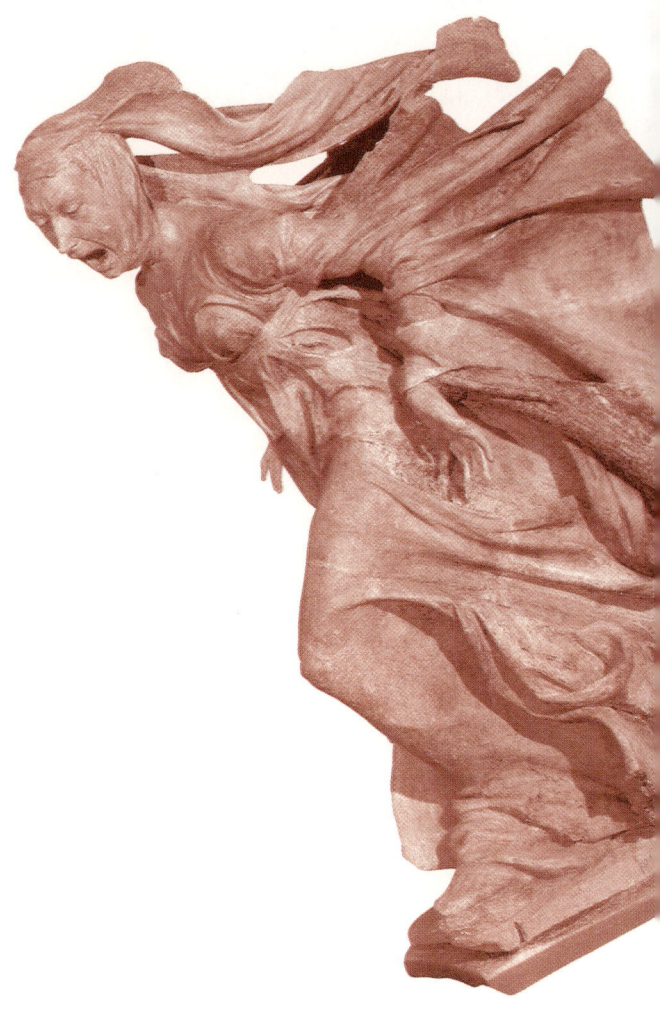

Niccolò dell'Arca,
Il Compianto,
1462–1463,
Santa Maria della
Vita, Bologna

nicht zu einem »Ding« fügen lassen. Aus dem »Ekel Alfred« und dem »anterioren Cingulären Cortex« wird kein »Gegenstand«, geschweige denn ein »gemeinsamer«, auch wenn sich beide s.v. »Ekel« finden. Gemeinsam haben Lübkes »liebe Neger« (s.v. Peinlichkeit), Donna Annas D-Dur-Schrei »Vendetta ti chieggio!« (s.v. Rache), die »psychotropen Substanzen« nach »ICD-10, F10-F19« (s.v. Angst) und der »spinothalamokortikale Pfad« (s.v. Ich) nur die Buchdeckel, die sie gewaltsam vereinen, und die Seiten, die sie – sichtlich widerspenstig – teilen müssen. Schaut her ihr Soziologen, Ökonomen, Psychologen, Historiker, die ihr da neuerdings den Gefühlen nachjagt! Diese Gefühle sind – bei emotionsloser, d.h. unterscheidender Betrachtung – nichts anderes als kullernde Kieselsteine und glänzende Glasperlen.

Und wenn es irgendwo, irgendwann passiert, dass uns doch das Ganze anschreit? So wie dies zum Beispiel die Figuren im »Compianto« des Niccolò dell'Arca tun, der – viel zu früh (nämlich im 15. Jahrhundert) – den »Philopassianismus« des Spätmittelalters (s.v. Schmerz) und die fromme Würde der Heiligen ersetzte durch das blanke Entsetzen, durch einen Schrei, der gellender und fürchterlicher ist als Munchs »Schrei« (s.v. Angst). Nervöse Hyperaktivität, in der Magengegend spürbare Irritationen, ein Feuerwerk an Assoziationen, explosive Bewusstseinsoperationen vermögen diese Figuren auszulösen – Empfindungen sozusagen im Naturzustand. Erst wer diese beobachtet, unterscheidet und als Emotionen bezeichnet, geht ihrer verlustig. Denn (im Anschluss an Fuchs 2004) das Zeichen »Angst« ist nicht ängstlich, und das Zeichen »Schmerz« tut nicht weh. »Was ist es, das in uns schmerzt?« Das ist nicht der Schmerz, auch nicht der in »fallende Sekunden« und »Glutamat-Rezeptoren« zerlegte schmerzlose Schmerz. Eher ist es die namenlose, undifferenzierte Wahrnehmung. Die aber ist, per definitionem, nicht kommunizierbar. Weshalb ich jetzt schweige.

Literatur

- *Soziale Systeme*. Zeitschrift für soziologische Theorie, 10/1, 2004.
  Darin:
  - Ciompi, Luc, »Ein blinder Fleck bei Niklas Luhmann? Soziale Wirkungen von Emotionen aus Sicht der fraktalen Affektlogik«, 21–49.
  - Fuchs, Peter, »Wer hat wozu und wieso überhaupt Gefühle?«, 89–110.
  - Simon, Fritz B., »Zur Systemtheorie der Emotionen«, 111–139.
- *Unimagazin*. Die Zeitschrift der Universität Zürich, 13/3, Oktober 2004.
  Darin:
  - »Dossier – Die Entdeckung der Emotionen«, 23–43.
  - »Die Macht des Kuschelhormons«, 23–24.
  - »Gefühle sind historisch veränderbar« [Interview mit Jakob Tanner und Ernst Fehr], 35–38.

Schmerz

Nein, hier geht es nicht um Schweine im Weltall.

Eher um den so genannten »inneren Schweine-

hund«, der immer mal wieder überwunden werden

muss (Münchhausen 2002). Denn: No pain, no gain.

Quäl dich, du Sau!

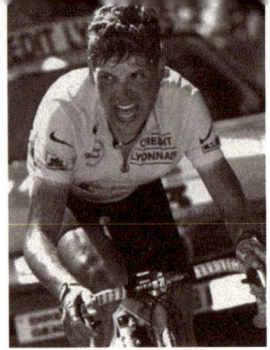

* **Jan Ullrich,** Radsportler.
Gewinner der Tour de
France 1997, nachdem
er von seinem Kollegen
Udo Bölts mit den Worten
»Quäl dich, du Sau!«
zum Sieg gebrüllt wurde.
Danach wurde Jan Ullrich
bei der Tour de France
meistens Zweiter. Ärger-
lich? *be*

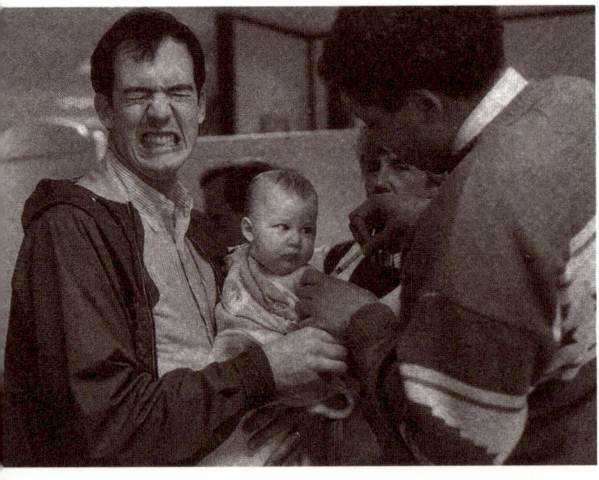

Aus:
E. Hatfield /
J. T. Cacioppo /
R. L. Rapson,
*Emotional
contagion,*
Cambridge
1994.

* **Empathie** ist …
»to put oneself in the shoes
of another person and
to experience events and
emotions (e. g., joy and
sadness) the way that
person experiences them.«
Vgl. Aronson 2001, 592.

1 Optimales
Stressniveau:
Zu viel oder
auch zu wenig
Erregung kann
die Ausführung
von Aufgaben
behindern
(Hebb 1955).

2 Beispielsweise
Aronson / Mills
(1959), die in
einem klassi-
schen Experi-
ment hierzu
zeigen, dass
Untersuchungs-
teilnehmer,
die eine unan-
genehme Pro-
zedur über sich
ergehen lassen
mussten, um
in einer Gruppe
als Mitglied
aufgenommen
zu werden,
diese Gruppe
als deutlich
attraktiver
wahrnehmen
als Untersu-
chungsteilneh-
mer, die ohne
unangenehme
Prozedur in
die Gruppe
aufgenommen
wurden.

3 Siehe hierzu
Festinger 1957;
nach der Disso-
nanztheorie
von Festinger
empfinden wir
es als kognitiv
dissonant und
damit als unan-
genehm, wenn
wir uns für
etwas Wertloses
angestrengt
haben oder so-
gar Schmerzen
dafür in Kauf
genommen
hätten. Um
diese kognitive
Dissonanz zu
reduzieren wer-
ten wir entspre-
chend das
schmerzvoll
Erreichte auf
(siehe z. B. die
Untersuchung
von Aronson /
Mills 1959).

4 Mit circa sieben
Monaten be-
ginnen Kinder
Gesichtsaus-
drücke, die mit
verschiedenen
Gefühlen asso-
ziiert sind, zu
unterscheiden
(Soken / Pick
1992). Grund-
sätzlich hängt
die Qualität
des sozialen
Verhaltens von
Kindern eng
mit der Fähig-
keit zusammen,
Gedanken und
Gefühle ande-
rer zu verstehen
(Eisenberg u. a.
1996).

Quäl dich, du Sau! Kommentar 1

BIRTE ENGLICH

Wie wahr dies ist, weiß Jan Ullrich* spätestens seit seinem Sieg bei der Tour de France 1997. Jede Mutter weiß es seit der Geburt ihres ersten Kindes, und die Väter, die bei der Geburt ihres Kindes dabei waren, ahnen es auch. Für alle anderen soll diese emotionale Norm kurz erläutert werden.

Es geht hier nicht nur um die eher triviale Beobachtung, dass bessere Ergebnisse bei mehr Anstrengung zu erwarten sind. Abgesehen von der Frage der Trivialität stimmt diese Beobachtung auch nicht unbedingt: Oft ist eine moderate Anstrengung optimal[1], vor allem dann, wenn es darum geht, sich eine gewisse Leistungsfähigkeit auf Dauer zu erhalten (siehe Fontana 1989).

Bei mehr Anstrengung, bei mehr »vergossenem Herzblut« erhält das Ergebnis per se einen höheren Wert. Und zwar nicht nur durch die höhere erreichte Qualität, sondern durch die schmerzensreiche Anstrengung selbst[2]. Dies frei nach dem Motto: »Wenn ich mich dafür so angestrengt und geplagt habe, dann muss es wirklich verdammt viel wert sein.« Das schmerzvoll Erreichte erscheint kostbarer[3]. Wir kennen das beispielsweise aus Liebesbeziehungen.

Hierbei kann Schmerz sowohl ein körperlicher Schmerz (Schnittwunde, Muskelkater, Kopfschmerzen usw.) als auch ein seelischer Schmerz sein (Vermissen, Trauer, Versagensängste usw.). Extreme Anstrengungen können beide Arten des Schmerzes umfassen oder verursachen. Wir können auch Schmerzen anderer mit empfinden, indem wir uns in sie hineinversetzen und mitleiden (Empathie*). Diese Art der emotionalen Perspektivenübernahme müssen wir allerdings in unserer menschlichen Entwicklung zunächst einmal erlernen (Eisenberg/Murphy/Shepard 1997)[4]. In den meisten Fällen kann man hier von einem lebenslangen Lernprozess ausgehen, wobei das Lernziel nicht immer erreicht wird (z. B. Rechner/Baucus, 1997).

Schmerz, der – Unbehaglicher Geisteszustand;

hat entweder physische Ursache, wenn dem

Körper etwas zustößt, oder rein geistige, etwa eines

anderen Glück.

Aus: Ambrose Bierce, *Das Wörterbuch des Teufels* (*The devil's
dictionary*, 1911)

Literatur

· Aronson, E. / J. Mills, »The effect of severity of initiation on liking for a group«, in:
  Journal of Abnormal & Social Psychology 59 (1959), 177–181.
· Aronson, E. / T. D. Wilson / R. M. Akert, *Social psychology*, New Jersey ⁴2001.
· Barsky, A. J. / H. M. Peekna / J. F. Borus, »Somatic Symptom Reporting in Women
  and Men«, in: *Journal of General Internal Medicine* 16,4 (2001), 266–275.
· Dao, T. T., »Pain and gender«, in J. P. Lund / G. J. Lavigne u. a. (Hrsg.), *Orofacial pain:
  From basic science to clinical management. The transfer of knowledge in pain research
  to education*, Carol Stream 2001, 129–138.
· Eisenberg, N. / R. A. Fabes / B. Murphy / M. Karbon / M. Smith / P. Maszk, »The relation
  of children's dispositional empathy-related responding to their emotionality, regu-
  lation, and social functioning«, in: *Developmental Psychology* 32 (1996), 195–209.
· Eisenberg, N. / B. Murphy / S. Shepard, »The development of empathic accuracy«,
  in: W. Ickes (Hrsg.), *Empathic accuracy*, New York 1997, 73–116.
· Festinger, L., *A theory of cognitive dissonance*, Oxford 1957.
· Fillingim, R. B., »Sex-Related Influences on Pain. A Review of Mechanisms and
  Clinical Implications«, in: *Rehabilitation Psychology* 48,3 (2003), 165–174.
· Fontana, D., *Managing stress*, Reader in Educational Psychology, Cardiff 1989.
· Gijsbers, K. / C. A. Niven, »Women and the experience of pain«, in: C. A. Niven /
  D. Carroll (Hrsg.), *The health psychology of women*, Langhorne 1993, 43–57.
· Hebb, D. O., »Drives and the CNS (conceptual nervous system)«, in: *Psychological
  Review* 62 (1955), 243–254.
· Münchhausen, M. von, *So zähmen Sie Ihren inneren Schweinehund*, Frankfurt a. M.
  2002.
· Rechner, P. L. / M. S. Baucus, »Business ethics as a lifelong journey: Developing
  reflective judgment, self-awareness, and empathy«, in: J. E. Post / S. A. Waddock
  (Hrsg.), *Research in corporate social performance and policy*, Supplement 2, Stanford
  1997, 243–271.
· Soken, N. H. / A. D. Pick, »Intermodal perception of happy and angry expressive
  behaviors by seven-month-old infants«, in: *Child Development* 63 (1992), 787–795.
· Vance, J. C. / F. M. Boyle / J. M. Najman / M. J. Thearle, »Gender differences in parental
  psychological distress following perinatal death or sudden infant death syndrome«,
  in: *British Journal of Psychiatry* 167,6 (1995), 806–811.

Vergleicht man das Schmerzempfinden von Frauen und Männern (Barsky/ Peekna/Borus 2001, Fillingim 2003, Gijsbers/Niven 1993), so zeigt sich, dass Frauen deutlich häufiger über Kopfschmerzen, Rückenschmerzen, Erschöpfungszustände usw. klagen als Männer. Auch bei seelischen Schmerzen liegen die Frauen deutlich vorne (z. B. Vance/Boyle/Najman/Thearle 1995). Da Schmerz eine wichtige Legitimation darstellt, zum Arzt zu gehen, sind Arztbesuche von Frauen auch häufiger als von Männern. Von diesen Zahlen auf eine höhere Schmerzempfindlichkeit von Frauen zu schließen wäre jedoch verfehlt. Unter Umständen berichten Frauen einfach offener und häufiger über körperliche Beschwerden als Männer und nehmen ihren Köper genauer wahr (hierzu Dao 2001).

Schmerz kann ein wichtiger Indikator von eigenen körperlichen oder seelischen Grenzen sein. Somit kann im Schmerz auch die Motivation für Veränderungen liegen. Entsprechend sollte Schmerz auf keinen Fall immer gleich betäubt werden.

Es ist grundsätzlich zu unterscheiden zwischen Maßnahmen, die das Ertragen vorhandenen Schmerzes erleichtern und Maßnahmen, die die Schmerzursache bekämpfen. Das eigene körperliche Schmerzempfinden kann durch Entspannung, Akupunktur, Hypnoseverfahren sowie natürlich durch Narkotika beeinflusst werden. Bei seelischem Schmerz empfiehlt sich das Gespräch mit Freunden, Verwandten oder dem Partner, in schwerwiegenderen Fällen kann eine Psychotherapie angebracht sein. Der Genuss von Psychopharmaka ist nur in extremen Krisensituationen ratsam. Selbsthilfegruppen können für den nötigen Erfahrungsaustausch bei allen Schmerzformen sorgen.

Den Rest erledigt die Zeit, die ja bekanntlich alle Wunden heilt.

*Dezisionismus** Von Dezi-
sion (Entscheidung) und
lat. decidere (abschneiden).
Ein vom Staatsrechtler
und Juristen Carl Schmitt
(1888–1985) geprägter
Begriff, wonach präskrip-
tive Normen durch eine
souveräne Entscheidung
hinreichend legitimiert
und nicht weiter hinterfragt
werden können. Dezisio-
nistisch ist insbesondere
die Freund-Feind-Unter-
scheidung, durch die sich
Schmitt zufolge ein Staat
konstituiert.   *ch*

* Fechner (1848) gibt etwa
folgende Definition des
Lustprinzips: »Die Richtung unsres Willens wird
[…] stets und unausweich-
lich bestimmt durch den
Lust- und Unlustcharakter
des Gedankens an die vor-
zunehmende oder zu un-
terlassende Handlung oder
ihrer Folgen selbst« (5).
Freuds berühmte Schrift
Jenseits des Lustprinzips
(1920) kreist wiederholt
und mit letztlich unklarem
Erfolg um die Frage nach
den Grenzen des Lustprin-
zips, welches im ersten Satz
folgendermaßen spezifiert
wird: »In der psychoanaly-
tischen Theorie nehmen
wir unbedenklich an, daß
der Ablauf der seelischen
Vorgänge automatisch
durch das Lustprinzip re-
guliert wird, das heißt,
wir glauben, daß er jedes-
mal durch eine unlust-
volle Spannung angeregt
wird und dann eine solche
Richtung einschlägt, daß
sein Endergebnis mit
einer Herabsetzung dieser
Spannung, also mit einer
Vermeidung von Unlust
oder Erzeugung von Lust
zusammenfällt« (Freud
1920, 191).   *ch*

Weit führt
insofern
der Beitrag
Genieße!
von *cn* auf
den Seiten
147–169.

1 Vgl. Locke
2.7.2: »Mag
man es Genug-
tuung, Genuß,
Vergnügen,
Glück u.s.w.
auf der einen
Seite, und Un-
annehmlich-
keit, Sorge,
Schmerz, Qual,
Angst, Elend
u.s.w auf der
andern Seite
nennen, so
sind dies doch
immer nur
verschiedene
Grade dessel-
ben Dinges,
und sie gehören
zu den Vor-
stellungen der
Lust und des
Schmerzes, des
Angenehmen
und Unange-
nehmen«.
(Weitere Zitate
von Locke wer-
den nach dieser
Ausgabe mit
Buch-, Kapitel-
und Paragraph-
angabe zitiert.)

Quäl dich, du Sau! # Kommentar 2

Christoph Holzhey

Das Gefühl für Tradition – sei es ein Respektgefühl oder ein Gefühl von unentrinnbarer Kontinuität – schreibt vor, Begriffe nicht losgelöst von ihren historischen Sedimentationen zu denken und daher begriffsgeschichtlich einzuführen. Doch eine Geschichte von Begriffen wie etwa Lust und Schmerz, Genuss und Leiden von Plato bis NATO würde hier nicht nur zu weit führen, sondern stünde auch quer zur normativen Urstiftung eines Emotionendekalogs ⋙. Freilich lässt sich ein Kompromiss finden, nämlich durch dezisionistische Wahl* eines historischen Momentes, beispielsweise den *Essay Concerning Human Understanding* (*Versuch über menschliche Erkenntnis*, 1690) des englischen Philosophen John Lockes mit seiner breiten Definition von Lust und Schmerz als einfache Vorstellungen, die sich mit »beinah allen« Wahrnehmungen verbinden, insbesondere sowohl körperliche als auch seelische bzw. psychische.[1]

Vielleicht ist es weniger eine Behauptung als Teil dieser breiten Definition, wenn man einerseits Lust und Schmerz als eine Grundunterscheidung von Emotionen ansieht und Leidenschaften wie Liebe, Hass, Verlangen, Freude, Traurigkeit usw. als »Besonderungen der Lust und des Schmerzes« (Locke 2.20) versteht; und andererseits das Unangenehme – Unbehagen, Schmerz, Abwesenheit von demjenigen, »dessen Genuß sich mit der Vorstellung des Vergnügens verbindet« – als Bestimmungsgrund für den Willen ansieht (Locke 2.21.31).

Mit dem Physiologen Gustav Theodor Fechner (1801–1887) und dem Begründer der Psychoanalyse, Sigmund Freud (1856–1939) gesprochen, bestimmt das Lustprinzip* den Willen. Statt aber wie Freud Unlust als Spannung oder Erregung zu konzipieren, kann man Lust und Unlust auch breiter, quasi-behavioristisch über das Lust–Unlustprinzip definieren, nämlich als das, dessen Maximierung bzw. Minimierung Handlungen bestimmt.

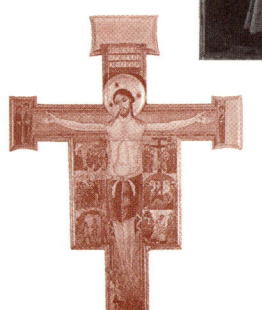

* **Odyssee und Dialektik der Aufklärung** Noch während des deutschen Faschismus versuchen die Philosophen Max Horkheimer und Theodor W. Adorno nachzuweisen, dass totalitärer Terror kein historischer Zwischenfall ist, sondern schon als Keim in eben dem aufklärenden Denken enthalten ist, welches die Freiheit in der Gesellschaft ermöglicht. Diese *Dialektik der Aufklärung* sehen die Autoren schon in der Odyssee bezeugt. Sie kommentieren die Episode der Lotophagen – wo Odysseus' Begleiter nach Genuss der honigsüßen Lotosfrüchte weder an Arbeit noch Heimkehr denken wollten und mit Gewalt und Fesseln von den Lotophagen getrennt werden mussten – ganz im Sinne unseres Normsatzes:

»Wer von ihrer [der Lotosessern] Speise genießt, ist verfallen wie der den Sirenen Lauschende oder der vom Stab der Kirke Berührte. Aber dem Erliegenden soll nichts Übles bereitet sein: […] Nur Vergessen soll ihm drohen und das Aufgeben des Willens. Der Fluch verdammt zu nichts anderem als zum Urstand ohne Arbeit und Kampf in der ›fruchtbaren Flur‹ […]. Solche Idylle, die doch ans Glück der Rauschgifte mahnt, mit deren Hilfe in verhärteten Gesellschaftsordnungen unterworfene Schichten Unerträgliches zu ertragen fähig gemacht wurden, kann die selbsterhaltende Vernunft bei den Ihren nicht zugeben. Jene ist in der Tat der bloße Schein von Glück, dumpfes Hinvegetieren, dürftig wie Dasein der Tiere. Im besten Falle wäre es die Abstinenz von Unglück. Glück aber enthält Wahrheit in sich. Es ist wesentlich Resultat. Es entfaltet sich am aufgehobenen Leid.«

Max Horkheimer / Theodor W. Adorno, *Dialektik der Aufklärung. Philosophische Fragmente* (1944), Frankfurt a. M. 1990, 70.

ch

* Der Ausdruck **Philopassianismus** – das heißt die Liebe des Leidens oder der absichtliche und bewusste Versuch so viel Schmerz wie möglich zu empfinden – wurde geprägt von Esther Cohen. Damit wird eine kulturelle Umwertung des Schmerzes im Spätmittelalter bezeichnet, die sich auf vielfältige Weise ausdrückt, etwa in neuen Formen christlicher Hingebung, in der Betonung der Menschlichkeit Christi, in der Emergenz des Purgatorios, in Praktiken der *Imitatio Christi* und vielleicht am offensichtlichsten in einer neuen Ikonographie der Kreuzigung: Vor dem Einfluss des Philopassianismus drückt sich in der Kreuzigung der Triumph von Christus' Vollkommenheit über alle Leiden aus. Dagegen entsprechen spätere Darstellungen der Vorstellung, dass der vollkommenste Körper auch der leidensfähigste ist.

(Siehe hierzu auch die im Literaturverzeichnis angegebenen Studien von Marrow, Bynum, Newman, Constable und Gragnolati.)

ch

Schon für Locke ist der »Beweggrund zur Änderung [...] immer irgend ein Unbehagen« (Locke 2.21.31), während der »Beweggrund für das Verharren in demselben Zustand oder Handeln [...] nur die darin liegende Befriedigung« ist. Eine dauerhafte Befriedigung bringt somit – wie die Versuchungen der Kirke, Sirenen und Lotophagen in der Odyssee* es schon belegen – nur Stasis, Tod oder einen todesähnlichen Zustand der Selbstvergessenheit. Nur Leiden und Schmerzen bringen Fortschritt und Gewinn.

Das Mantra ›no pain, no gain‹ bringt diese Einsicht auf den Punkt und gilt für Muskelgewinn im Fitness-Studio ebenso wie für die Produktivität eines Genies. Die Weisheiten ›Ohne Fleiß kein Preis‹, ›Alles hat seinen Preis‹ und ›Von Nichts kommt Nichts‹ sind demgegenüber nicht nur weniger sportlich, sondern greifen auch zu kurz. Zum einen evozieren sie die Logik von Strafe und Belohnung durch externe Instanzen, so dass etwa das stumpfsinnige Abarbeiten eines vorgegebenen Pensums zur Bedingung für einen Anerkennungspreis wird. Zum anderen legen sie einen merkantilen Tausch mit der Währung Schmerz nahe und implizieren somit einen Erhaltungssatz, wodurch alles Tun zum Nullsummenspiel erklärt wird. Zwar ist wohl das bewährteste Maß für Lust das Leiden, das man dafür ›in Kauf‹ zu nehmen bereit ist. Doch dabei ist Schmerz nur ein Vergleichswert statt notwendige Bedingung und Mittel. Entspräche nun der Gewinn (Genuss, Lust, Wert) schlicht dem Preis (Schmerz, Leid), bliebe unter dem Strich kein Gewinn und das generelle Lustniveau bliebe bestenfalls erhalten.

Auch die gängige Auffassung, dass kleinere, niedere Schmerzen, Versagungen und Entbehrungen den Genuss künftiger, ›höherer‹, ›geistigerer‹ und angeblich dauerhafterer, sicherer Lust ›erkaufen‹, ist unzureichend. Einerseits schreibt sie mit der Annahme, dass verschiedene Lustarten notwendig unvereinbar sind, den Erhaltungssatz fort und andererseits ist es lediglich die Behauptung einer natürlichen Hierarchie von Lust und Schmerz, die einen Nettogewinn suggeriert. Die normative Setzung einer angeblich natürlichen Hierarchie verdeckt, dass im Schmerz selbst eine Quelle von genuinem Gewinn, Mehrwert und letztlich Wertschöpfung liegt. Das philopassianistische* Spätmittelalter hat dagegen dieses Potenzial von Schmerz erkannt, indem es in der Passion Christi nicht mehr ein Austricksen des Teufels oder lediglich ein Abzahlen der Strafe für die Ursünde sah, sondern ein emulierbares Ideal von produktivem Schmerz, das heißt von einem Schmerz, der Körper und Seele läutert und zum Urzustand der Vollkommenheit zurück und darüber hinaus bringt.

Zuvor hatte aber das Christentum vielleicht als Erstes das immense Po-

Schmerz statt Ressentiment als Daseinsrechtfertigung

Friedrich Nietzsches *Geburt der Tragödie* (1871) behauptet: »nur als ästhetisches Phänomen ist das Dasein und die Welt ewig gerechtfertigt« (Nietzsche, *Geburt*, 5.71). Dies bedeutet für Nietzsche insbesondere, dass weder Moral noch Wissenschaft legitimieren kann, sondern nur eine produktiv gewendete Empfindung. Genauer gesagt ist sein Ideal der dionysisch-apollinische Künstler, der »gänzlich mit dem Ur-Einen, seinem Schmerz und Widerspruch, eins geworden« ist und daraufhin »jenen Urwiderspruch und Urschmerz, samt der Urlust des Scheines, versinnlicht« (Nietzsche, *Geburt*, 67). Sofern Nietzsche dabei auf eine wechselseitige Steigerung von Schmerz und Lust abzielt, kann man schon hier von einer Moral der Stärke sprechen, die Nietzsche an den Anfang der *Genealogie der Moral* (1887) stellt. Er konstruiert dort den Übergang von einer Moral der »Vornehmen«, welche ›gut‹ mit Aktivität und Stärke gleichsetzen, zu einer »Sklaven-Moral«, die alle Werte umkehrt: das ehemals Gute wird als ›böse‹ definiert, und Schwäche, das ehemals ›Schlechte‹, wird für ›gut‹ befunden. Diese Umkehr beruht auf ohnmächtigem »Ressentiment« und einer lügnerischen Fabrikation von Idealen:

»Die Schwäche soll zum Verdienste umgelogen werden [...] die Ohnmacht, die nicht vergilt, zur ›Güte‹; [...] die Feigheit [...] kommt hier zu guten Namen, als ›Geduld‹ [...]; das Sich-nicht-rächen-Können heißt Sich-nicht-rächen-Wollen [...] – was sie verlangen, das heißen sie nicht Vergeltung, sondern den ›Triumph der *Gerechtigkeit*‹; was sie hassen, das ist nicht ihr Feind, nein! sie hassen das ›Unrecht‹, die ›Gottlosigkeit‹; [...] Und wie nennen sie das, was ihnen als Trost wider alle Leiden des Lebens dient [...]? Sie heißen das ›das jüngste Gericht‹, das Kommen *ihres* Reichs [...] – Diese Schwachen – irgendwann einmal nämlich wollen auch sie die Starken sein, es ist kein Zweifel, irgendwann soll auch ihr ›Reich‹ kommen – ›das Reich Gottes‹ heißt es schlechtweg bei ihnen, wie gesagt: man ist ja in allem so demütig!«
Nietzsche, *Genealogie*, 38 ff.

Wenn auch dieses Reich ins Jenseits bzw. in die ferne Zukunft verlegt ist, so stellt Nietzsche doch mit großem Bedauern fest, dass in dem Jahrtausende langen Kampf zwischen den entgegengesetzten Werten, die sich doch in ihrem Machtwillen gleichen, die Moral des Ressentiments seit langem im Übergewicht ist. Während die *Genealogie der Moral* vor allem die römisch-griechische Antike dem Judentum gegenüberstellt und den ›Erlöser‹ Jesus als »Verführung in ihrer unheimlichsten und unwiderstehlichsten Form [...] zu eben jenen *jüdischen* Werten und Neuerungen des Ideals« (Nietzsche, *Genealogie*, 25) darstellt, rühmt *Der Antichrist* »das Vorbildliche in [Jesus'] Art zu sterben, die Freiheit, die Überlegenheit *über* jedes Gefühl von ressentiment« (Nietzsche, *Antichrist*, 239), um das Christentum um so vehementer zu verurteilen:

»Hiermit bin ich am Schluß und spreche mein Urteil. Ich *verurteile* das Christentum [...]. Die christliche Kirche ließ nichts mit ihrer Verderbnis unberührt, sie hat aus jedem Wert einen Unwert, aus jeder Wahrheit eine Lüge, aus jeder Rechtschaffenheit eine Seelen-Niedertracht gemacht. Man wage es noch, mir von ihren ›humanitären‹ Segnungen zu reden! Irgend einen Notstand *abschaffen* ging wider ihre tiefste Nützlichkeit: sie lebte von Notständen, sie schuf Notstände, um *sich* zu verewigen.«
Nietzsche, *Antichrist*, 282.

Literatur
- Nietzsche, Friedrich, *Der Antichrist* (1888), in: *Werke*, Bd. 5, hrsg. von Alfred Baeumler, Leipzig 1930, 189–283.
- ders., *Die Geburt der Tragödie* (1872), in: *Werke*, Bd. 1, hrsg. von Alfred Baeumler, Leipzig 1930, 27–191.
- ders., *Zur Genealogie der Moral* (1887), in: *Werke*, Bd. 5, hrsg. von Alfred Baeumler, Leipzig 1930, 1–176.

tenzial von Opfern zu nutzen gewusst, durch Umwertung aller Werte ihre Gegner zu bezwingen«. Eine Vielzahl von Minderheiten und Interessengruppen haben ihrer Identitätspolitik seither ebenso durch Verweis auf ihre Opferposition ein moralisches Gewicht zu geben versucht, was mitunter zu einem Wettbewerb führte mit dem Motto: ›Spieglein, Spieglein an der Wand, wer ist der Unterdrückteste im ganzen Land?‹ Doch selbst zu Zeiten, als politische Korrektheit noch nicht durchgängig als Schimpfwort verstanden wurde, standen bescheidene Erfolge einer umso heftigeren Gegenreaktion gegenüber, und die jüngere Vergangenheit bezeugt, dass der Opfergewinn auch hegemonialen Gruppen und sogar Weltmächten zugute kommen und sich auf eigentümliche Weise mit einer Moral des Stärkeren verbinden kann. Da die Selbststilisierung als Opfer darauf abzielt, die Täter mit dem Gefühl moralischer Rechtfertigung zu Opfern zu machen, lässt sich die Spirale des Leidens offenbar beliebig potenzieren. Zweifelhaft bleibt leider, ob damit ein Mehrwert erzielt werden kann. Solange der Leidensgewinn von anderen – deren Feindschaft und Anerkennung – abhängt, scheint er inhärent begrenzt zu sein und daher in tödlicher Rivalität enden zu müssen. Daher gilt es, das inhärent produktive, wertstiftende Potenzial des Schmerzes (wieder) zu entdecken.

Literatur

- Bynum, Caroline, *Holy Feast and Holy Fast: The Religious Significance of Food to Medieval Women*, Berkeley 1987.
- Cohen, Esther, »Towards a History of European Physical Sensibility: Pain in the Later Middle Ages«, in: *Science in Context* 8,1 (1995), 47–74.
- Fechner, Gustav Theodor, »Ueber das Lustprincip des Handelns«, in: *Zeitschrift für Philosophie und Philosophische Kritik* 19 (1848), 1–30, 163–94.
- Freud, Sigmund, *Jenseits des Lustprinzips* (1920), in: *Gesammelte Schriften*, Bd. VI, Leipzig 1925, 189–257.
- Constable, Giles, »The Ideal of the Imitation of Christ«, in: ders., *Three Studies in Medieval Religion and Social Thought*, Cambridge 1995, 143–248.
- Gragnolati, Manuele, »From Decay to Splendor: Body and Pain in Bonvesin da la Riva's Book of the Three Scriptures«, in: *Last Things. Death and Apocalypse in the Middle Ages*, hrsg. von Caroline Bynum/Paul Freedman, Philadelphia 1999, 83–97.
- Gragnolati, Manuele/Christoph Holzhey, »Dolore come gioia. Trasformarsi nel *Purgatorio* di Dante«, in: *Psiche* 2 (2003), 11–126.
- Locke, John, *Versuch über den menschlichen Verstand* (1690), übers. von J. H. von Kirchmann, Berlin 1872.
- Marrow, James H., *Passion Iconography in Northern European Art of the Late Middle Ages and Early Renaissance. A Study of the Transformation of Sacred Metaphor into Descriptive Narrative*, Kortrijk 1979.
- Newman, Barbara, »On the Threshold of the Dead: Purgatory, Hell, and Religious Women«, in: *From Virile Woman to Woman Christ. Studies in Medieval Religion and Literature*, Philadelphia 1995, 108–36.

E.T.A. Hoffmanns Apologie des künstlerischen Schmerzes

Der Dichter E.T.A. Hoffmann, wegen seiner Vorliebe für gruselige, unheimliche und erschreckende Erzählungen auch als Geister-Hoffmann bekannt, feiert auch in der Musik die Erzeugung entsetzlicher Schmerzen:

»So öffnet uns auch Beethovens Instrumental-Musik

das Reich des Ungeheuern und Unermeßlichen.

Glühende Strahlen schießen durch dieses Reiches tiefe

Nacht, und wir werden Riesenschatten gewahr, die

auf- und abwogen, enger und enger uns einschließen

und *uns* vernichten, aber nicht den Schmerz der unend-

lichen Sehnsucht, in welcher jede Lust, die schnell in

jauchzenden Tönen emporgestiegen, hinsinkt und

untergeht, und nur in diesem Schmerz, der Liebe,

Hoffnung, Freude in sich verzehrend, aber nicht zer-

störend, unsere Brust mit einem vollstimmigen Zu-

sammenklange aller Leidenschaften zersprengen will,

leben wir fort und sind entzückte Geisterseher! – […]

Beethovens Musik bewegt die Hebel der Furcht, des

Schauers, des Entsetzens, des Schmerzes und erweckt

eben jene unendliche Sehnsucht, welche das Wesen

der Romantik ist.«

E.T.A. Hoffmann, *Fantasiestücke in Callots Manier* (1814), in:
E.T.A. Hoffmann: Poetische Werke in sechs Bänden, Bd. 1, Berlin (Ost)
1963, 100 f.

Schmerz in der Musik

CORDULA NEIS

Musik hat sich von jeher als ein wirksames Medium zur Darstellung und zur Provokation von Affekten beim Hörer erwiesen. Insbesondere im Barockzeitalter entsteht eine sehr enge Verbindung zwischen Musik und Sprache, wobei eine regelrechte musikalische Rhetorik, eine Art *Klangrede* entwickelt wird. In diesem Rahmen werden gezielte musikalische *Figuren* verwendet, die zur Darstellung von Affekten benutzt werden und dieselben Affekte beim Zuhörer hervorrufen sollen. Insbesondere durch die *Affektenlehre* des Hamburger Kapellmeisters Johann Mattheson (1681–1739) wurde so eine Art Katalog als »Kochrezept« für weitere Komponistengenerationen entworfen. So empfiehlt Mattheson beispielsweise den Gebrauch der fallenden kleinen Sekunde, also die Seufzermotivik, für den Ausdruck des Leides und des Schmerzes (siehe später ihr Auftreten als zentrales Motiv im 1. Satz der 40. Symphonie von Mozart). Die fallende kleine Sekunde, die auch hintereinander als chromatische Reihung auftreten kann, symbolisiert ein inneres Zusammenfallen und Zusammensinken, das zum Ausdruck eines nach innen gewendeten Schmerzes wird.

Eine solche sich abwärts bewegende Reihung von Halbtönen ist eine charakteristische barocke Figur, die auch als *passus duriusculus*, als *schmerzhafter Durchgang*, bezeichnet wird. Man findet sie bereits vielfach im geistlichen Vokalwerk Monteverdis als eine »melodische Pathos-Formel« (Poos 1986, 9) und zwar immer dann, wenn vom Leiden Christi die Rede ist.

In der Folgezeit tritt die fallende Chromatik auch vielfach in Bachs *Passionen* auf, insbesondere, wenn es um die Darstellung der Kreuzigung geht. Bachs Tonsprache ist überaus reich an rhetorischen Figuren und symbolischen Zeichen, die in diesem Rahmen jedoch nicht näher entschlüsselt werden können. Ein typisches Beispiel für seine musikalische Darstellung des

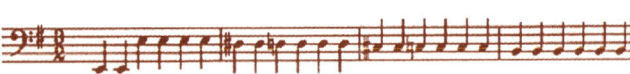

>>>

J. S. Bach, *Hohe Messe in h-moll, Crucifixus.* Chaconne-Bass mit chromatischer Abwärtsbewegung als Ausdruck höchsten Schmerzes (zit. nach Weber 1997, 61).

>>>

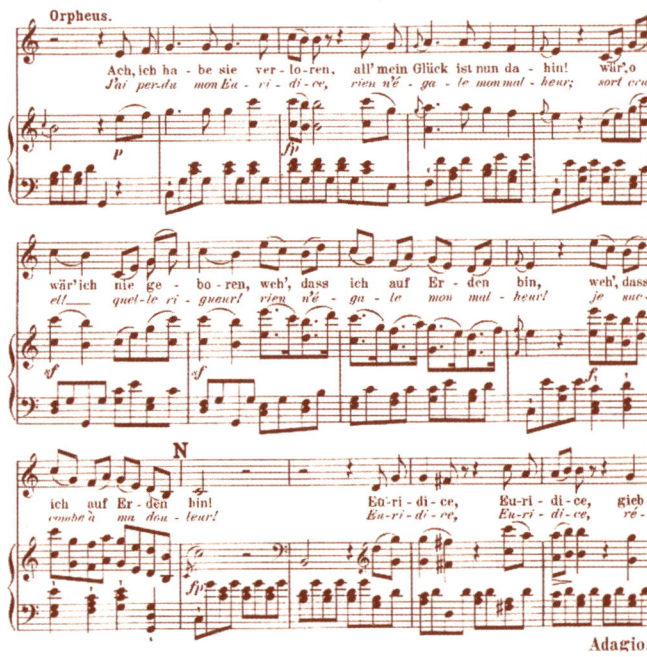

Chr. W. Gluck, *Orpheus,* Klavierauszug von Edition Peters, Leipzig.

1 Eine *Chaconne* ist ein Instrumentalstück im ¾-Takt, dem ein achttaktiges ostinates, das heißt immer wiederkehrendes Bassthema zugrunde liegt.

Schmerzgedächtnis

Schmerzen, die über längere Zeit empfunden werden, können sich ohne weiter bestehenden Schmerzauslöser verselbständigen. Nervenzellen auf allen Ebenen der Schmerzverarbeitung werden sensibilisiert – speichern also den Schmerz, so dass er auch ohne Schmerzreiz abgerufen werden kann. Für diese dauerhafte Übererregbarkeit der Nervenzellen wird ein zelluläres Schmerzgedächtnis verantwortlich gemacht. Auf heftige Schmerzreize hin werden z. B. erregende Überträgerstoffe – wie Glutamat oder Substanz P – freigesetzt. Diese aktivieren nachgeschaltete Nervenzellen, wobei z. B. die gleichzeitige Aktivierung eines bestimmten Subtyps von Glutamat-Rezeptoren und einem Rezeptor für den Botenstoff Substanz P für diese Langzeitwirkung entscheidend ist. Calcium strömt ins Zellinnere oder wird aus intrazellulären Speichern freigesetzt,

Schmerzes finden wir im *Crucifixus* der *h-moll-Messe*. Der Satz ist gekennzeichnet durch eine sehr expressive Chromatik, die sich über einem Bass in Form einer *Chaconne*[1] entfaltet. Der Schmerz über die Kreuzigung Christi wird hier durch die unbarmherzige Wiederkehr des Lamento-Basses mit seinen abwärts gerichteten Halbtonschritten in das Gewand Bachscher Tonsprache gekleidet.[»»»]

Die fallende Sekunde zum Ausdruck höchsten Schmerzes findet sich aber auch im 18. Jahrhundert wieder. Ein sehr eindrückliches Beispiel für die kompositorische Wirksamkeit dieses Mittels findet sich etwa in Christoph Willibald Glucks Oper *Orphée et Eurydice* (1774). Ebenso wie vor ihm schon Monteverdi wählt auch Gluck den Mythos vom Sänger Orpheus, der seine geliebte Eurydike, die an einem Schlangenbiss gestorben war, aus der Unterwelt zurückholen will, sich – gegen das Gebot der Götter – nach ihr umdreht, sie aber darauf hin für immer verliert. In Glucks Oper erweckt der Gott Eros jedoch, gerührt von der treuen Gattenliebe, Eurydike wieder zum Leben. Das wohl berühmteste Beispiel für die Expressivität von Glucks Opernschaffen ist die *Klage des Orpheus*, in der dieser seinen Schmerz über den scheinbar unwiederbringlichen Verlust seiner Geliebten zum Ausdruck bringt:

> J'ai perdu mon Eurydice
> Rien n'égale mon malheur …
> (Ach, ich habe sie verloren
> All mein Glück ist nun dahin
> Wär', oh, wär' ich nie geboren
> Weh, dass ich auf Erden bin!) [»»»]

Die Besonderheit dieser Arie beruht darin, dass für den Ausdruck der Trauer des Orpheus über die auf ewig verlorene Eurydike eine Durtonart, nämlich C-Dur gewählt wird. Damit wird die Konvention gebrochen, nach der für den Ausdruck der Trauer Moll-Tonarten zu verwenden sind. Glucks berühmte Arie lebt stark von der Seufzermotivik (fallende Sekunden). Seltsamerweise trägt die »einfache C-Dur-Tonart« hier dazu bei, das Gefühl des Leides zu universalisieren.

intrazelluläre Signalsubstanzen werden gebildet oder chemisch verändert. Schließlich werden induzierbare Gene aktiviert, die Nervenzelle dadurch dauerhaft umgebaut (morphologische Veränderungen). Durch vermehrte Bildung von z.B. Ionenkanälen, erregenden Botenstoffen und nachgeschalteten Rezeptoren kann die Erregbarkeit der Nervenzellen langfristig erhöht werden. Es kann so zu einer langfristigen Verstärkung bei der Übertragung von Schmerzinformation im Rückenmark kommen. Auch auf der Ebene des somatosensorischen Cortex, in dem Hautsinnesinformationen verarbeitet werden, kann man bei schmerzhafter Traumatisierung lang andauernde plastische Veränderungen der topographischen Zuordnung zwischen Peripherie und Hirnrinde beobachten, die z.B. mit dem Auftreten von Phantomschmerz* verbunden sind.

mk

* **Phantomschmerzen** sind Schmerzempfindungen in einem amputierten Körperteil (Phantomglied). Theoretisch kann der Phantomschmerz auch nach Entfernung von Brust, Zunge, Nase, Hoden oder Klitoris auftreten, meist sind aber Arme und Beine betroffen. Ein Phantomschmerz tritt meist unmittelbar nach der Amputation auf, in seltenen Fällen aber auch erst nach Jahren. Es ist nicht genau geklärt, wie viele der Amputierten an Phantomschmerzen leiden: Die Angaben reichen von 5 bis 100 Prozent. Auch lassen Schmerzhäufigkeit und -qualität kein einheitliches Muster erkennen.

Als Ursache wird ein komplexes psychophysisches Geschehen angenommen. Man geht davon aus, dass das ursprüngliche Körperschema (das eigene Bild vom Körper) trotz Amputation weiter fortbesteht. Der Bereich der Hirnrinde, der für die Wahrnehmung von Empfindungen im verlorenen Glied zuständig war, übernimmt nach und nach neue Funktionen. Es konnte in Studien gezeigt werden, dass Phantomschmerzen umso stärker sind, je mehr eine solche Umverteilung stattfindet. Ein anderer

Literatur

- Kloiber, Rudolf, *Handbuch der Oper*, Bde. 1 und 2, erw. von Wulf Konold, München/ Kassel/Basel/London, 5. erw., neubearb. Aufl. 1985. (Erstauflage 1973)
- Poos, Heinrich, »Kreuz und Krone sind verbunden«, in: *Johann Sebastian Bach. Die Passionen, Musik-Konzepte* 50/51, hrsg. von Heinz-Klaus Metzger/Rainer Riehn, München 1986, 3–85.
- Schreiber, Ulrich, *Die Kunst der Oper. Geschichte des Musiktheaters*, 4 Bde., Frankfurt a. M. 1988.
- Weber, Rudolf, *Musikalische Autonomie und Textbezug in Vokalwerken von strenger Satztechnik. Eine musiksemiotische Untersuchung zu Bach und den Seriellen*, Berliner Musik Studien, Bd. 10, hrsg. von Rainer Cadenbach/Hermann Danuser/Albrecht Riethmüller/Christian Martin Schmidt, Sinzig 1997. (Zugl. Berlin, Hochschule der Künste, Diss. 1994.)

Ansatz betont die Rolle des präoperativen Schmerzes, dessen Dauer und Intensität die Ausprägung des Phantomschmerzes beeinflussen. Vereinfacht kann man sich vorstellen, dass die Nervenzellen sich diesen Schmerz »merken« und später auch ohne entsprechende Schmerzreize reagieren. Schließlich ist evident, dass eine Amputation für den Patienten psychisch äußerst belastend ist. Obwohl die Entstehung des Phantomschmerzes selbst nicht durch psychische Faktoren erklärt werden kann (denn psychische Beschwerden treten bei Amputierten mit und ohne Phantomschmerzen etwa gleich häufig auf), hängen Intensität und Häufigkeit der Phantomschmerzen durchaus von der psychischen Verfassung des Patienten ab.

Die Behandlungsansätze sind ebenso vielfältig wie die Entstehungsmodelle: Oft werden entkrampfend, schmerzlösend oder antidepressiv wirkende Medikamente verabreicht. Zum Einsatz kommen außerdem elektrische, über die Haut verabreichte Nervenstimulationen. Schließlich können bei schweren Verlaufsformen Schmerzleitungen durchtrennt oder verkocht werden. Begleitend werden Entspannungstechniken, Biofeedback, Massagen, Bäder, Krankengymnastik, Prothesenanpassung, Akupunktur und psychologische Interventionen eingesetzt. Die Aussicht auf Erfolg ist umso größer, je früher die Therapie begonnen wird. Je nach Zeitpunkt des Behandlungsbeginns bessern sich bei 30 bis 90 Prozent der Betroffenen die Schmerzen.

Literatur

- Herke, Wolfgang, »Stumpf- und Phantomschmerz«, in: *Schmerztherapeutisches Kolloquium* 15,1 (1999), 4–5.
- Zenz, Michael, *Taschenbuch der Schmerztherapie. Bochumer Leitlinien zur Diagnostik und Therapie*, Stuttgart 1995.

ag

Schuld

Der Rechtsmensch oder Jurist sagt:

Schuld ist die persönliche Vorwerfbarkeit der

rechtswidrigen Tat.

Der Gefühlsmensch oder Emotionalist sagt:

Schuldgefühle gehören zu den »moralischen

Gefühlen«. Zu deren Entstehen sind somatisch

verankerte emotionale Prozesse unabdingbar.

Schuld sind immer die anderen

>>>

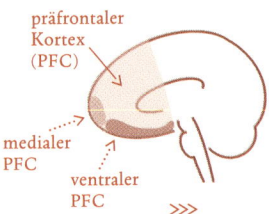

präfrontaler
Kortex
(PFC)

medialer
PFC

ventraler
PFC

>>>
Die Lage der
medialen
und ventralen
Anteile des
PFC im
Gehirn, die
bei den von
Damasio
untersuchten
Patienten
geschädigt
waren.

*Internalisierung bei Freud

Schuldgefühle spielen
eine wichtige Rolle in der
von Sigmund Freud (1856–
1939) begründeten Psycho-
analyse. Freud beschäftigt
sich erstmals systematisch
mit Schuldgefühlen im Zu-
sammenhang vom Krank-
heitsbild der obsessiven
Neurose, wo sich Schuld-
gefühle in der Form von
Selbstkritik und obsessiven
Ideen, mit denen das Ich
zu kämpfen hat, äußern.
Die enge Beziehung zwi-
schen dem Über-Ich – als
einer psychischen Instanz,
die durch Verinnerlichung
früher zwischen-mensch-
licher Beziehungen ent-
steht – und Schuldgefühlen
beginnt Freud in *Trauer
und Melancholie* (1917) zu
entwickeln. Melancholie
ist demnach ein Zustand,
in dem das Ich durch ex-
treme (Selbst-)Kritik und
Erniedrigung geplagt wird;
die Quelle dieser Gefühle
ist das Über-Ich. In *Das Ich
und das Es* (1923) bringt
Freud den Zusammenhang
zwischen Ich, Über-Ich
und Schuldgefühlen präg-
nant auf den Punkt, wenn
er sagt: »Schuldgefühl
ist die d[...]er Kritik [des
Über-Ichs] entsprechende
Wahrnehmung im Ich«
(Freud 1923, 398). Mit
anderen Worten ist das
Schuldgefühl ein integra-
ler Bestandteil des inter-
systemischen Verhältnisses

↓

>>>

Phineas Gage

Im Sommer 1848 ereignete sich in Neuengland ein
Unfall, der noch heute immer wieder zitiert wird und die
neurowissenschaftliche Forschung nach wie vor beschäftigt. Phineas Gage, Vorarbeiter einer Eisenbahngesell-
schaft, hatte die Aufgabe mit seiner Truppe neue Bahn-
gleise durch Vermont zu legen. Um die Schienen im stei-
nigen und hügeligen Gelände gerade und eben verlegen
zu können, mussten Sprengungen vorgenommen werden.
Der von seinen Vorgesetzten als fähig eingeschätzte Gage
hatte dabei die Aufsicht. Die Sprengung bestand darin,
ein Loch in einen Fels zu bohren und dieses zur Hälfte
mit Sprengpulver zu füllen, es mit einer Zündschnur zu
versehen und mit Sand zuzustopfen. Dann wurde der
Sand mit einer Eisenstange festgestampft und, nachdem
die Zündschnur in Brand gesetzt wurde, explodierte –
wenn alles gut ging – das Pulver in den Fels hinein. Phineas Gage begann nun aber aus Versehen, das Loch mit
der Eisenstange zu bearbeiten, bevor es durch seinen
Helfer mit Sand zugeschüttet wurde. Augenblicklich explodierte die Sprengladung; die Eisenstange trat durch
seine linke Wange in den Schädel ein, durchbohrte die
Schädelbasis und den vorderen Teil seines Gehirns und
trat mit hoher Geschwindigkeit wieder aus dem Schädel
aus. Phineas Gage überlebte zum Erstaunen aller diesen
Unfall – mehr noch: Er war nicht einmal bewusstlos,
sondern konnte sogar sprechen, laufen und sich vernünftig verhalten. Er wurde zu einem wenige Kilometer ent-
fernten Hotel gebracht, in dem ihm wenig später der Arzt
John Harlow, dessen ausführlicher Beschreibung des
Falls die moderne Forschung viele Erkenntnisse verdankt,
zum ersten Mal begegnete. Gage überlebte auch die In-
fektion, die bei einer derartigen Wunde und zur damaligen Zeit erst recht unvermeidlich war. Nach weniger als
zwei Monaten wurde er für geheilt erklärt. Doch Gage
war nicht mehr Gage. Dem Bericht von Doktor Harlow

* Vgl. zu dem
Begriff »mo-
ralische Ent-
scheidungen«
den Beitrag
*»Stages of Moral
Development«*
auf Seite 264.

1 Damasio
1994.

∨

Schuld sind immer die anderen # Kommentar 1

SUSANNE ERK

Warum kümmert es uns, was andere Menschen tun, auch wenn ihr Handeln uns nicht direkt betrifft? Auf welcher Grundlage entscheiden wir, dass eine Handlung moralisch falsch ist? Die Antwort auf die Frage, wie moralische Entscheidungen* getroffen werden, reichen in der Psychologie von der Annahme eines rein emotionalen Prozesses (Internalisierung bei Freud*, Verstärkung im Behaviorismus) bis hin zu logischen Denkprozessen als höhere kognitive Leistungen (Piaget). Die Ergebnisse neurowissenschaftlicher Untersuchungen der vergangenen Jahre scheinen inzwischen jedoch darauf hinzuweisen, dass auch moralische Entscheidungen unabdingbare somatische Voraussetzungen haben, ja ohne diese Voraussetzungen gar nicht möglich zu sein scheinen. Hierbei spielt die von Antonio Damasio entwickelte »Hypothese der somatischen Marker« eine wichtige Rolle.[1] Damasio und seine Mitarbeiter untersuchten im Laufe der vergangenen Jahre zahlreiche Patienten mit einer Schädigung im Bereich des Frontalhirns, genauer im ventralen und medialen Bereich des präfrontalen Kortex »». Diese Patienten ähneln in ihrem Verhalten stark dem mittlerweile berühmten neurologischen Fall des Bahnarbeiters Phineas Gage »» aus dem 19. Jahrhundert, dem während eines Explosionsunfalls eine Eisenstange den ventromedialen Anteil seines Frontalhirns zerstörte. Erstaunlicherweise überlebte Gage diesen Unfall und zeigte darüber hinaus keine bemerkenswerten kognitiven Defizite. Allerdings entwickelte er nach einer gewissen Zeit eine auffällige Persönlichkeitsveränderung: Der zuvor »tüchtige« Mann von »auffallender Charakterstärke« wurde launisch, respektlos und wankelmütig. Zukunftspläne, kaum gefasst, ließ er alsbald wieder fallen. Die Patienten, die Damasio untersuchte, zeigten ähnliche Persönlichkeitsveränderungen, die sich, vor dem Hintergrund erhaltener kognitiver Funktionen – wie unter anderen Intelligenz-, Sprach- und

zwischen Ich und Über-Ich. Es ist Teil einer jeden Psyche. Freud glaubte aber, dass ein großer Teil der in jeder Psyche vorhandenen Schuldgefühle unbewusst bleibt. Diese unbewussten Schuldgefühle, die ebenfalls in der Interaktion von Ich und Über-Ich entstehen, können überraschende Folgen haben:

»Es läßt sich bei vielen, besonders jugendlichen Verbrechern, ein mächtiges Schuldgefühl nachweisen, welches vor der Tat bestand, also nicht deren Folge, sondern deren Motiv ist, als ob es als Erleichterung empfunden würde, dies unbewußte Schuldgefühl an etwas Reales und Aktuelles knüpfen zu können« (Freud 1923, 398).

Im *Unbehagen der Kultur* (1930) widmet sich Freud nochmals den Schuldgefühlen und charakterisiert deren Entstehung als »wichtigstes Problem der Kulturentwicklung« (102). Seit Einführung des Todestriebes in *Jenseits des Lustprinzip* (1920) geht er von einem fundamentalen Aggressionstrieb aus. Im *Unbehagen* erklärt er nun das Schuldgefühl »als Ausdruck des Ambivalenzkonflikts, des ewigen Kampfes zwischen dem Eros und dem Destruktions- oder Todestrieb« (100). Indem Kultur Triebverzicht auferlegt, schafft sie auch das Gewissen. Dabei wendet

ist zu entnehmen, dass Phineas Gage zwar keinerlei geistige Einschränkung vorwies, seine Intelligenz war unbeeinträchtigt. Er konnte sehen (wenn auch nur auf einem Auge), fühlen, hören, litt unter keinerlei Lähmungen und hatte keine Schwierigkeiten mit Artikulation und Sprache. Dennoch war das »Gleichgewicht zwischen seinen geistigen Fähigkeiten und seinen animalischen Neigungen« gestört.* Er war nun launisch, respektlos, fluchte, erwies seinen Mitmenschen wenig Achtung, war ungeduldig, halsstarrig,

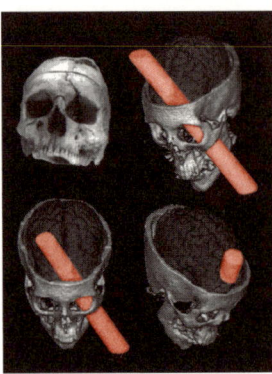

launenhaft und wankelmütig; er machte Zukunftspläne, die er alsbald wieder fallen ließ. Dies waren Eigenschaften, die er vor dem Unfall nicht gezeigt hatte. Sie standen in deutlichem Gegensatz zu dem Bild eines Mannes von »auffallender Charakterstärke« und »Mäßigung«, das man vor den Unfall von ihm hatte. Vor dem Unfall zeichnete er sich durch »besonnene Wesensart« aus und galt als kluger Geschäftsmann, der »alle seine Pläne energisch und ausdauernd in die Tat umsetzte«.** Gages Leben nahm einen traurigen Verlauf. Er verdingte sich in Gelegenheitstätigkeiten, trat als Attraktion im Zirkus auf, ging nach Südamerika, arbeitete als Pferdepfleger und Postkutscher und kehrte nach Jahren von dort in die Vereinigten Staaten zurück, um in der Obhut von Mutter und Schwester zu leben. Er starb 1861 nach mehreren epileptischen Anfällen im Alter von 38 Jahren. Auf Bitten seines ehemaligen Arztes Doktor Harlow, der von Gages Tod erst einige Jahre später erfahren hatte, wurde der Schädel samt Eisenstange exhumiert und als Zeugnis des damaligen Geschehens im Warren Medical Museum der Harvard Medical School in Boston aufbewahrt. Rund 120 Jahre später begann die Neuroanatomin Hanna Damasio in detektivischer Arbeit die Verletzungen, die Phineas Gage durch den Unfall erlitten hatte, zu rekonstruieren und mit den Erkenntnissen der modernen Forschung über die Funktionen des Stirnhirns in Verbindung zu bringen.

* Zit. nach A. Damasio, *Descartes' Irrtum*, München 1994, 31.
** Ebd.

2 Anderson u. a. 1999.

* **Iowa-Gambling-Task** In diesem Kartenspiel müssen Versuchspersonen im Versuch-und-Irrtum-Verfahren

Gedächtnistests zeigten – in einer beeinträchtigten Selbstregulation emotionaler und motivationaler Antriebe, in enthemmtem und sozial unangepasstem Verhalten, in einer mangelnden Ausrichtung des Verhaltens an zukünftigen Konsequenzen und in einer mangelhaften Handlungsplanung im Alltag manifestierten. Die Ursache hierfür sieht Damasio in der Unfähigkeit, so genannte »somatische Marker« zu generieren und zu nutzen. »Somatische Marker« sind neuronale Repräsentationen körperlicher Zustandsänderungen, die Verhaltensoptionen mit einer emotionalen Tönung versehen und damit eine Bewertung von zukünftigen Handlungsszenarien ermöglichen. Sie sind damit für die rasche, »on-line« stattfindende Entscheidungsfindung zentral. Die Defizite der beschriebenen Patienten werden auch deutlich in ihrer verminderten Hautleitfähigkeit (ein Maß für die vegetative Erregbarkeit) und ihrer schlechten Leistung im Iowa-Gambling-Task*, einem Kartenspiel, welches die Entscheidungsfindung im Alltag recht gut simuliert. Unabhängig von ihrer mangelnden Fähigkeit, Alltagsentscheidungen zu treffen, verfügen diese Patienten jedoch über erlerntes soziales (und moralisches) Wissen, können es aber in der realen Situation nicht anwenden. Normale Entscheidungsfindung ist also – anders als man gemeinhin annehmen würde – zunächst einmal weniger logisch-rational als emotional.

Patienten mit einer im Erwachsenenalter erworbenen Schädigung des ventralen und medialen Präfrontalkortex scheinen im Allgemeinen eher sich selbst zu schaden als andere. Sie zeichnen sich weder durch Gewalttätigkeit noch durch besonders aggressives Verhalten aus. Anders jedoch im Falle zweier Patienten, die bereits innerhalb des ersten Lebensjahres eine derartige Schädigung erlitten.[2] Bei ihnen fand sich in entsprechenden Tests ein Defizit in der Fähigkeit abstrakte moralische und soziale Normen zu erlernen. Sie waren nicht fähig, die sozialen und emotionalen Implikationen ihrer Entscheidungen zu verstehen und sozial angemessene Handlungsentscheidungen in hypothetischen Situationen zu fällen. Darüber hinaus fielen diese Patienten durch aggressives und gewalttätiges Verhalten auf. Dies liefert einen Hinweis darauf, dass die geschädigten Regionen – die ventralen und medialen Bereiche des präfrontalen Kortex – nicht nur für die Entscheidungsfindung, sondern auch für den Erwerb und die Anwendung sozial relevanten Wissens von zentraler Bedeutung sind.

Nicht ohne Grund werden die beschriebenen Störungen als so genannte »erworbene Soziopathie« bezeichnet. *Erworben* deshalb, weil sie auf einer im Laufe des Lebens aufgetretenen organischen Schädigung beruhen. *Soziopathie*, weil das Verhalten der Patienten weitgehend den diagnostischen Kri-

sich Aggression – durch die Instanz des Über-Ichs – gegen das Ich. Dies führt paradoxerweise dazu, dass Schuldgefühle umso größer werden, je besser kulturelle Gebote und Verbote befolgt werden. Statt sich gegen andere zu richten, fließt Aggression dem Über-Ich zu, macht das Gewissen strenger und bestärkt somit Schuldgefühle. Freuds nach wie vor provozierende These ist daher, dass »der Preis für den Kulturfortschritt in der Glückseinbuße durch die Erhöhung des Schuldgefühls bezahlt wird« (102).

Literatur
- Freud, Sigmund, *Trauer und Melancholie* (1917), in: *Gesammelte Schriften*, Bd. V, Leipzig, 1924, 535–553.
- ders., *Das Ich und das Es* (1923), in: *Gesammelte Schriften*, Bd. VI, Leipzig 1925, 351–405.
- ders., *Das Unbehagen in der Kultur* (1930), in: *Gesammelte Schriften*, Bd. XII, Leipzig 1934, 27–114.   *agr/ch*

aus zwei vor ihnen liegenden Kartenstapeln jeweils eine Karte ziehen. Einer der Stapel besteht aus Karten mit hohen Gewinnen, aber auch hohen Verlusten, der andere besteht aus Karten mit niedrigeren Gewinnen, aber auch nur geringen Verlusten. Diese Verteilung ist den Versuchspersonen jedoch nicht bekannt. Gesunde Probanden erkennen nach einer gewissen Zeit das System des Spiels und wählen die Karten aus dem Stapel mit den geringeren Gewinnen und niedrigeren Verlusten, die dauerhaft einen höheren Gewinn versprechen. Zudem konnte Antoine Bechara aus der Arbeitsgruppe um Antonio Damasio zeigen, dass be-

reits bevor den Versuchspersonen das System des Kartenspiels bewusst ist, eine Veränderung der Hautleitfähigkeit (ein Maß für die innere Erregung / Arousal) auftritt, die ihnen den Griff zum richtigen Stapel erleichtert. Patienten mit einer umschriebenen Verletzung im Bereich des orbitofrontalen Kortex zeigen diese Veränderung der Hautleitfähigkeit nicht.

Literatur
- Bechara, A. u. a., »Failure to respond autonomically to anticipated future outcomes following damage to prefrontal cortex«, in: *Cereb Cortex* 6,2 (1996), 215–225.
- dies. u. a., »Deciding advantageously before knowing the advantegeous strategy«, in: *Science* 275 (1997), 1293–1294.
                                           se

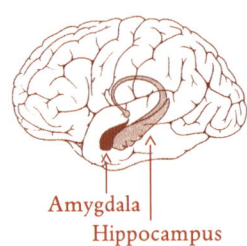

Amygdala
Hippocampus

* Die **Amygdala** ist eine entwicklungsgeschichtlich alte, mandelförmige (sic!) Struktur, die sich beidseits im Bereich des medialen Temporallappens befindet (s. Abb.). In Untersuchungen an Ratten konnte

* Unter funktioneller Bildgebung des Gehirns versteht man die bildliche Darstellung von Hirnaktivität. Neuroradiologische Verfahren wie die funktionelle **Magnetresonanztomographie** (fMRT) erzeugen Bilder des Gehirns ohne den Einsatz ionisierender Strahlung. Das dabei gemessene Signal beruht auf den unterschiedlichen magnetischen Eigenschaften von oxygeniertem (sauerstoffgesättigtem) und

desoxygeniertem Blut. Bei einer regionalen neuronalen Aktivitätssteigerung erweitern sich aufgrund des Mechanismus der neurovaskulären (vaskulär = gefäßbedingt) Kopplung die kleinen Blutgefäße dieser Region. Änderungen im Stoffwechsel der Neuronen führen dann zu einem Überwiegen an oxygeniertem Blut und damit zu einem Signalanstieg, dem so genannten Blood-oxygen-level-dependent- oder kurz BOLD-Effekt.   *se*

3 Da der Begriff »Psychopathie« im deutschsprachigen Diagnosesystem aufgrund seiner wertenden Tönung nicht mehr verwendet wird, soll in der Folge »Soziopathie« als Oberbegriff für das beschriebene Störungsbild gelten.
4 LaPierre u.a. 1994.
5 Blair u.a. 2001.
6 Raine u.a. 2000.
7 Kiehl u.a. 2001.
8 Raine u.a. 1998.

terien einer antisozialen Persönlichkeitsstörung im deutschen und der »Psychopathy« im amerikanischen Diagnosesystem entspricht. Der Begriff der Psychopathy oder besser Soziopathie[3] beschreibt ein Störungsbild, das (ohne erkennbare organische Ursache) durch ein Muster aus sozial verantwortungslosem, aggressivem und impulsivem Verhalten gekennzeichnet ist, bei dem weder Schuldgefühl noch Empathie für andere erkennbar ist und bereits in der Kindheit gesetz- und normwidriges Verhalten auftritt. Ausgestattet mit einem übersteigerten Selbstwertgefühl und starken manipulativen Fähigkeiten, sind diese Patienten zu stabilen und dauerhaften Beziehungen zu anderen Menschen nicht in der Lage.

Empirische Untersuchungen an Gewalttätern mit der Diagnose einer antisozialen Persönlichkeitsstörung bzw. Psychopathie zeigen interessanterweise Ähnlichkeiten mit den Befunden bei der erworbenen Soziopathie. Ein Vergleich von Gefängnisinsassen mit und ohne Diagnose einer Psychopathie in Kanada zeigte eine Beeinträchtigung in der Testleistung bei den Insassen mit einer Psychopathie nur in den Tests, die die Funktion des ventromedialen Kortex untersuchen, nicht aber in Kontrolltests.[4] In Untersuchungen mit dem Iowa-Gambling-Task an psychopathischen und nicht-psychopathischen Insassen eines britischen Gefängnisses fand sich bei den Insassen mit einer psychopathischen Persönlichkeitsstörung ein ähnliches Ergebnis wie bei den oben geschilderten Patienten mit einer erworbenen Soziopathie.[5] Morphometrische Untersuchen mit der Magnetresonanztomographie* (MRT) wiesen strukturelle Defizite im Bereich des präfrontalen Kortex bei Patienten mit einer antisozialen Persönlichkeitsstörung auf, die einherging mit einer verminderten Hautleitfähigkeit in entsprechenden Tests.[6] Untersuchungen mit der funktionellen MRT konnten eine verminderte Aktivierung im ventromedialen Kortex und auch in der Amygdala* in emotionalen Test nachweisen;[7] und eine Untersuchung des zerebralen Glukosemetabolismus bei Mördern zeigte einen signifikant reduzierten Metabolismus im präfrontalen Kortex bei der Gruppe von Mördern ohne psychosoziale Deprivation.[8] Auch wenn die genannten Studien nur einen Ausschnitt der vorliegenden Untersuchungen darstellen, so lässt sich jedoch der Hinweis auf eine mögliche neuronale Grundlage antisozialen Verhaltens mit zentraler Beteiligung des ventromedialen präfrontalen Kortex nicht übersehen. Für das Vorhandensein »moralischer Gefühle«, die unsere Entscheidungsprozesse und Handlungen sozial angemessen begleiten und steuern, scheint also der ventromediale präfrontale Kortex von zentraler Bedeutung zu sein. Inzwischen liegen bereits Untersuchungen vor, welche die neuronalen Korrelate moralischer Entscheidungen

Joseph LeDoux nachweisen, dass die Amygdala bei der Furchtkonditionierung eine zentrale Rolle einnimmt (LeDoux 1996). Dabei unterscheidet er in der Reaktion auf einen emotionalen Reiz zwei Pfade der Informationsverarbeitung, einen niederen, subkortikalen und einen höheren, kortikalen Pfad. Der subkortikale Pfad verläuft über den Thalamus, der eine Umschaltstelle für alle ankommenden Reize darstellt, direkt zur Amygdala, die eine »Bewertung« des jeweiligen Reizes vornimmt. Dieser Weg hat den Vorteil, dass er zwar schnell, jedoch aufgrund der subkortikalen Verarbeitung auch ungenau ist. LeDoux bezeichnet diesen Pfad daher als »quick and dirty«. Der kortikale Pfad der Informationsverarbeitung führt vom Thalamus zunächst über den Neokortex sowie über den Hippocampus zur Amygdala. Hierbei kann die Information präziser verarbeitet werden, das heißt genauer erkannt, in einen Kontext eingebettet und mit Erinnerungen verknüpft werden. Mithilfe dieser Informationen kann der ankommende Reiz dann im Detail genauer bewertet werden. Dies braucht natürlich mehr Zeit. Daher ist dieser Pfad zwar genauer, aber auch langsamer. Für die überlebenswichtige schnelle emotionale Reaktion, aber auch für die ebenso wichtige Emotionsregulation ist die Amygdala daher eine zentrale Struktur.   *se*

9 Greene/
Haidt 2002.
10 Walter 2003
sowie 1999.

»Stages of Moral Development«

Der amerikanische Entwicklungspsychologe Lawrence Kohlberg formulierte in den 1960er Jahren ein Stufenmodell moralischen Bewusstseins und moralischer Entscheidungsfähigkeit. In Anlehnung an den Schweizer Psychologen Jean Piaget ging er dabei von der lebensgeschichtlichen Erweiterung kognitiver Fähigkeiten aus, die mit zunehmendem Entwicklungsstand anspruchsvollere moralische Urteile erlaubten. Typologisch unterschied Kohlberg zwischen einem präkonventionellen, konventionellen und postkonventionellen Niveau. Das präkonventionelle Niveau ist für ihn bei Klein- und Grundschulkindern typisch und umfasst zwei Stufen: Gehorsam und (Furcht vor) Bestrafung sowie – etwas anspruchsvoller – »instrumentellen Hedonismus« bei der Erfüllung individueller Interessen im direkten sozialen Austausch. Auf dem konventionellen Niveau orientiert sich ein Mensch nach Kohlberg an Rollenerwartungen. Es ist in der Gesellschaft am meisten verbreitet und kennt gleichfalls zwei Stufen: das »good boy/girl«-Denken – der Wunsch, von der sozialen Umwelt und namentlich Autoritätspersonen ein positives Selbstbild bestätigt zu bekommen – sowie die Orientierung an abstrakteren

bei gesunden Probanden untersucht haben. Interessanterweise konnte gezeigt werden, dass die Areale, welche bei Soziopathen als gestört beschrieben werden, bei solchen Prozessen entscheidend involviert sind.[9]

Dass sich mithilfe objektiver neurowissenschaftlicher Verfahren neuronale Korrelate für das Treffen moralischer Entscheidungen finden lassen, wird zunächst nur den irritieren, wenn nicht gar beängstigen, der psychische Prozesse als klar getrennt von organischen Prozessen versteht und Gehirnprozesse als »organisch« konzipiert. Doch eine strikte Dichotomie ist so nicht mehr haltbar. Wenn es zum Beispiel deutliche und tief greifende Unterschiede zwischen bestimmten antisozialen Persönlichkeitsstörungen und Gesunden im Verhalten gibt, so ist es in keiner Weise verwunderlich, dass sich diese Unterschiede auch auf neuronaler Ebene aufzeigen lassen. Aber es darf nicht übersehen werden, dass aus der Beschreibung derartiger Unterschiede per se erst einmal keine Konsequenz bezüglich der kausalen Genese der Unterschiede oder gar der Zuschreibung von Verantwortlichkeit hat. Entscheidend für diese Fragen ist vielmehr, *wie* diese Unterschiede zustande kommen (eine zumindest prinzipiell empirisch beantwortbare Frage), *welche Möglichkeit* der Handlungs- bzw. Verhaltenssteuerung der Einzelne hat (eine sowohl empirische als auch konzeptuelle Frage) und *worauf* man die Berechtigung der Zuschreibung von Verantwortlichkeit gründet – eine normative Frage, die aber von empirischem Wissen nicht unabhängig ist.[10]

Literatur

· Anderson, S. W. u.a., »Impairment of social and moral behavior related to early damage in human prefrontal cortex«, in: *Nat Neurosci* 2 (1999), 1032–1037.
· Blair, R. J. u.a., »Somatic markers and response reversal«, in: *J Abn Child Psychol* 29 (2001), 499–511.
· Damasio, A., *Descartes' Error. Emotion, Reason, and the Human Brain*, New York 1994.
· Greene, J./J. Haidt, »How (and where) does moral judgement work?«, in: *TICS* 6 (2002), 517–523.
· Kiehl, K. u.a., »Limbic abnormalities in affective processing by criminal psychopaths as revealed by functional magnetic resonance imaging«, in: *Biol Psychiatry* 50 (2001), 677–684.
· LaPierre, D. u.a., »Ventral frontal deficits in psychopathy: Neuropsychological test findings«, in: *Neuropsychologia* 33 (1994), 139–151.
· Raine, A. u.a., »Prefrontal glucose deficit in murderers lacking psychosocial deprivation«, in: *Neuropsych Neuropsychol Behav Neurol* 11 (1998), 1–7.
· ders. u.a., »Reduced prefrontal gray matter volume and reduced autonomic activity in antisocial personality disorder«, in: *Arch Gen Psychiatry* 57 (2000), 119–127.
· Walter, H., *Neurophilosophie der Willensfreiheit*, Paderborn ²1999.
· ders., Neurophilosophical perspectives on conservative compatibilism«, in: C. Kanzian/J. Quitterer/E. Runggaldier, *Persons. An interdisciplinary approach*, Wien 2003.

gesellschaftlichen oder juristischen Normen gemäß dem »Law and Order«-Prinzip. Das postkonventionelle Niveau wird laut Kohlberg nicht von allen Erwachsenen erreicht. Auf ihm sind Personen in der Lage, egoistische Eigeninteressen *und* konventionelle Normen zugunsten übergeordneter moralischer Überlegungen in Frage zu stellen. Auch dieses Niveau beinhaltet zwei Stufen: das Prinzip der Wahrung von legitimen Interessen anderer aufgrund empathischer Fähigkeiten oder gemäß dem gesellschaftsvertraglichen Denken und schließlich die Formulierung abstrakter moralischer Handlungsprinzipien. (Kohlberg dachte dabei beispielsweise an Kants moralischen Imperativ.) Als Entwicklungspsychologe glaubte Kohlberg, dass ein Individuum diese Niveaus und Stufen nur nacheinander durchschreiten und dabei keine »auslassen« könne. Im Sinne seiner naturwissenschaftlichen Orientierung meinte er, die Entwicklungsstufen entsprächen anthropologischen Universalien und seien daher kulturunabhängig; andererseits bemühte er sich um ihre praktische Anwendung in der Erziehung und Schulbildung. Der Sozialphilosoph Jürgen Habermas hat Kohlbergs Modell zum Zweck der Klassifikation kultureller Systeme in der Geschichte adaptiert. Er übernahm Kohlbergs szientistisches und deterministisches Verständnis der Moral*entwicklung*, übertrug es aber von der Ontogenese auf die Phylogenese: Bei den ur- und frühzeitlichen »primitiven« Gemeinschaften sei das präkonventionelle Niveau vorherrschend gewesen, erst die antiken Hochkulturen hätten das konventionelle Niveau erreicht und allein in modernen Gesellschaften sei das postkonventionelle Niveau festzustellen (Habermas 1976, 172 f.). Tatsächlich ist Habermas' Modell ein wenig komplizierter als hier dargestellt, da er diverse Kommunikationssysteme (alltägliche Handlungen, Mythos, Recht, Moral, Herrschaftslegitimation, ausdifferenzierte Wirtschaft, Rechtssprechung und philosophische Reflexion) unterscheidet, die erst mit der Zeit institutionalisiert wurden: In neolithischen Gesellschaften unterlagen für ihn bspw. Handlungssystem und Weltbild bereits konventionellem Denken, die Konfliktregelung, die erst später durch Rechtscodices geordnet wurde, war dagegen noch präkonventionell. Vieles davon ist reine Spekulation, und für jede Epoche ließen sich unschwer Gegenbeispiele finden. Zu *allen* Zeiten dürften beispielsweise die meisten alltäglichen Konflikte auf präkonventionellem Niveau gelöst werden. Die prominenteste Kritik an Kohlbergs Modell und seinem universalistischen Anspruch kam dagegen von feministischer Seite (Gilligan 1984): Abstrakte moralische Überlegungen, die Kohlberg als »höchste« Stufe verstand, entsprächen männlich-instrumentellem Denken, »weibliche« Moral dagegen werde durch emotionale Kompetenzen wie Empathie und Bereitschaft zur sozialen Verantwortlichkeit bis hin zur Selbstaufopferung bestimmt und von Kohlberg ganz zu Unrecht als weniger anspruchsvoll hingestellt. Man sehe schließlich alltäglich vor sich, wohin die »männliche« Moral führe: zu Ausbeutung, Unterdrückung, Kriegen und Umweltzerstörung.

Literatur
· Colby, Ann/Lawrence Kohlberg, »Das moralische Urteil: Der kognitionszentrierte Ansatz«, in: Hans Bertram (Hrsg.), *Gesellschaftlicher Zwang und moralische Autonomie*, Frankfurt a. M. 1986, 130–162.
· Gilligan, Carol, *In a different voice. Psychological theory and women's development*, Cambridge Mass. u. a. 1982 (dt.: *Die andere Stimme. Lebenskonflikte und Moral der Frau*, München 1984).
· Habermas, Jürgen, »Zur Rekonstruktion des Historischen Materialismus«, in: ders.: *Zur Rekonstruktion des Historischen Materialismus*, Frankfurt a. M. 1976, 144–199.
· Kohlberg, Lawrence/Elliot Turiel, »Moralische Entwicklung und Moralerziehung«, in: Gerhard Portele (Hrsg.), *Sozialisation und Moral. Neue Ansätze zur moralischen Entwicklung und Erziehung*, Weinheim 1978, 13–80.

Schuld sind immer die anderen Kommentar 2

Monia Manaa

Die »Schuld« im juristischen Sinn ist ein komplexes und vielschichtiges Thema. Während im Frühmittelalter allein der eintretende Erfolg der Handlung entscheidend war, bedarf es im heutigen Strafrecht der Schuld des Täters. Der Erfolg der Tat alleine genügt nicht mehr, um den Täter zu verurteilen. Aber was versteht der Jurist unter »Schuld« und wie wird sie relevant?

Das Strafrecht, niedergeschrieben vor allem im Strafgesetzbuch (StGB), unterscheidet zwischen Unrecht (objektiver und subjektiver Tatbestand und Rechtswidrigkeit) und Schuld, das heißt, eine Straftat ist eine tatbestandsmäßige, rechtswidrige und schuldhafte Handlung, an die das Gesetz zum Zeitpunkt der Begehung eine Strafandrohung (vgl. § 1 StGB, Art. 103 Abs. 2 Grundgesetz) knüpft.

Während die mit Strafe bedrohte Handlung (Tun oder Unterlassen im Sinne von § 13 StGB) im Unrechtsbereich auf ihre Übereinstimmung mit den Sollensnormen der Rechtsordnung, das heißt auf ihre Rechtswidrigkeit hin überprüft wird, geht es im Schuldbereich um die Frage, ob dem Täter die rechtswidrige Tat *persönlich vorzuwerfen* ist.

Das moderne Strafrecht wird von dem im Grundgesetz verankerten Menschenbild geprägt (vgl. v. a. BVerfGE 95, 96, 131; 96, 245, 249).

Das daraus resultierende Schuld- und Verantwortungsprinzip führte der Große Senat des Bundesgerichtshof (BGH) für Strafsachen 1952 (BGHSt GrS 2, 194, 200) richtungsweisend wie folgt aus:

> »Strafe setzt Schuld voraus. Schuld ist Vorwerfbarkeit. Mit dem Unwerturteil
> der Schuld wird dem Täter vorgeworfen, daß er sich nicht rechtmäßig verhal
> ten, daß er sich für das Unrecht entschieden hat, obwohl er sich rechtmäßig
> verhalten, für das Recht hätte entscheiden können.«

Eine kleine Geschichte des Rechtsgefühls

Das totale Verstehen – im 19. Jahrhundert versuchten es deutsche Rechtsprofessoren mit systematisch geordneten Begriffen. Begriffsjurisprudenz. Das totale Verstehen hat das Recht zu einem gefühllosen Geschäft werden lassen. Im 19. Jahrhundert, als man das Verständnis des Rechts berechnete, wurde der Jurist, der Rechner, der Jongleur mit den Rechtsbegriffen, ein kalter Zeitgenosse, der Gefühle nicht ernst nimmt, Recht und Gesetz exekutiert und die Gerechtigkeit in der verstaubten Rumpelkammer des Idealismus vor sich hin rotten lässt. Juristen haben keine Gefühle. Juristen haben Recht, verstehen recht und haben damit immer Recht.

Das war nicht immer so. Als die Könige noch Gesetze schufen, da waren zwar noch nicht die Juristen die primären Adressaten im Hinblick auf Gefühle. Das Volk sollte vor Bewunderung und Rührung weinen. Das Gesetz oder Versailles oder eine schöne Bataille – das war auch eine Politik der Gefühle. Die Juristen aber weinten nicht, das Volk vergoss die Tränen. So wie damals, als der alte Mann wegen des alphabetischen juristischen Meisterwerks von Des Essarts die Tränen fließen ließ. In den Alphabeten des Rechts waren Norm und Gefühl noch ein schönes Paar. Der Leser – in erster Linie Jurist – wurde immer auch auf sein »sentiment« hin angesprochen. Verständnisvoll. Die günstige Neigung des Lesers galt als förderlich für das Verstehen des nach dem avis au lecteur folgenden eiskalten Rechts. Im Recht selbst hatten die Juristen kein Verständnis für Gefühle. Sie blieben für den Juristen tabu, wenn man einmal von der uralten Funktion der Gefühle im Beweis absieht, dem ius sensuum, also den beweiserheblichen Fragen nach der Zuverlässigkeit des Zeugnisses, das auf sinnlicher Wahrnehmung beruht, wenn man also von prozessualen Glaubwürdigkeitsfragen absieht. Seit jeher jedenfalls waren Rechtsquellen für den Juristen die mit Hilfe des Verstandes auszulegenden Gesetze und Gewohnheitsrechte, nichts anderes. Im 19. Jahrhundert entwickelte sich dann, angelehnt an den naturwissenschaftlichen Siegeszug der Zeit, ein wissenschaftliches Rechtsverständnis. Die Rechtslehre wurde zur Rechtswissenschaft. In diesem System des Rechts, das auf Folgerichtigkeit, Berechenbarkeit, Wahrheit beruhte, waren Gefühle erst recht undenkbar. Auf der Jagd nach dem eindeutigen Verständnis herrschte kühle Verständnislosigkeit. Der Begriff stand als Vorstellung im Mittelpunkt einer aus vielen Begriffen aufgetürmten Begriffspyramide. Geradezu mathematisch galt es nun, das Ergebnis, das richtige dogmatische Vorgehen und das zutreffende Urteil durch Begriffskalkulationen herauszurechnen. Diese so genannte Begriffsjurisprudenz oder auch Konstruktionsjurisprudenz, dieses Rechnen mit Begriffen ist inzwischen zwar ob der historischen Tatsächlichkeit zu Recht angezweifelt worden. Denn natürlich hatten weder die Professoren und schon gar nicht die Richter wirklich nur mit Hilfe der verstehenden Vernunft gerechnet. Sie hatten ihre persönlichen politischen, weltanschaulichen, moralischen (Vor-)Verständnisse, die durch das Jonglieren mit abstrakten Begriffen nicht etwa ausgeschaltet, sondern gerade geschickt camoufliert werden konnten. Aber trotz aller Moralität der moralfreien Begriffsjurisprudenz – diese Begriffsjurisprudenz, die zudem noch auf dem alten römischen, also nichtdeutschen und damit fremden Recht, den Pandekten, basierte, wurde zu einem Kampfbegriff, dessen sich diejenigen bedienten, die der Blutleere des Rechtssystems, der Kälte des juristischen Positivismus, der aseptischen Rechtsvernunft das Leben, das pralle Leben entgegensetzen wollten.

Aber bleibt dann schuldloses Unrecht folgenlos? Nicht unbedingt. Das StGB unterscheidet in seinem dritten Abschnitt (Rechtsfolgen der Tat) zwischen Strafen (erster Titel) und Maßregeln der Besserung und Sicherung (sechster Titel). Denn anders als bei der Strafe knüpfen die *Maßregeln der Besserung und Sicherung* (§ 61 StGB, z. B. Unterbringung in einem psychiatrischen Krankenhaus oder der Sicherungsverwahrung, Entziehung der Fahrerlaubnis) nicht an die Schuld, sondern an die *Sozialgefährlichkeit* des Täters an. Ihre Anordnung ist somit auch bei *schuldlosem* Handeln zulässig und setzt nur das Vorliegen einer »rechtswidrigen Tat« im Sinne von § 11 Abs. 1 Nr. 5 StGB also nur das Unrecht voraus.

Das Schuld- und Verantwortungsprinzip basiert auf dem Grundgedanken, dass der Mensch die Fähigkeit besitzt, *sich frei und richtig zwischen Recht und Unrecht zu entscheiden. Nur wenn diese Entscheidungsfreiheit* existiert, hat es Sinn, einen Schuldvorwurf gegen den Täter zu erheben.

> »Der innere Grund des Schuldvorwurfes, liegt darin, daß der Mensch auf freie, verantwortliche, sittliche Selbstbestimmung angelegt und deshalb befähigt ist, sich für das Recht und gegen das Unrecht zu entscheiden, sein Verhalten nach den Normen des rechtlichen Sollens einzurichten und das rechtlich Verbotene zu meiden, sobald er die sittliche Reife erlangt hat und solange die Anlage zur freien sittlichen Selbstbestimmung nicht durch die in § 51 StGB [Anm.: alte Fassung, heute: § 20 StGB] genannten krankhaften Vorgänge vorübergehend gelähmt oder auf Dauer zerstört ist.«
>
> BGHSt GrS 2, 194, 200

Schuld im strafrechtlichen Sinn ist Rechtsschuld, nicht lediglich moralische oder sittliche Schuld. Maßgebend für den Schuldvorwurf sind die sozialethischen Wertvorstellungen der Rechtsordnung. Dabei muss gem. Art. 103 Abs. 2 GG, § 1 StGB die Strafbarkeit vor der Begehung der Tat gesetzlich bestimmt sein. Dieses im Grundgesetz und im Strafgesetzbuch statuierte Gesetzlichkeitsprinzip besagt, dass nur ein geschriebenes Gesetz die Strafbarkeit einer Handlung begründen und deren Strafbarkeit androhen kann (*nullum crimen, nulla poene sine lege scripta*).

Rechtsnormen und Normen der Sittlichkeit stimmen zwar weitgehend überein, doch sind erstere auch dann rechtlich bindend, wenn der einzelne sie nicht als sittlich verpflichtend anerkennt. Der Strafrichter, der – ebenso wie die übrige Gerichtsbarkeit – seine rechtsprechende Gewalt vom Volk ableitet (Art. 20 Abs. 2 Grundgesetz: »*(2) Alle Staatsgewalt geht vom Volke aus. Sie wird vom Volke in Wahlen und Abstimmungen und durch besondere Organe*

Das pralle Leben besteht aus Kämpfen, Interessen, Wertungen, Freiheiten – und Gefühlen. Also ist es kein Wunder, dass im Kampf ums Recht der »Gemeinschädlichkeit der konstruktiven Jurisprudenz« (so ein Buchtitel von Ernst Fuchs aus dem Jahre 1909) begegnet wurde mit: Interessenjurisprudenz, Wertungsjurisprudenz, Freirechtsschule – und Gefühlsjurisprudenz. Rudolph von Jhering ist der prominenteste Vertreter dieses Kampfes um das richtige Rechtsverständnis. Er hatte in seiner eigenen Person die Notwendigkeit gespürt, dem Wahn der Konstruktion abzuschwören. In einer Art Damaskuserlebnis – ein inzwischen mythisch gewordener Topos der Rechtsgeschichte –, das durch die Ungerechtigkeit eines der Begriffsjurisprudenz geschuldeten, nach der Vernunft gerechneten, juristischen Ergebnisses hervorgerufen wurde, bekehrte sich Jhering vom Begriffsjuristen zu einem Juristen, der in seinem Rechtsverständnis – heute würde man wohl Rechtstheorie sagen – dem Interesse und dem Gefühl einen zentralen Platz einräumt.

Zwischen 1870 und 1930 waren nicht wenige Juristen von Gefühlen für das Recht beseelt. In Frankreich sprach man von romantischer Jurisprudenz und in Deutschland eben von Gefühlsjurisprudenz. Im Zentrum der Gefühlsjurisprudenz stand der Richter. Die Entscheidung des Richters – so wurde es nun gesehen – beruht nicht auf intellektuellen Überlegungen, auf dem richtigen Verständnis, auf den Gesetzen der Logik folgender Interpretation, sondern auf Intuition, auf seinem Rechtsgefühl. Der Richter sollte dieser freien Rechtsfindung freien Lauf lassen und – so die Forderung der Freirechtler – vom Gesetz (und von der herrschenden Dogmatik) immer dann absehen, wenn er die daraus folgende Entscheidung als ungerecht empfindet. Die Freirechtsschule oder Gefühlsjurisprudenz zeichnete ein, wie Franz Wieacker schrieb, »leidenschaftliches, ja ›schwärmerisches‹ Gefühl für Wahrhaftigkeit und Gerechtigkeit« aus.

Mit diesem »Rechtspietismus« (Wieacker) war der normative Charakter des Rechts aufgegeben, die Gleichbehandlung von Gleichem der Willkür des Richters anheim gestellt, die »Möglichkeit der Verallgemeinerung konkreter, typisierender Pflichten zu allgemein formulierten Sollenssätzen« (Wieacker) verabschiedet. Das Normverständnis ist Sache des Gefühls geworden, allgemeiner gesagt: Der Richter sollte nach subjektiven Vorstellungen des allgemeinen Wohls die Funktion eines Sozialingenieurs, eines Sozialarbeiters ausüben. Der Rechtspraktiker Ernst Fuchs, der Rechtshistoriker Hermann Ulrich Kantorowicz (der unter dem Pseudonym Gnaeus Flavius publizierte) und der Rechtssoziologe Eugen Ehrlich waren die Hauptkämpfer für die freie Rechtsschöpfung.

Diese »leidenschaftlichen Juristen« (Wieacker) hoben also zum wahren Verständnis des Nutzens oder Interesses der Gesellschaft, bezogen auf den konkreten Einzelfall, die Bindung des Richters an das Gesetz auf. Diese Interessenerwägungen hat der Zivilrechtsdogmatiker Philipp Heck in intellektueller Nachfolge Rudolph von Jherings theoretisch ausgearbeitet. Zwar bekämpfte er Begriffsjurisprudenz und Freirechtsschule gleichermaßen. Aber seine Methodenlehre des Rechts, die in der Pflicht gipfelte, in »denkendem Gehorsam« das Recht, »die Gesetze der Gegenwart«, anzuwenden, endete in der verständnisvollen Exekution der Nürnberger Rassegesetze, die er explizit als Beispiel für seine Rechtsanwendungslehre anführte. Das Interesse lag letztlich im Gefühl für den Führer geborgen.

Das ist die kurze, ungefähr 60 Jahre währende, Geschichte der irrationalen, auf »gutem Judiz« beruhenden, empathischen, gerechtigkeitsverliebten, subjektiven oder auch interessegeleiteten Suche »nach dem im Volke wurzelnden Rechtsgefühl«, so sagte das

der Gesetzgebung, der vollziehenden Gewalt und der Rechtsprechung ausgeübt.«), hat als Repräsentant der pluralistischen Gesellschaft die Schuld des Täters nach rechtlichen Maßstäben zu messen und nicht darüber zu befinden, ob und inwieweit daneben ein moralisch-sittlicher Schuldvorwurf begründet sein könnte. Im Ausspruch der Kriminalstrafe ist daher nichts anderes zu sehen als die namens der Rechtsgemeinschaft erklärte Missbilligung des schuldhaften Verhaltens in der Form des »rechtlichen« Tadels.

Der strafrechtliche Schuldvorwurf wird demnach auch beim so genannten »Überzeugungstäter« nicht in Frage gestellt, der seine private Überzeugung gegen das allgemeinverbindliche Recht setzt und ihm bewusst zuwiderhandelt, weil er sich auf Grund seiner sittlichen, religiösen oder politischen Anschauung zu seinem Tun für berechtigt oder gar verpflichtet hält.

Das StGB bestimmt den Begriff der »Schuld« nicht, es begnügt sich mit dem Hinweis, dass bei mehreren Tatbeteiligten jeder nach *seiner Schuld* strafbar ist, vgl. § 29 StGB.

In der Rechtsprechung hat sich die »normative Schuldlehre« durchgesetzt. Sie sieht das Wesen der Schuld in der Vorwerfbarkeit der Willensbildung und Willensbetätigung, also in der normativen Bewertung eines psychischen Sachverhalts. Sie stellt einen normativ bestimmten Maßstab der Zumutbarkeit von Verantwortung für die Folgen individuellen Handelns dar.

Der juristische Begriff der Strafrechtsschuld setzt sich vor allem aus vier Kriterien zusammen:

- die *Schuldfähigkeit,*
- die *Schuldform* (Vorsatz- oder Fahrlässigkeitsschuld),
- das *Unrechtsbewusstsein* (Möglichkeit der Unrechtseinsicht*)*
- und *Zumutbarkeit.*

Die Schuldfähigkeit

Voraussetzung dafür, dass jemand überhaupt schuldig werden kann, ist seine Schuldfähigkeit im Zeitpunkt der Tatbegehung.

Solange keine Anhaltspunkte für das Gegenteil vorliegen, wird beim erwachsenen Täter das Vorhandensein der Schuldfähigkeit vermutet (RGSt 21, 131).

Die Schuldunfähigkeit stellt die Ausnahme dar. Sie ist grundsätzlich bei Kinder bis zum vollendeten 14. Lebensjahr (Strafunmündigkeit gemäß § 19 StGB) sowie Personen, die aus den in § 20 StGB genannten Gründen unfähig sind, das Unrecht der Tat einzusehen oder nach dieser Einsicht zu handeln

Reichsgericht in einem Urteil vom 27. April 1920. Die Frage ist eben immer: Wessen Rechtsgefühl? Hitlers? Stalins? Oder Gandhis? Oder Buddhas? Das Rechtsgefühl ist nichts anderes als eine – diesmal nicht vernunftbasierte, sondern emotionsgestützte – Camouflage für die Einbringung politischer und moralischer Überzeugungen. Das Rechtsgefühl meint, die Wahrheit wahrheitsgemäßer, die Gerechtigkeit gerechter und das Recht rechtsgemäßer ans Licht zu bringen. Das verständige Rechtsgefühl und die verständige Rechtszweckbetrachtung mit Interesseabwägung sind Antworten auf die Komplexität der Welt des Normativen und der Welt des menschlichen Handelns. Das Gesetz war auch eine solche Antwort – der Code. Und auch die Ordnungen des juridischen Wissens waren zuvor eine Form gewesen, das juristische und gesellschaftliche Irrsal zu bändigen.

- Heck, Philipp, *Begriffsbildung und Interessenjurisprudenz*, Tübingen 1932.
- Wieacker, Franz, *Privatrechtsgeschichte der Neuzeit unter besonderer Berücksichtigung der deutschen Entwicklung*, Göttingen ²1967.

Auszug aus: Rainer Maria Kiesow, *Das Alphabet des Rechts*, Frankfurt a. M. 2004, 262–266.

»Der Vierzigjährige befährt seit zwölf Jahren die Autobuslinie. Als er jetzt nach Hause geht, denkt er, daß die Schuld an seinem Unglück ein anderer trägt. Nicht er. Wenn er auch nicht mit Sicherheit weiß, wer ihn in die zwölfjährige Tortur hineingetrieben hat, so stößt er doch ein Schimpfwort gegen den Betreffenden aus. Er biegt um die Ecke, wo der Holunderbusch die Blätter abwirft. Natürlich sieht er das gar nicht. Er hat eine abgewetzte Aktentasche unter den Arm geklemmt, in welcher er die zwölf Jahre täglich, außer Sonntag, die Urlaube abgerechnet, seine Jause verwahrt hat. Meistens ißt er sie gar nicht. Sie wird von seinen Kindern gegessen, wenn er nach Hause kommt. An der Stelle, wo der Weg den Blick auf das Haus öffnet, in dem er mit seiner Familie wohnt, blickt er zum erstenmal auf. Er stellt sich vor, daß seine Frau das Essen auf den Tisch stellt und daß sie die Kinder zu Bett bringt. Er sieht plötzlich, wie seine Frau die Bluse auszieht und sie über eine Sessellehne hängt. Sie nimmt vom Herd eine Schale Kaffee, bröckelt Weißbrot hinein und löffelt sie aus. Jetzt friert ihn und er macht kehrt und geht den Weg, den er gerade gekommen ist, zurück. Er geht durch den Wald und legt sich mit seiner Geliebten, die ein einstöckiges Haus mit einem Gemüsegarten besitzt, ins Bett. Seine Frau sagt zu diesem Zeitpunkt zu den Kindern: still sein, sonst bringt das Christkind keine Geschenke.«

Thomas Bernhard, *Ereignisse*, Frankfurt a. M. 1991, 11 f.

1 actio libera in causa, lateinisch für: eine in der Ursache freie Handlung.

(d.h. dem Fehlen der *Einsichts- oder Steuerungsfähigkeit*) gegeben. Sie können sich folglich einer Straftat nicht schuldig machen.

§ 20 StGB ist zweistufig aufgebaut:

Auf der ersten Stufe bedarf es eines der in § 20 StGB genannten biologischen Merkmale:

- *krankhafte seelische Störung* (z.B. hirnorganisch bedingte Zustände, endogene Psychosen, Schizophrenie, Zyklothymie),
- *tief greifende Bewusstseinsstörung* (z.B. Vollrausch, Erschöpfung, Ermüdung, hochgradiger Affekt usw.),
- Schwachsinn
- oder eine *andere schwere seelische Abartigkeit* (Psychopathien, Neurosen, Triebstörungen usw.).

Auf der zweiten Stufe ist zu untersuchen, ob der Täter auf Grund dieses biologischen Merkmals unfähig war, das Unrecht der Tat einzusehen oder nach dieser Einsicht zu handeln.

Schuldunfähige bleiben straflos, möglich ist aber die Unterbringung in einem psychiatrischen Krankenhaus oder einer Erziehungsanstalt (Maßregeln der Besserung und Sicherung §§ 63, 64 StGB, § 7 Jugendgerichtsgesetz).

Zwischen der Annahme und der Ablehnung der Schuldfähigkeit liegt die verminderte Schuldfähigkeit im Sinne von § 21 StGB. Sie betrifft Personen, deren Einsichts- oder Steuerungsfähigkeit bei Begehung der Tat aus den oben genannten Gründen *erheblich vermindert* ist. Im Gegensatz zur Schuldunfähigkeit führt die verminderte Schuldfähigkeit nicht zum Ausschluss der Strafe, sondern bildet einen *fakultativen Strafmilderungsgrund*, das heißt, der Richter ist ermächtigt, die gesetzlich vorgesehene Strafe zu mildern (§ 49 Abs. 1 StGB).

Während bei Kinder unter 14 Jahren das Fehlen der Schuldfähigkeit unwiderleglich vermutet wird, sind Jugendliche, die zur Zeit der Tat 14, aber noch nicht 18 Jahre alt sind (§ 3 Jugendgerichtsgesetz) *bedingt schuldfähig*. Bei ihnen muss die Schuldfähigkeit nach dem Grad ihrer Entwicklungsreife jeweils geprüft und im Urteil besonders festgestellt werden.

Nach den gewohnheitsrechtlich entwickelten Grundsätzen der actio libera in causa[1] kann trotz Schuldunfähigkeit im Zeitpunkt der Straftat eine Bestrafung zulässig sein, in dem die Strafbarkeit vorgelagert wird. Dies ist dann der Fall, wenn der Täter zwar zum Zeitpunkt der Straftatbegehung schuldunfähig war und deswegen nicht bestraft werden könnte, er aber diese Schuldunfähigkeit vorsätzlich oder fahrlässig herbeigeführt hat, um im schuldunfähigen Zu-

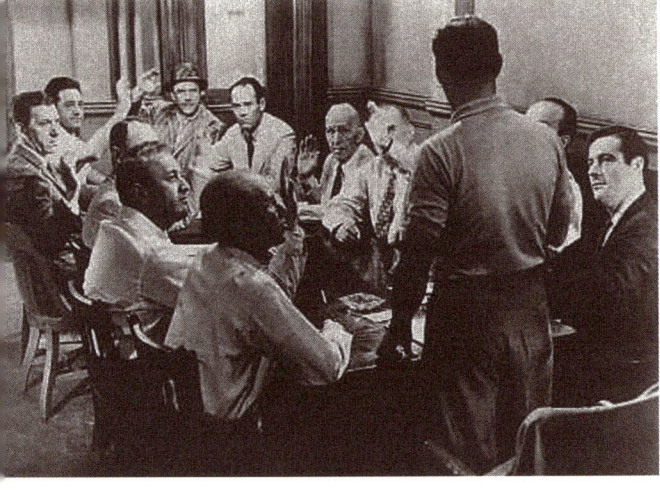

Hat der junge Puertoricaner seinen Vater umgebracht?

Die Gerichtsver-
handlung ist vorbei, die
zwölf Geschworenen
(so auch der deutsche
Titel des Films von
Sydney Lumet) ziehen sich zur Entscheidung zurück. Eigentlich ist man sich einig und
möchte möglichst schnell die lästige Bürgerpflicht als Jury-Mitglied hinter sich bringen:
Der jugendliche Angeklagte ist schuldig des Mordes.

Allein ein Geschworener (als Lichtgestalt im weißen Anzug verkörpert von Henry
Fonda) plädiert in der ersten Abstimmung auf nicht schuldig. In einer aufreibenden
Diskussion und der Rekonstruktion des Tathergangs gelingt es ihm schließlich, auch die
elf übrigen Geschworenen von der Unschuld des Angeklagten zu überzeugen. Schließlich überbringt die Jury dem Richter ihren Urteilsspruch: Der Junge war es nicht, ein
anderer muss schuldig sein.

tj

stand die Tat begehen zu können oder diese Möglichkeit jedenfalls fahrlässig verkannte. Der *Schuldvorwurf* knüpft hier an denjenigen Akt an, durch den der Täter sich in den Defektzustand und damit in die Lage versetzt, eine hinreichend bestimmte Straftat im Stadium der zeitweiligen Schuldunfähigkeit zu begehen (näher BGHSt 21, 381).

Beispiel: A trinkt eine erhebliche Menge starken Alkohol, weil er seinen Widersacher B töten will und weiß, dass er dies nur volltrunken schaffen kann; nach mehreren Flaschen Wodka ist er temporär schuldunfähig und schreitet in diesem Zustand, wie vorher geplant, zur Tat.

Die Schuldform

Schuld und Unrecht stehen in gegenseitiger Wechselbeziehung zueinander, so dass der *Schuldgehalt* einer Straftat stets durch ihren *Unrechtsgehalt* mitbestimmt wird. Jede Steigerung oder Minderung des Unrechts beeinflusst mittelbar die Schwere des Schuldvorwurfs. Dies spiegelt sich auch im Verhältnis der *Verhaltensform* zur *Schuldform* des strafbaren Geschehens wieder. Der vorsätzlichen oder fahrlässigen Begehungsweise entspricht die *Schuldform der Vorsatz- oder Fahrlässigkeitsschuld.*

Auf Grund seiner Doppelfunktion bildet der »*Vorsatz*«, (Kurzformel für Vorsatz: Wissen und Wollen der Tatbestandsverwirklichung, BGH 36, 1, 9 f. oder *Du hast gewusst und gewollt, was du tatest*) im Schuldbereich den in der Tat zum Ausdruck kommenden *Gesinnungsunwert.* Kennzeichnend dafür ist die *rechtsfeindliche* oder *gleichgültige Einstellung des Täters* gegenüber den Verhaltensnormen des Rechts.

Hingegen ist bezeichnend für die *Fahrlässigkeitsschuld* die *nachlässige* oder *sorglose* Einstellung des Täters gegenüber den Sorgfaltsanforderungen der Rechtsordnung. (Fahrlässigkeit ist gegeben, wenn der Täter einen Tatbestand rechtswidrig verwirklicht, in dem er eine objektive Pflichtwidrigkeit begeht, die er nach seinen subjektiven Kenntnissen und Fähigkeiten vorhersehen und vermeiden konnte: *Du hättest wissen müssen, was du tatest.*)

Beispiel: So macht es nicht nur auf der Unrechtsebene, sondern auch auf der Schuldebene einen Unterschied, ob A aus vermeidbarer Unachtsamkeit, ohne es zu wollen, seinen Freund F beim Zündeln tötete oder F in der Absicht, ihn zu töten, einen Brand legte.

In seinem Buch *Music, Mind, and Brain. The Neuropsy-
chology of Music* kommt M. Clynes zu dem Schluss, dass
»Gefühle, die kommuniziert werden sollen, interkulturell
durch einen gleichen zeitlich-rhythmischen und dynami-
schen Verlauf dargestellt werden können (De la Motte-
Haber 1985, 45). Clynes erstellte so genannte *Sentogramme*,
das heißt, er ließ mit einem Apparat Druckbewegungen
von Fingern aufzeichnen, wobei die Versuchspersonen
den Auftrag erhielten, Gefühlszustände wiederzugeben.
Diese Sentogramme wiesen einen erstaunlichen Grad
an Differenziertheit auf und waren gänzlich unabhängig
von der ethnischen Zugehörigkeit der Probanden. Interessanterweise waren die Druckbewegungen, obwohl sie bewusst ausgeführt wurden, universell. Diese Universalität
galt allerdings nicht für Emotionen, die nicht primär
kommunikativ ausgerichtet sind, wie etwa Überraschung,
Neid und Schuldgefühl. Die Musikpsychologin Helga de
la Motte-Haber hält es keineswegs für einen Zufall, dass
Neid und Schuldgefühl kein musikalisches Äquivalent
haben (De la Motte-Haber 1985, 45). Während elementare
Emotionen, die vor allem der Kommunikation dienen,
sich leicht in einem *rhythmischen Verlauf* darstellen lassen,
eignen sich Schuldgefühl oder Neid nicht für eine Kodifi-
zierung mit musikalisch-rhythmischen Figuren.

· Helga de la Motte-Haber, *Handbuch der Musikpsychologie*, Laaber 1985.

Das Unrechtsbewusstsein

Unrechtsbewusstsein ist die Kenntnis der rechtlichen Verbotenheit der Tat und bildet neben der Schuldform des Verhaltens ein selbstständiges Schuldelement (BGHSt GrS 2, 194). Es beruht auf der Annahme, dass derjenige, welcher wissentlich und willentlich einen Unrechtstatbestand verwirklicht, ohne eine die Tat rechtfertigende Sachlage anzunehmen, als Schuldfähiger regelmäßig weiß, dass er Unrecht tut. Wo keine besonderen Anhaltspunkte auf sein Fehlen hindeuten, ist das Vorhandensein des Unrechtsbewusstseins zu vermuten.

Dabei ist nicht erforderlich, dass der Täter Kenntnis von der Strafvorschrift oder der »Strafbarkeit« der Tat besitzt, sondern es genügt die Einsicht, dass sein Verhalten *rechtlich verboten* ist. Das heißt, dass er bei dem ihm zumutbaren Einsatz seiner Erkenntniskräfte und Wertvorstellungen die *Einsicht in das Unrecht der Tat gewinnen könnte* (*potenzielles* Unrechtsbewusstsein). Das Unrechtsbewusstsein muss *tatbestandsbezogen* sein, also den spezifischen Unrechtsgehalt der in Betracht kommenden Straftat erfassen (BGHSt 42, 123). Fehlt dem Täter bei Begehung der Tat infolge eines *unvermeidbaren Verbotsirrtums* die Einsicht, Unrecht zu tun, so handelt er ohne Schuld (§ 17 StGB).

Beispiel: Der neugierige Passant P kommt an einer Unfallstelle vorbei und starrt die Unfallopfer an ohne Hilfe zu leisten, weil er glaubt, dass er dazu nicht verpflichtet sei.

Allerdings ist dieser Verbotsirrtum, wie in den meisten Fällen, vermeidbar, da nicht anzunehmen ist, dass P dem Irrtum auch bei gehöriger Gewissensanspannung erlegen wäre.

Zumutbarkeit

Es gibt auch Umstände, die zwar den Schuldvorwurf entfallen lassen, aber nicht das Unrecht der Tat. Dabei ist zwischen *Schuldausschließungsgründe* und *Entschuldigungsgründe* zu unterscheiden.

Schuldausschließungsgründe sind die *Schuldunfähigkeit* und der *unvermeidbare Verbotsirrtum* im Sinne von § 17 StGB (siehe oben); bei ihrem Vorliegen fehlt es an einer Schuldvoraussetzung bzw. an einem schuldbegründenden Merkmal.

Die *Entschuldigungsgründe* reduzieren den Unrechts- und Schuldgehalts der Tat soweit, dass die untere Grenze der Strafwürdigkeit nicht mehr erreicht wird. Die Schuld entfällt dann, weil normgerechtes Verhalten nicht zumutbar

Literatur

- Achenbach, Hans, *Historische und dogmatische Grundlagen der strafrechtssystematischen Schuldlehre*, Berlin 1974.
- Bernsmann, Klaus, *»Entschuldigung« durch Notstand*, Köln 1989.
- Frank, Reinhard, *Aufbau des Schuldbegriffs*, Gießen 1907.
- Frister, Helmut, *Die Struktur des »voluntativen« Schuldelements*, Berlin 1993.
- Hirsch, Hans Joachim, »Das Schuldprinzip und seine Funktion im Strafrecht«, in: *ZStW* 106 (1994), 746–765.
- Jescheck, Hans-Heinrich / Thomas Weigend, *Lehrbuch des Strafrechts, Allgemeiner Teil*, § 37, Berlin 1996.
- Kaufmann, Arthur, »Unzeitgemäße Betrachtung zum Schuldgrundsatz im Strafrecht«, in: *Jura* 1986, 225–233.
- ders., *Das Schuldprinzip*, Heidelberg 1976.
- ders., *Schuld und Strafe*, Köln 1983.
- ders., *Das Unrechtsbewußtsein in der Schuldlehre des Strafrechts*, Köln 1985.
- Lesch, Heiko, »Unrechtseinsicht und Erscheinungsformen des Verbotsirrtums«, in: *JA* 1996, 510–519; 590–599.
- Otto, Harro, »Über den Zusammenhang von Schuld und menschlicher Würde«, in: *GA* 1981, 481–497.
- Roxin, Claus, *Allgemeiner Teil*, Bd. 1, § 19–20, Berlin 1997.
- Wessels, Johannes / Werner Beulke, *Strafrecht – Allgemeiner Teil*, Heidelberg ³⁴2004.

war. Die *Entschuldigungsgründe* tragen dabei dem außergewöhnlichen Motivationsdruck des Täters Rechnung, der ihm die Befolgung der Sollensnormen der Rechtsordnung unmöglich macht oder doch sehr erschwert. Anerkannt sind folgende Entschuldigungsgründe: entschuldigender Notstand (§ 35 StGB), Notwehrüberschreitung (§33 StGB), Handeln auf Grund einer für verbindlich gehaltenen rechtswidrigen dienstlichen Anordnung/eines Befehls (u.a. §§ 56 Abs. 2 S. 3 BBG, 38 Abs. 2 S. 2 BRRG, 5 Abs. 1 WStG), entschuldigende Pflichtenkollision.

Beispiel (Notwehrüberschreitung nach § 33 StGB):

> Räuber R greift den Spaziergänger S in einem entlegenen Waldstück mit einem Messer tätlich an. S kann den Angriff jedoch mit seinem Spazierstock abwehren und den R mit einem gezielten Stockhieb zu Boden strecken. Aus Furcht vor einer Fortsetzung des Angriffs tritt S dem vor ihm liegenden R noch einmal gegen den Kopf.

Da der Angriff des R bereits abgeschlossen war, ist Notwehr (bzgl. des Tritts gegen den Kopf des R) nicht mehr zulässig, es liegt ein extensiver Notwehrexzess des B vor.

Ist die Schuld gerichtlich festgestellt, muss der Richter in seinem Urteil im Wege der Strafzumessung die schuldangemessene Strafe bestimmen.

Jede im Einzelfall verhängte Strafe muss schuldangemessen sein (*Die Strafe darf das Maß der Schuld nicht übersteigen*). § 46 Abs. 1 S. 1 StGB fasst die wesentlichen Aspekte des Schuldprinzips in der kurzen Formel zusammen:

> *Die Schuld des Täters ist Grundlage für die Zumessung der Strafe.*

Das StGB geht hier – wie auch sonst (§§ 20, 29, 35 Abs. 1 StGB) – davon aus, dass die Schuld des Täters eine *Voraussetzung der Strafbarkeit* ist, von deren Gewicht und Umfang unter anderem die Bemessung der Strafe abhängt.

So wie der *Unrechtsgehalt* der Tat von ihrem *Handlungs- und Erfolgsunwert* abhängt, wird ihr *Schuldgehalt* durch den auf die konkrete Tatbestandsverwirklichung bezogenen *Gesinnungsunwert* bestimmt. Davon geht auch das Gesetz aus, wenn es in § 46 Abs. 2 StGB »die Gesinnung, die aus der Tat spricht«, als wichtigen Einzelumstand der Strafzumessungsschuld hervorhebt.

Anknüpfungspunkt für das *Schuldurteil* ist die *Unrechtshandlung*. Strafrechtsschuld ist Einzeltatschuld, nicht Charakterschuld und nicht Lebensführungsschuld. Gem. § 46 Abs. 2 StGB kann aber das Vorleben des Täters bei der *Strafzumessung* berücksichtigt werden.

Hass, Gewalt und Allerlei

Jan Philipp Reemtsma **Einwurf**

Aggression/Gewalt/Hass.   Der Begriff der Aggression wird nicht nur von Fach zu Fach, sondern auch innerhalb der Psychologie sehr unterschiedlich gebraucht. Manchmal meint er eine auch umgangssprachlich so genannte »aggressive«, also *gegen* einen anderen Menschen *gerichtete* Handlung, manchmal aber auch nur ein besonders entschieden betriebenes Nach-vorn-Spielen der eigenen Person, was dann faktisch die Beeinträchtigung der Positionen anderer zur Folge haben kann, aber nicht (begriffsnotwendig) haben muss. – Wie auch immer man Aggression definieren mag – in sozialen Zusammenhängen wird Aggression dann zum Problem, wenn sie als Gewalt auftritt. Gewalt ist immer primär ein Übergriff auf den Körper des Anderen (ohne dessen Zustimmung). Auch so genannte »psychische« Gewalt wird immer nach dem Muster physischer verstanden, metaphorisch von ihr abgeleitet (eine Beleidigung »tut weh«) und in ihrer Wirkungsintensität daran gemessen (»das war sogar schlimmer als …«). Eines aber unterscheidet physische von psychischer Gewalt grundsätzlich: physische Gewalt wird von dem, der sie zufügt, und dem, der sie erleidet, als solche wahrgenommen, wogegen im Falle psychischer Gewalt ihr Opfer extrem leiden kann und derjenige, der sie zugefügt hat, manchmal gar nicht weiß, was und zuweilen dass er überhaupt etwas getan hat.

Bleiben wir bei physischer Gewalt. Zivilisationen unterscheiden rund um die Welt erlaubte von gebotener und verbotener Gewalt. Erlaubt ist in vielen Gegenden Gewalt innerhalb bestimmter Gruppen (z.B. in der Familie, ausgeübt vom Familienoberhaupt) oder unter besonderen Umständen (Duell, Saloon-Schlägerei, Schulhof, manche Sportarten). Geboten ist sie ebenfalls zuweilen (im Krieg, beim Boxen, wo man wegen Untätigkeit disqualifiziert werden kann), aber meist ist, wo Gewalt geboten ist, ihre Art und Weise reglementiert (erlaubte und verbotene Waffen im Krieg, Definition des Kombattanten, Verbot des Tiefschlags beim Boxen). Die Moderne (d.h. jene europäisch-atlantische Zivilisationsform, die sich aus den Krisen des 16. und 17. Jahrhunderts herausbildet) nun zeichnet sich dadurch aus, dass der Staat die Gewalt zunehmend monopolisiert (gewaltsame Konfliktregelung – z.B. ≫ Rache – wird untersagt, generell ist immer weniger Gewalt erlaubt, immer mehr verboten, und der Staat hat die Lizenz zur Gewaltausübung, um diese Grenzziehungen zu bewachen) und die Gewalt generell unter Verdacht der Illegitimität stellt. Machiavelli diskutiert noch die Frage, wer unter welchen Umständen erfolgreich gewalttätig sein kann und soll, Hobbes entwirft seine Staatsidee ausschließlich unter der Leitvorstellung der Minimalisierung von Gewalt.

Wir können bei physischer Gewalt unterscheiden zwischen (a) instrumenteller, (b) sexueller und (c) autotelischer Gewalt. Diese Unterscheidung ist systematisch-begrifflich; empirisch kommen diese reinen Typen selten so rein vor. – Ad (a) Instrumentelle Gewalt, die man phänomenologisch *nicht* an eine bestimmte emotionelle Verfasstheit binden sollte, zielt darauf, ein Hindernis wegzuräumen: dieses Hindernis ist direkt oder indirekt ein anderer Mensch (Körper). Diese Gewalt hat ein gewaltfreies Komplement: die Macht, die darin besteht, den Anderen zum Verbündeten zur Erreichung des gemeinsamen Ziels zu machen. – Ad (b) Sexuelle Gewalt dient dazu, den Körper eines Anderen zum Objekt sexueller Handlungen zu machen, d.h. den eigenen sexuellen Wünschen zu unterwerfen. Das gewaltfreie Komplement ist die sexuelle Gemeinsamkeit, in der zwei Körper einander zum Objekt ohne Unterwerfung werden. Die sexuelle Gewalt grenzt Körper voneinander ab; die sexuelle Gemeinsamkeit macht Körpergrenzen undeutlich. – Ad (c) Autotelische Gewalt zielt auf die (letale oder nicht letale) Zerstörung des anderen Körpers. Sie hat kein gewaltfreies Komplement. In vormodernen Gesellschaften war autotelische Gewalt durchaus in das Schema verboten/erlaubt/geboten integriert (so zielten verschiedene Formen der Todesstrafe nicht nur bzw. nicht in erster Line darauf, den Verurteilten aus der Welt zu schaffen, sondern ihn öffentlich in seine Teile zu zerlegen); in modernen steht sie generell unter Verdacht die Nicht-Legitimierbarkeit.

Die Emotion »Hass« ist mit autotelischer Gewalt verbunden. Wer hasst, lässt sich von seinen Gewaltwünschen nicht dadurch abbringen, dass das Objekt der Gewalttat den Weg freimacht und nicht mehr zwischen dem Gewalttäter und seinem Ziel steht. Wer hasst, kehrt sich in solchem Augenblick von seinem (scheinbaren) Ziel ab und wendet sich dem Gehassten zu. Die Moderne hat versucht – und dieser Trend ist speziell im 20. Jahrhundert durch

totalitäre Regime, Staats- und Gruppenterrorismus aber auch in manchen so-
genannten konventionellen Kriegen konterkariert worden –, den Feind im
Krieg ohne Hass zu bestimmen. Nur Staaten seien demnach einander Feind,
nicht die Bürger der verfeindeten Staaten, ob sie Uniform tragen oder nicht.
Die Gewalt im Kriege sollte rein instrumentell sein. Faktisch – und damit verlassen wir die begrifflichen Unterscheidungen – ist sie das oft nicht. Wie instrumenteller (aber auch sexueller) Gewalt autotelische Gewalt verbunden ist
– dies zu bestimmen und in seiner Dynamik zu untersuchen ist eine psychologisch sowie soziologisch äußerst interessante, wiewohl bisher kaum auch
nur zureichend formulierte Frage.

Angst.   Interessant ist Angst nicht zuletzt in kognitionspsychologischer
Hinsicht. Wer in Panik verfällt, kollabiert als erkennendes Wesen und wird
zum Reaktionsbündel. Vor diesem Kollaps aber steht die Phase der zwar in
ihrer Breite eingeschränkten, in ihrer Tiefenschärfe aber äußerst gesteigerten
Wahrnehmung. Wer einmal Todesangst hatte, aber nicht in Panik geriet, erinnert sich oft an diese Phase als eine gesteigerter Lebendigkeit: so wach
war man selten. Die Angst isst die Seele nicht auf, sie klärt – für einen bestimmten Augenblick – die Prioritäten und schafft Entlastung von den Komplexitäten des Lebens. Solche Entlastungen auch mit einem Teil der Seele
zwar nicht genießen, aber doch auskosten zu können, macht krisentaugliche
Menschen aus. Übrigens auch gute Boxer, die gerne dafür die Feuer-Meta-
pher verwenden: Angst könne einen verbrennen, aber, kontrolliert, sei des
Feuers Macht manchmal durchaus wohltätig.

Ekel.   Tiere, wie es scheint, ekeln sich nicht. Denn Tiere schämen sich
nicht. Ekel ist der Protest des Kulturwesens gegen seine biologische Determiniertheit, und derer pflegt er sich, manche meinen seit der Vertreibung aus
dem Paradies, zu schämen. Die »Scham verweist den Ekel auf sein Komplement, die »Lust. Das Kind hat an seinen Ausscheidungen Vergnügen, es
lernt, sie ekelhaft zu finden und sich zu schämen, sie öffentlich zu produzieren, und der Weg dorthin ist mit Verboten (jetzt und hier darfst du nicht) und
Lustbelohnungen (hier und jetzt darfst du »und das hast du fein gemacht«)
gebahnt. Exkremente sind lustbesetzt, weil sie etwas mit der produktiven
Seite des Menschen zu tun haben (etwas »machen«) und mit seiner Fähigkeit,
Macht auszuüben (etwas vorenthalten zu können); sie sind ekelhaft, weil sie
die Verweslichkeit des menschlichen Körpers vor die Sinne führen. Gesundheit bedeutet unter anderem, sich mit dem Aspekt der eigenen Verwesungs-

disposition sowohl regelmäßig auseinanderzusetzen wie sie buchstäblich hinter sich zu lassen.

Mit Lust und Ekel sind vor allem die Funktionen des Ausscheidens, des Essens und der Sexualität verbunden. Atmen wird nur selten als lustvoll, und nur dann als ekelhaft empfunden, wenn durch den Geruchssinn anderweitig Ekelhaftes signalisiert wird. Ekel beim Essen ist die Erinnerung an die eigene Sterblichkeit, Angst vor Vergiftung, Ekel vor der Aufnahme von Verwestem, oder (etwa bei vielen Vegetariern ausgeprägt) Totem überhaupt; (auch Pflanzen, die man isst, sind tot, uns aber ferner).

Ekel vor der Sexualität ist der Abscheu vor dem biologischen Aspekt unserer Herkunft und Scham darüber, dass wir von diesem Faszinosum nicht lassen können. Ekel und Lust gehören hier zusammen wie in der Mode Verbergen und Zeigen, reizvoll und obszön. »Wenn die Lust nachläßt, kommt der Ekel zurück. Dies erklärt auch das scheinbare Paradox, daß man eben noch einen Menschen lustvoll küßte, um sich später davor zu ekeln, dieselbe Zahnbürste zu benutzen.« (Ann Kathrin Scheerer, *Über Ekel*)

Wir können auch bestimmte moralische Verfehlungen nicht nur als »schlecht« oder »böse« empfinden, sondern auch moralischen Ekel empfinden. Moralischer Ekel signalisiert eine Grenzziehung, die keine Kasuistik undeutlich zu machen vermag, wiewohl gerade der moralische Ekel erkennbar macht, dass es im so ausgegrenztem Verhalten um etwas geht, das auch zutiefst menschlich, wiewohl sozial unter keinen Umständen tolerabel ist. »Eine Unfähigkeit, sich zu ekeln, weist auf eine Unfähigkeit hin, das ethisch Verwerfliche ausreichend zu erkennen und sich davon zu distanzieren.« (Ann Kathrin Scheerer, a.a.O.)

Lust.   Zu fragen ist, ob die gängige Opposition Lust–Schmerz eigentlich plausibel ist. Der Mensch strebt nach Lust – zuweilen; der Mensch möchte ⋙Schmerz vermeiden – meistens. Manche Menschen suchen Schmerz und sie tun es, weil ihnen Schmerz Lust bereitet. Das ist das eine. Das andere ist das Problem, ob auf einer gedachten Skala wirklich Schmerz und Lust die einander entgegengesetzten Extreme sind. Nun, es kommt darauf an, worauf es einem ankommt. Will man »sehr angenehm« von »sehr unangenehm« unterscheiden sind Lust und Schmerz die Extreme und, zuweilen, berühren sich die Extreme; (auch nur zuweilen polar zueinander verhalten sich Lust und ⋙Ekel: vor Ekel kann einem alle Lust vergehen (»wissen Sie, was Sie da gerade gegessen haben?«), es kann aber auch, was dort und mit einem fremden Menschen ekelhaft wäre, hier und mit einem vertrauten höchste Lust bedeuten).

Man kann, was Lust und Schmerz angeht, am Beispiel der Berührung folgende Reihe bilden (in anderen Bereichen gilt Analoges):

Empfindungslosigkeit – Kitzeln – Lust – Schmerz – Empfindungslosigkeit

Am Anfang passiert gar nichts, am Ende steht die Ohnmacht. Dazwischen ist ein labiles Feld ineinander übergehender Empfindungen, die, je nach individueller Beschaffenheit, aber auch je nach Situation, als unterschiedlich angenehm empfunden werden. Ob ich gern gekitzelt werde, hängt z.B. ganz entscheidend davon ab, wer das tut und wann und wo. Darum ist das Streben nach Lust und die Vermeidung von Schmerz – auch *nota bene* psychisch: wer liebte je leidenschaftlich ohne an der Liebe auch zu leiden? – eine immer heikle Angelegenheit, und nach Lust zu streben ist einfach kein guter Weg, Schmerz zu vermeiden.

Darum sind sich Hedoniker und Stoiker oft so nahe. Das Ideal der Stoiker ist die Ataraxie. Tendiert der Hedoniker dahin, Schmerzvermeidung für wichtiger zu halten als Lustgewinn (und das taten und tun alle namhaften, jedenfalls sofern sie Philosophen waren und sind, von Aristippos von Kyrene über Epikur, der unter »Lust« durchaus selten wirkliche Gefühlssensationen verstand, bis hin zu Odo Marquard), so wird er nie ein Lustforcierungsprogramm entwerfen, sondern könnte dem Stoiker durchaus folgen, misstraute er nicht der Praktikabilität des Ideals der Ataraxie. Aus diesem Misstrauen wächst dann die Wertschätzung der Lust: als Kompensation für unvermeidbares Leid.

Schmerz. Zu fragen ist, ob die gängige Opposition Schmerz–Lust eigentlich plausibel ist. Der Mensch strebt nach »»Lust – zuweilen; der Mensch möchte Schmerz vermeiden – meistens. Manche Menschen suchen Schmerz und sie tun es, weil ihnen Schmerz Lust bereitet. Das ist das eine. Das andere ist das Problem, ob auf einer gedachten Skala wirklich Schmerz und Lust die einander entgegengesetzten Extreme sind. Nun, es kommt darauf an, worauf es einem ankommt. Will man »sehr angenehm« von »sehr unangenehm« unterscheiden sind Schmerz und Lust Extreme und, zuweilen, berühren sich die Extreme. Man kann, was Lust und Schmerz angeht, aber auch folgende Linie ziehen:

Empfindungslosigkeit – Kitzeln – Lust – Schmerz – Empfindungslosigkeit

Am Anfang passiert gar nichts, am Ende steht die Ohnmacht. Dazwischen ist ein labiles Feld ineinander übergehender Empfindungen, die, je nach individueller Beschaffenheit, aber auch je nach Situation, als unterschiedlich angenehm empfunden werden. Ob ich gern gekitzelt werde, hängt z.B. ganz entscheidend davon ab, wer das tut und wann und wo. Darum ist das Streben nach Lust und die Vermeidung von Schmerz – auch *nota bene* psychisch: wer liebte je leidenschaftlich ohne an der Liebe auch zu leiden? – eine immer heikle Angelegenheit, und nach Lust zu streben ist einfach kein guter Weg, Schmerz zu vermeiden.

Parallel dazu gibt es auch diese Reihe:

Empfindungslosigkeit – Kitzeln – neutrale Berührung – Schmerz – Ohnmacht

Sie ist weniger riskant, weniger labil. Sie ordnet eindeutig zu: Kitzeln und Schmerz sind unangenehme Berührungen. Sie sind nicht mehr in riskanter Lust-Nähe. Aber dafür ist die Lust nicht mehr im Spiel. Darum sind sich Hedoniker und Stoiker oft so nahe. Das Ideal der Stoiker ist die Ataraxie. Es erwächst dem Misstrauen in die Praktikabilität der »»»Kompensation des Leids durch Lust. Der Stoiker hält diese Idee für zu riskant.

Rache.   Rache ist keine Emotion, sondern ein Verfahren. Ein Verfahren der Gewaltbegrenzung (»»»Aggression/Gewalt) zunächst. Das einem selbst oder einem Verwandten Zugefügte wird gemessen und zurückgezahlt (»Zahn um Zahn«), man schlägt nicht blindlings zu. Die Gewalt wird so in der Breite begrenzt, aber dafür in die Länge der Zeit gedehnt. Die Vendetta kennt kein Ende, muss aber auch nicht zur Bestandsgefährdung der vendettaverbundenen Gruppen führen.

Die Einführung des staatlichen Gewaltmonopols (»»»Aggression/Gewalt) untersagt die Rache als gewaltsame Form der Konfliktregelung. Der dritte Teil von Aischylos' Orestie, *Die Erinnyen*, hat die Erfindung der rechtlichen Lösung von Konflikten und damit die Unterbrechung einer Gewaltsukzession zum Gegenstand. Wo das Recht (in den Augen eines Betroffenen) versagt, neigt der zuweilen dazu, sich selbst an die Stelle des Rechts zu setzen. Wir nennen das Rache, aber wohl zu unrecht. Wer, wie Kleists Michael Kohlhaas, sich selbst anstelle des Rechts setzt, rächt sich nicht, sondern erlässt von eigenen, vermeintlich höheren Gnaden Recht. Kohlhaas rächt sich nicht wegen des Unrechts, das er erlitten hat, sondern bekämpft die Rechtsordnung, die das Unrecht zugelassen hat, indem er eine neue Ordnung an die Stelle setzt. Er stürmt nicht nur die Burg desjenigen, der ihm Unrecht zugefügt hat, sondern überzieht das Land mit Krieg und erlässt Manifeste, die er als Stellvertreter des Erzengels Michael unterzeichnet.

Wer Opfer von Gewalt geworden ist, ist von einem Anderen zum Objekt von dessen Willkür gemacht worden. Die der Rache zugrundeliegende Emotion ist der Versuch, diesen Status zu überwinden, indem man den Anderen zum Objekt eigener Willkür macht. Das Sinnen auf Rache und die Empfindung von »»»Hass gehören zusammen; beides zielt auf »»»autotelische Gewalt. Für das Tatwerden dieser Emotion – wie es der Western im Showdown oft bewegendes Schauspiel werden lässt – lässt der durchs Gewaltmonopol gesicherte Rechtsstaat keinen Raum. Auch die staatlicherseits verhängte Strafe ist kein Ersatz und sollte niemals so verstanden werden; andererseits sollten Hass- und Rachegefühle nicht moralisch geächtet werden, denn die Unfähigkeit, sie zu hegen, ist eine nicht selten auftretende Opferpathologie (vgl. Winfried Hassemer/Jan Philipp Reemtsma, *Verbrechensopfer. Recht und Gerechtigkeit*).

Scham.   Lampenfieber, hat mal jemand erkannt, sei die »»»Angst davor, dass plötzlich alle sehen könnten, dass nicht Hamlet auf der Bühne steht, sondern Hans Müller, der sich müht, wie Hamlet auszusehen. Der Mensch schämt sich bereits im Paradies, und mit der Scham hat er es verloren. Der Mensch schämt sich der Tatsache, dass er ein nackter Affe ist, und der Tatsache, dass er es manchmal genießt, ein nackter Affe zu sein (»»»Ekel). Diese Scham ist eine seiner wertvollsten Produktivkräfte, mit ihr hat er die Kultur, die erst außerhalb des Paradieses beginnt, geschaffen. Diese Scham hindert ihn immer wieder am Lebensgenuss, und das ist manchmal gut so und ist manchmal schade. Scham ist eine Hemmung, und die meisten Hemmungen sind ambivalent. Zwei schämen sich, einander ihre Liebe zu gestehen, weil sie jeweils meinen, nicht die zu sein, die die oder der Andere, Geliebte lieben könnte – *und* weil beide in solchem Geständnis einander den Wunsch gestehen würden, nackt und bloß und ohne Scham voreinander zu stehen (und zu bestehen). Sie schämen sich vor der Schamlosigkeit. Das macht sie unglücklich.

Und es kann sein, dass sich einer schämt, überhaupt ein Mensch zu sein, und wenn keiner mehr *diese* Scham und diesen »»»Ekel kennte, wäre wir alle verloren: »Vor meiner Reihe auf dem Boden lag ein todgeweihtes älteres Menschenwrack, röchelnd. Da kam der berüchtigte holländische Kapo und schrie ihm zu, daß er aufstehen solle, wobei er ihm Fußtritte versetzte. Da der Unglückliche vielleicht gar nicht mehr hörte, nahm der Kapo eine lange Gerte und begann, dem unten Liegenden die Augen aus der Höhle zu drücken. Der unselige Gequälte schrie vor Schmerzen auf. Darauf der Kapo: Wozu brauchst du noch deine Augen; in ein paar Stunden bist du tot und erkennst deinen Jehova schon an seinem Knoblauchgeruch. Ich schaute weg und kämpfte gegen Brechreiz und schämte mich ob meinem Menschsein.« (Ladislaus Szücs, *Zählappell*)

Ich/Denken/Fühlen.   Als Descartes sein »cogito ergo sum« formulierte, tat er es vielleicht weniger, um ein bestimmtes Konzept vom Menschen gedanklich zu fundieren und zu propagieren, als vielmehr um ein anderes zu bekämpfen, das des Michel de Montaigne nämlich. Beide, Montaigne und Descartes, schlugen sich mit dem Problem des Zweifels und der Unsicherheit herum, denn beide waren die intellektuell wachsten Zeugen der Erosion des Weltdeutungsmonopols der christlichen Religionen. Der Unterschied: Montaigne genoss den Zweifel, die Unsicherheiten des Lebens und Wahrnehmens, die immer erneut verblüffenden Komplexitäten des Daseins und ein Leben, das niemals vor Überraschungen sicher sein wollte. Descartes suchte nach Sicherheit, Fundament, Eindeutigkeit. Montaigne hielt nichts von der Idee eines Ich, das irgendwie mit der Vorstellung einer kompakten und konstanten Substanz verbunden war; (ähnlich wie später David Hume, der das Ich »a bundle of perceptions« nannte).

Descartes erfand einen genialen Trick: er mauerte den Zweifel in den Grundstein seines intellektuellen Prunkbaus ein. Da blieb er, scheinbar Ausgangspunkt aller Überlegungen – »dubito« – aber doch wirkungslos, denn ersetzt durchs »cogito«. Das »ergo«, über das die Philosophiegeschichte sich so viele überflüssige Gedanken gemacht hat, ist ein ästhetisch-architektonisches: es bezeichnet das Fundament und eine fundamentale Gleichsetzung: Ich = Denken.

Wenn man nur über das Denken nachdenkt, bekommt alles einen Zug ins Kompakte, denn der Ausweis gut geratenen Denkens ist dessen Kohärenz (es ist nicht der einzige Ausweis, und Kohärenz allein macht kein Denken gut, aber was ganz ohne Kohärenz daherkäme, würden wir als Denken gar nicht erkennen können). Eine Kohärenz der Gefühle aber gibt es nur bei Stumpfsinnigen. Montaigne dachte nicht daran, sein Ich mit seinem Denken zu identifizieren. Dazu taten ihm die Nieren zu weh, und er merkte an, dass er (sein Ich) während einer Kolik sich (seinem Ich) ohne Kolikschmerzen weniger ähnlich sei als er (sein Ich) im einen oder andern Zustand irgendwem anderen. Er, der Katzen und Hunde liebte und beiden wenig abschlagen konnte, merkte auch an, dass er nie hätte herausfinden können, ob er mit seiner Katze oder seine Katze mit ihm spiele. Das hat Descartes so nervös gemacht, dass er eine Theorie erfand, in der Tiere mit Maschinen gleichgesetzt werden konnten.

Denken ist eine ausgezeichnete menschliche Fähigkeit. Doch wer sich nur übers Denken erkennt, verkennt sich. Wer nur übers Denken nachdenkt, denkt manchmal folgenreich, aber lebensdumm und vor allem: unmenschlich.

Herz, das – Automatische, muskulöse Blutpumpe. Gilt im übertragenen Sinn als Sitz der Empfindungen und Gefühle – eine sehr hübsche Vorstellung, die jedoch ein Überbleibsel eines einstmals universalen Glaubens ist. Heute weiß man, daß die Empfindungen und Gefühle im Magen residieren, wo sie durch chemische Einwirkung der Magensäfte auf die Nahrung entstehen. Das genaue Verfahren, durch das ein Beefsteak zu einem Gefühl wird – zart oder nicht, abhängig vom Alter des Tieres, von dem es geschnitten wurde; die einzelnen Verarbeitungsschritte, die ein Kaviarsandwich zu einer niedlichen Schrulle machen, ehe es als beißendes Epigramm wiedererscheint; die wundersamen Methoden der Verwandlung eines hartgekochten Eis in religiöse Zerknirschung, oder eines Sahnebaisers zu einem empfindsamen Seufzer – all diese Dinge wurden von Monsieur Pasteur geduldigst ermittelt und mit überzeugendem Scharfsinn dargelegt.

Aus: Ambrose Bierce, *Das Wörterbuch des Teufels* (*The devil's dictionary*, 1911), in der Übers. von Gisbert Haefs, in: A. Bierce, *Die Gesammelten Geschichten und Des Teufels Wörterbuch*, Frankfurt a. M. 1999, 957–1083.

1 Griffiths
1997.

Emotion als wissenschaftliche Kategorie

EVA-MARIA ENGELEN

Was ist eine Emotion, was ein Gefühl und was eine Empfindung oder eine Stimmung? Wie werden diese Begriffe in wissenschaftlichen Theorien gebraucht? Die Verwendungsweise dieser Termini ist zumindest in den Geisteswissenschaften nicht einheitlich und in den Lebenswissenschaften ist man sich der kontingenten Bedingungen für eine Kategorisierung, die der Verwendung des Begriffs der Emotion zugrunde liegt, oft nicht bewusst. Um zu zeigen, wie solche Kategorien gebildet und damit zum Forschungsgegenstand werden, sollen im Folgenden Kategorisierungsversuche zu Emotionen aus verschiedenen Wissenschaften vorgestellt werden. Die Frage, was sie leisten und welche impliziten Annahmen in diese Kategorisierungen eingehen, wird im Anschluss gestellt werden. Bei der Beantwortung dieser Fragen werden dann auch Nutzen und Nachteil von Kategorisierungen reflektiert.

Die Bildung von Kategorien betrifft im Rahmen der Philosophie Fragen, die vornehmlich im Bereich der Wissenschaftstheorie und der Ontologie eine Rolle spielen. Was unter einer Emotion oder einem Gefühl zu verstehen ist, ist von wissenschaftsphilosophischer Seite aber gerade erst als Forschungsgegenstand entdeckt worden, obgleich das Thema als philosophisches bereits seit der Antike bekannt ist.[1] In der Psychologie, aber auch in den Neurowissenschaften sind diese Fragen seit den 8oer Jahren des zwanzigsten Jahrhunderts mittels gezielter Forschungsprogramme mit neuer Intensität angegangen worden.

Im Deutschen ist Gefühl zunächst gewissermaßen der Gattungsbegriff, unter den die Begriffe Emotion, Gefühl, Empfindung und Stimmung zu subsumieren sind. Der Terminus ›Gefühl‹ taucht bei dieser Bestimmung an zwei Stellen auf, zum einen zur Bezeichnung der Gattung Gefühl, zum anderen als Bezeichnung der Art Gefühl. Zur Unterscheidung wird hier nur im zwei-

Das sind Gefühle

Begriffsbestimmung aus psychologischer Sicht
(nach Schwarz / Clore, 1996)

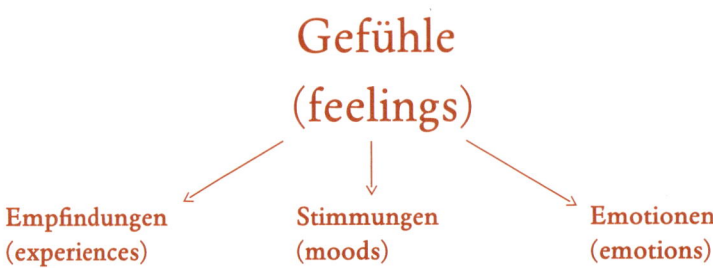

Gefühle
(feelings)

Empfindungen
(experiences)

Stimmungen
(moods)

Emotionen
(emotions)

körperliche Empfindungen
(bodily feelings):
z. B. Kälte, Wärme

haben eine Valenz
(affects)

länger andauernd ⟷ vorübergehend
(temporär)

weniger intensiv ⟷ intensiv, plötzlich

unklares Objekt ⟷ klarer Objektbezug,
(z. B. »in a bad   identifizierbare
mood«)   Referenz
          (z. B. »afraid of«,
          »angry about«)

feelings of knowing: kognitive Prozesse   kognitive Prozesse
- tip-of-the-tongue   nicht essentiell,   essentiell
- subjektive Sicherheit   Stimmungen können
- ease of retrieval   z. B. auch hormonell
- Leichtigkeit, Verfügbarkeit   bedingt sein

2 Für die Klassi-
fikation wur-
den die Arbei-
ten folgender
neurobiolo-
gischer, psycho-
logischer und
philosophischer
Studien heran-
gezogen:
Ben Ze'ev 2000,
Damasio 1997,
De Sousa 1987,
Ekman 1984,
Elster 1999,
French 1999,
Frijda 1986,
Scherer 1984.

Literatur
Schwarz, N. / G. L. Clore, »Feelings and phenomenal experiences«,
in: E. T. Higgins / A. W. Kruglanski (Hrsg.), *Social psychology:
Handbook of basic principles*, New York 1996, 433–465.

ten Fall von Gefühl im engeren Sinn gesprochen, im ersten Fall von Gefühl im weiten Sinn.[2] Emotionen sind dann eine weitere Art Gefühl. Wie zu sehen sein wird, sind sie in einigen Wissenschaften allerdings die wissenschaftliche Kategorie im zu untersuchenden Gefühlsspektrum, der das fast ausschließliche Forschungsinteresse gilt.

Vorangestellt ist ein Kategorisierungsvorschlag zu ›Emotionen‹, ›Gefühlen‹, ›Empfindungen‹ und ›Stimmungen‹, der einer ersten Begriffsklärung dienen soll und sich an gängigen wissenschaftlichen Bestimmungen des emotionalen Begriffsfeldes orientiert.

1.	2.	3.	4.
Emotionen	Gefühle	Empfindungen	Stimmungen
Emotions	*Sentiments*	*Feelings*	*Moods*
Angst, Freude, Mitleid	Weltschmerz, Angst, Nostalgie, Urvertrauen	Schmerz, Kitzel, Wärme- und Kältegefühl	Trübsinn, Gereiztheit, Beschwingtheit
Bewertungskomponente	Latente Disposition	Körperlich verortbar	
Erregungskomponente	Keine Erregungskomponente		
Motivationale Komponente			
Motorischer Ausdruck			
Kurze Dauer	Lang anhaltend		Kürzere Dauer
Signifikanter Wechsel der Situation	Kein Zusammenhang mit signifikantem Wechsel		
Intentionales Objekt/ Gerichtetheit	Intentionales Objekt nicht unbedingt vorhanden		Nicht gerichtet
Erkennbare Ursache			
Vernünftig/ unvernünftig	präreflexiv		

* Weil dieses Merkmal bei Liebe nicht erfüllt ist, geht auch O. H. Green (1997) davon aus, dass Liebe keine Emotion ist. Emotionen sind auch laut Green durch folgende Merkmale bestimmt: Sie haben eine intentionale Struktur und Rationalität, die auf Annahmen beruht. Liebe sei hingegen ein Streben, eine Gemengelage von Wünschen und beruhe nicht auf Annahmen, sondern sei vollkommen unbegründet. Konsequenterweise nimmt er daher auch an, dass Emotionen nicht vollständig unbegründet sind.

** Am besten lässt sich diese Aussage an einem Beispiel erläutern. Man stelle sich vor, an einem Grundstück vorbeizugehen, auf dem sich ein Hund befindet, der sich sehr schnell, zähnefletschend und bedrohlich bellend nähert. Man gerät in einen Zustand der Angst und will fliehen. Diese Emotion ist insofern vernünftig zu nennen, als davon auszugehen ist, dass der Hund einen erheblich verletzen könnte. Ruft einem dann allerdings jemand zu, dass der Hund keine Zähne mehr habe, wäre die Angst, bestünde sie fort, unvernünftig zu nennen, da man nun weiß, dass der Hund einem unter diesen Umständen nichts mehr anhaben kann. Emotionen sind demnach nicht prima facie begründungs- oder vernunftresistent.

*** Eine andere Art von Wechsel liegt Gefühlen hingegen eher zugrunde. Dieser Typus ist mehr eine Ursache für Gefühle als selbst ein Gefühl und hängt mit der Tatsache zusammen, dass der Mensch sterblich ist, was immer im Hintergrund unseres Selbstverständnisses und des Verständnisses der Ereignisse ist.

3 Damasio 1997 (Neurologie) und Ben Ze'ev 2000 (Philosophie).

1.　　　Emotionen

Da die begriffliche Abgrenzung von Emotionen und Gefühlen nicht immer leicht ist, ist es hilfreich, einige paradigmatische Beispiele vor Augen geführt zu bekommen. Im Falle von Emotionen wären hier etwa Angst, Freude, Trauer oder Ekel zu nennen.

Von Seiten der *Psychologie* werden nun folgende Merkmale angeführt, um Emotionen wie die genannten als solche zu bestimmen:

1. Emotionen weisen eine Bewertungskomponente für Situationen oder Stimuli auf;
2. sie enthalten eine Erregungskomponente;
3. gehen mit einem motorischen Ausdruck einher;
4. enthalten eine motivationale Komponente;
5. sind von kurzer Dauer;
6. und treten bei *signifikantem* Wechsel[3] der Lebenssituation auf.

Zudem werden Emotionen zumeist als anthropologische, überzeitliche Konstante und mithin als ein universal auftretendes Phänomen betrachtet, das keiner historischen oder kulturellen Variabilität unterliegt, sondern angeboren ist.

Die philosophische Begriffsanalyse ergänzt die Liste aus der psychologischen Forschung um die folgenden Gesichtspunkte:

7. Emotionen haben ein spezifisches intentionales Objekt, das heißt, sie sind auf etwas oder jemanden gerichtet;[*]
8. Emotionen haben eine erkennbare Ursache;
9. Emotionen sind zudem nicht das Resultat intellektueller Anstrengungen, können jedoch rational oder vernünftig bzw. irrational oder unvernünftig sein.[**]

2.　　　Gefühle (im engeren Sinne)

Paradigmatische Beispiele für Gefühle im engeren Sinn wären Weltschmerz, Angst (als Lebensangst), Nostalgie, (lange währende) Liebe.

1. Gefühle im engeren Sinne werden als latente Dispositionen charakterisiert (Hintergrundsgefühle);
2. es fehlt ihnen eine akute, signifikante Erregungskomponente;
3. es handelt sich um lang anhaltende Phänomene;
4. sie stehen nicht in einem unmittelbaren Zusammenhang mit einem signifikanten Wechsel in einer Situation;[***]

Emoticon			Description
:-)	or	:)	smile
:-D	or	:D	Big smile
:-))	or	:))	Very happy
|-)			Cool!
B-)	or	B)	Evil grin
>:-)	or	>:)	Another evil grin
:-X	or	:X	I'm not telling (my lips are sealed)
}:-)	or	}:)	Develish
;}			Devilish wink and smile
3;-}			Devil
:-^)	or	:^)	Tongue in cheek
:-P	or	:P	Sticking out tongue
:oþ	or	:þ	Showin' tongue
:oÞ			Puppy face
o:-)	or	o:)	Saint
8-)	or	8)	Happy with glasses
#-)			I partied all night
%-)	or	%)	Drunk
:-###..	or	:###..	Being sick
%-(	or	%(	Confused
:-0	or	:0	Shocked
:-o	or	:o	Surprised
8-o	or	8o	Oh my God!
:-|	or	:|	Indecision
:'-(	or	:'(	Crying
:'-)	or	:')	Crying of happiness
:-(	or	:(	Sad
:-{	or	:{	Sad
>:-(	or	>:(	Sadder
8-@			Aaaaahhhh!
:-@			The scream

Quelle
www.won.nl/dsp/usr/mvketel/
Internet/emoticon.html
(Stand Januar 2005)

* Auch hier wird ein Beispiel helfen, zu erläutern, was gemeint ist: Angenommen, man wisse von Herrn Maier, dass er eine andauernde Liebe zu Gott empfindet. Nun glaubt man, Herrn Maier über die wahren Hintergründe seiner Liebe aufklären zu müssen, damit er einsieht, dass seine Liebe ein rein kulturell bedingtes Zufallsprodukt ist und als solches nicht in der Weise ernstzunehmen, wie es Herr Maier meint. Also wird Herrn Maier mitgeteilt, dass es erwiesen ist, dass 99 Prozent der katholischen (gläubigen) Bevölkerung zu einer solchen Liebe zu Gott gelangt sind, weil sie so erzogen wurden. Mit einiger Wahrscheinlichkeit wird man Herrn Maier auf diese Weise von seiner Liebe zu Gott nicht abbringen. Sein Gefühl ist vernunftresistent. Ein weiteres Beispiel, das D. Birnbacher eingeführt hat, ist: A hat Angst vorm Fliegen, obwohl er es für ungefährlich hält – reines Gefühl. B hat Angst vorm Fliegen, weil er *es* für gefährlich hält – Emotion mit kognitivem Gehalt. (Birnbacher 1999, 108.)

4 Entspricht Ben Ze'evs Definition für Empfindung. Ich schlage sie als die passende Definition für Stimmungen vor.

5. müssen nicht intentional sein, das heißt, sie sind nicht unbedingt auf ein Objekt oder eine Person gerichtet;

6. und sie sind nicht richtig oder falsch, vernünftig oder unvernünftig, sondern präreflexiv.

Zum einen wird ein Unterschied zwischen Gefühlen und Emotionen auf der Ebene der Intentionalität oder Gerichtetheit angenommen. Denn Emotionen betreffen Lebewesen oder Objekte, während Gefühle, wie die Beispiele ›Nostalgie‹ oder ›Lebensangst‹ zeigen, nicht gerichtet sein müssen. Gefühle sind zudem nicht rational oder vernünftig, sondern präreflexiv. Sie können insofern begründungs- oder vernunftresistent genannt werden.*

Beim Gefühl (im engeren Sinn) ist für die Kategorisierung sowohl das Vorhandensein einer emotiven Komponente entscheidend als auch der Dispositionscharakter, mit dem eine lang anhaltende Gefühlshaltung einhergeht, die nicht fortwährend bewusst empfunden wird.

3.   Empfindungen

Schmerz, Kitzel, Wärme- und Kältegefühl sind paradigmatische Beispiele für Empfindungen. Sie sind dadurch charakterisiert, dass sie sich (im Gegensatz zu Gefühlen, Stimmungen und Emotionen) von der empfindenden Person körperlich verorten lassen. Wie das Gefühl des Weltschmerzes zeigt, sind Schmerzen keine Empfindungen, sondern Gefühle, wenn sie sich am Körper nicht lokalisieren lassen. Auch Liebe ist daher keine Empfindung. Denn sie geht, etwa bei Liebeskummer, höchstens mit körperlichen Symptomen wie Magenkrampf oder Kopfschmerzen einher, lässt sich aber nicht bestimmten Körperteilen zuordnen. Während der Schmerz verschwindet, wenn die körperliche Ursache behoben ist, hält das Gefühl an, wenn die mit ihm einhergehenden körperlichen Symptome verschwunden sind. Der Magenkrampf der Liebeskranken lässt sich mit Medikamenten beseitigen, damit einhergehend verschwindet aber nicht auch der Liebeskummer.

4.   Stimmungen

Mit Stimmungen wird die Weise des Sich-selbst-bewusst-Seins bezeichnet, die unseren eigenen Zustand kennzeichnet, aber nicht auf ein bestimmtes Objekt gerichtet ist.[4] Stimmungen sind weniger intensiv als Emotionen und sie haben im Gegensatz zu diesen keinen klaren Anlass beziehungsweise keine klare Ursache. Stimmungen sind zudem von zeitlich kürzerer Dauer als Gefühle.

Ekman-Bilder

Paul Ekman untersuchte Anfang der siebziger Jahre
Angehörige des Fore-Stamms in Papua Neuguinea, die nie
westliche Literatur oder westliche Filme / Fotos gesehen
hatten. Er erzählte den Mitgliedern dieses Stam-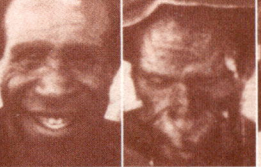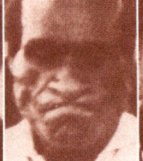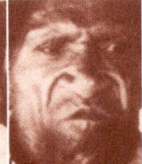
mes mit Hilfe eines Dolmetschers Geschich-
ten und fragte, welche Gesichtsausdrücke (auf
Fotos von US-Amerikanern) am besten zu
den Geschichten passen; darüber hinaus sollten

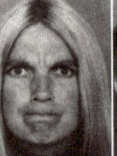 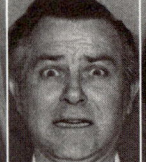 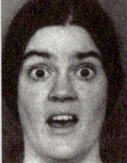 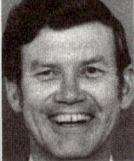 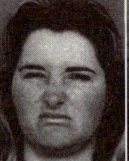 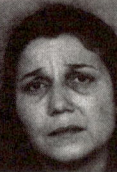

die Fore selber Gesichtsausdrücke machen, die ihrer Meinung nach den Geschichten entsprachen. Ekman nahm
nun seinerseits diese Gesichtsausdrücke auf Videotape auf
und machte mit diesen Aufnahmen die gleiche Testreihe
mit Amerikanern.

Ekmans Untersuchungen zeigten, dass auch über Kul-
turgrenzen hinweg bestimmte Gesichtsausdrücke erkannt
und verstanden werden können; vor allem Gesichtsausdrücke von Ekel, Freude, Trauer und Ärger konnten besonders gut interkulturell erfasst werden.

mk

* Ein weiteres Problem besteht darin, die jeweils relevante
Information herauszufiltern. In einem von Daniel Dennett
vorgestellten Beispiel erhält ein Roboter die Information,
dass in einer Flugzeughalle eine Bombe explodieren wird.
Als die Bombe schließlich explodiert, ist der Roboter
immer noch mit seinen Abwägungen beschäftigt; gerade
ist er mit der Deduktion zu Ende, dass es die Teepreise
in China nicht verändern würde, wenn man das Fahrzeug
aus der Halle entfernt (vgl. Dennett 1987, 42).

Die kriterielle Bestimmung von Stimmungen (siehe hinten), Gefühlen und Emotionen (siehe vorne) wird von funktionalen Überlegungen begleitet. In der gegenwärtigen philosophischen Debatte wird Emotionen eine evaluative Funktion zugeschrieben, wenn nach dem Verhältnis von Rationalität und Gefühlen (im weiten Sinne) gefragt wird. Im Mittelpunkt steht hier die Frage, inwiefern Emotionen und Empfindungen an rationalen Entscheidungen beteiligt sind, und/oder diese erst ermöglichen. Ist eine Entscheidung nur dann rational, wenn gute Gründe für sie geltend gemacht werden können? In der Literatur wird dies zunehmend verneint und darauf verwiesen, dass Rationalität auf die Beteiligung von Empfindungen oder Emotionen angewiesen ist.

Damit werden traditionelle Annahmen der an der Spieltheorie ausgerichteten Entscheidungstheorie aufgegeben, nach welcher rationale Entscheidungen einer leidenschaftslosen Kosten-Nutzen-Abwägung entsprechen. Das Modell der leidenschaftslosen Kosten-Nutzen-Rechnung wird sowohl in den Sozialwissenschaften als auch in der Philosophie in der jüngsten Zeit wegen seiner praktischen Undurchführbarkeit kritisiert. Denn selbst bei nur einer Entscheidungsalternative ist es für den Menschen bereits ausgeschlossen, in einer angemessenen Zeit zu einer Entscheidung zu gelangen*. Emotionen werden in diesem Zusammenhang auf Grund der mit ihnen einhergehenden Bewertungskomponente zunehmend als für die Entscheidungsfindung richtungweisende Faktoren genannt.

In der Neurologie führt Antonio Damasio somatische Marker ein, um zu erklären, inwiefern Empfindungen am rationalen Entscheidungsprozess beteiligt sind. Ein somatischer Marker ist etwa eine angenehme Empfindung, die bei einem erwünschten Ergebnis verbunden mit einer gegebenen Reaktionsmöglichkeit auftritt. Der Marker lenkt die Aufmerksamkeit auf das Ergebnis, wirkt als Warnsignal und vermindert die Anzahl der in Frage kommenden möglichen Entscheidungen. Die Kosten-Nutzen-Analyse für eine rationale Entscheidung bezieht sich nun auf die verminderte Zahl der Wahlmöglichkeiten.

Ähnliche Funktionen werden Emotionen in der philosophischen Debatte zugesprochen. Ben Ze'ev versteht etwa die funktionale Rolle von Emotionen als eine *evolutionäre* Antwort auf drei Beschränkungen für die Durchführbarkeit rationaler Entscheidungen: (a) Unsichere oder gefährliche Situationen verlangen sofortige Entscheidungen. (b) Menschen haben begrenzte Ressourcen, mit denen sie zahlreiche Ziele verfolgen. (c) Um ihre Ziele zu erreichen brauchen Menschen andere Menschen. Die funktionale Rolle von Emotionen ermöglicht es trotz dieser Beschränkungen: (a) einen ersten Anhaltspunkt zu

Moralische Norm und gefühlte Moral

Warum wissen wir, was moralisch richtig ist? Oder *fühlen* wir es vielleicht?

Die englische Moralphilosophie des 18. Jahrhunderts erdenkt sich die Lehre des »moral sense«, einer Art Instinkt für Gut und Böse. Namentlich Shaftesbury* postuliert eine natürliche Neigung des Menschen, unvermittelt das sittlich Schöne, Richtige zu wollen. Ein jeder habe einen ›moralischen Sinn‹ (*moral sense*) und damit einhergehend eine ›natürliche‹ Abneigung gegen ungerechtes und moralisch falsches Handeln.[1] Dieses moralische Gefühl befähige den Menschen, mittels der sinnlichen Wahrnehmung zwischen moralisch gut und moralisch schlecht zu unterscheiden. Gute und tugendhafte Taten riefen ein zustimmendes Gefühl der Billigung, falsche oder unrechte Handlungen hingegen Missbilligung und Ablehnung hervor. Explizit setzt Shaftesbury seinen moral sense als gegebenes Vermögen der Sinneserfahrung gegen Thomas Hobbes' Annahme, dass moralische Wertungen stets relativ seien. Die Unmittelbarkeit des moral sense garantiert die allgemeine Gültigkeit moralischer Urteile: Jeder ist von seiner Anlage her befähigt, zutreffende, ›richtige‹ moralische Urteile zu fällen. Dass es dennoch zu divergierenden Meinungen komme – und keinesfalls jeden ein ummittelbares Unwohlsein bei der Verletzung moralischer Normen befalle –, liege daran, dass das prädisponierte Vermögen eines moralischen Gefühls erst durch Übung zur Vollkommenheit reife.

Shaftesburys Idee des moral sense wirkt, in etwas systematisierterer Form, beispielsweise auf die Moralphilosophie des schottischen Gelehrten Francis Hutcheson[2] (1694–1747) sowie seines Schülers Adam Smith und prägt fühlbar die empiristische Erkenntnistheorie David Humes (1711–1776), der in einem moral sense ebenfalls die Basis und unmittelbare Voraussetzung moralischen Handelns erkennt: Moralphilosophie sei ein Gegenstand des Fühlens, nicht des Wissens; Hume geht so weit, provozierend zu erklären, dass »truth is disputable; not taste: what exists in the nature of things is the standard of our judgement; what each man feels within himself is the standard of sentiment.«[3]

In der deutschsprachigen Philosophie beendet Immanuel Kant im späten 18. Jahrhundert den zwischenzeitlichen Höhenflug des moral sense. Ist Kant in seinem

* Anthony Ashley Cooper Earl of **Shaftesbury** wird 1671 in London geboren. Er ist einer der bedeutendsten Vertreter der englischen Aufklärung, seine Moralphilosophie wird stark geprägt vom englischen Platonismus, den Stoikern sowie von John Locke, der zeitweise für die Erziehung des jungen Grafen verantwortlich ist. Shaftesbury vertritt die Auffassung, dass Sittlich-↓

1 Siehe A. A. C. Shaftesbury, *An Inquiry concerning Virtue and Merit*, in: *Characteristicks of Men, Manners, Opinions, Times*, London, 1711, Book I, III, sct. I.

2 F. Hutcheson, *An Inquiry into the Original of our Ideas of Beauty and Virtue* (London, 1725) sowie ders., *An Essay on the Nature and Conduct of the Passions and Affections. With Illustrations on the Moral Sense* (London, 1728).

3 D. Hume, *Enquiry concerning the Principles of Morals* (1751), Oxford 1975, 171 (Section I, Of the General Principles of Morals).

geben, wie zu reagieren ist (Beispiel Angst-Flucht); (b) eine schnelle Aktivierung von Ressourcen (Ausschüttung von Adrenalin); (c) soziale Kommunikation. Kurz: Emotionen zeigen die Prioritäten an, die (rationalen) Entscheidungen und Handlungen zu Grunde zu legen sind. Eine emotionslose Person verfügt über kein Warn- oder Leitsystem, das die Bewertung und die Einordnung der Wichtigkeit von Entscheidungen und Situationen ermöglicht.

Hinsichtlich des Zusammenhangs von Gefühlen (im weiten Sinne) und Rationalität stellen diese Annahmen insofern schwache Thesen dar, als Emotionen Rationalität lediglich in einem zeitlich begrenzten Leben ermöglichen. Es ist jedoch fraglich, inwiefern sich die Dichotomie Rationalität – Gefühl überhaupt aufrechterhalten lässt oder ob Emotionen selbst bereits vernünftig genannt werden können und mentale Prozesse sind. Ist der Unterschied zwischen Furcht und Schuld beispielsweise nicht größer als der zwischen Schuld und Denken? Sind mit anderen Worten einige emotionale Zustände nicht unähnlicher zu anderen emotionalen Zuständen als zu begrifflichen Ableitungen oder Begründungen? Solche Fragen verschwinden hinter den gängigen Kategorisierungen, deren Leistung vor allem eine der Operationalisierbarkeit für experimentell arbeitende Wissenschaften ist.

Hinzu kommt, dass die Reduzierung von Emotionen auf ihre Funktion als Warn- oder Leitsignal im Entscheidungsfindungsprozess bereits ein Rationalitätsmodell als Hintergrundannahme voraussetzt. Vor dem Hintergrund dieses Modells wird Emotionen dann ihre Rolle zugewiesen. Emotionen werden so häufig auf die Funktion von »Abkürzungsmechanismen« im Rationalitätsprozess verkürzt.

Doch selbst wenn Emotionen nur als automatische Antwort auf einen Situationswechsel verstanden werden – wie etwa beim Lächeln – müssen kognitive Aktivitäten daran beteiligt sein, damit die Muskelbewegung des Lächelns beispielsweise dazu führen kann, dass man sich besser oder schlechter fühlt. Denn die Muskelbewegung des Lächelns muss mit der qualitativen Bewertung des Vorgangs einhergehen, um zu dem »besseren Gefühl« zu gelangen. Die bloße Muskelbewegung alleine reicht nicht aus, um zu dem Ergebnis zu gelangen, dass man lacht, und diesen Umstand als Ausdruck oder Ergebnis des Sich-besser-Fühlens begreift.

Die Operationalisierungsleistung gängiger Kategorisierungen für Emotionen ist nicht gering zu schätzen, aber selbst innerhalb der operationalisierenden Disziplinen muss die Funktion von Emotionen als automatisierten Antworten kritisch hinterfragt werden. Die Konzentration der Diskussion auf das somatische und evolutionäre Element bei Gefühlen oder Emotionen hat von

keit (Moralität) einen ›natürlichen‹, sinnlich erfassbaren Ursprung habe; hierin stiftet er die Grundidee emotivistischer Ethikkonzeptionen und betont zugleich die Eigenständigkeit der Ethik gegenüber Religion und Politik. Der Ausdruck »moral sense« für dieses unmittelbare, moralische Empfindungsvermögen geht auf Shaftesbury zurück. Von 1695 bis 1698 ist Shaftesbury Mitglied des englischen Parlaments, ab 1699 Mitglied des Oberhauses. 1711 erscheinen seine gesammelten Abhandlungen unter dem Titel *Characteristicks of Men, Manners, Opinions, Times,* nur zwei Jahre später stirbt der Zeit seines Lebens kränkliche Philosoph, im Alter von gerade 42 Jahren, in Neapel. *tj*

vor-kritischen Tatendrang noch durchaus aufgeschlossen für den englischen Import eines natürlichen, unmittelbaren Urteilssinns, schränkt er in seinen kritischen Schriften die Bedeutung des moral sense rigide ein: Es gebe keinen »moralischen besondern Sinn«,[4] der anstelle der Vernunft das moralische Gesetz bestimme. Moralische Handlungen erfolgen aus dem autonomen Gebrauch der Vernunft, das moralische Gefühl erscheine lediglich als ein Epiphänomen des unverfälschten moralischen Handelns. Denn Handlungen haben nur sittlichen Wert, wenn »das moralische Gesetz unmittelbar den Willen bestimme. Geschieht die Willensbestimmung zwar gemäß dem moralischen Gesetze, aber nur vermittelst eines Gefühls, welcher Art es auch sei, das vorausgesetzt werden muß, damit jenes ein hinreichender Bestimmungsgrund des Willens werde, mithin nicht um des Gesetzes willen: so wird die Handlung zwar Legalität, aber nicht Moralität enthalten.«[5]

Allein Friedrich Schiller unternimmt den Versuch, die Idee eines moral sense, ästhetisch gewendet, mit der kritischen Philosophie Kants zu versöhnen. Bereits für Shaftesbury erlaubte das Vorhandensein und die Wahrnehmung des moral sense zugleich die Erfahrung der klassischen Einheit des Schönen, Wahren, Guten. Schiller greift diese bei Shaftesbury anklingende ästhetische Bedeutung des moral sense wieder auf, indem er dem moralischen ein ›ästhetisches Gefühl‹ hinzugesellt. So wie jenes den Sinn für das Gute affiziere, befördere das ästhetische Gefühl die Erfahrung der Schönheit; beiden wesentlich ist somit die »Übereinstimmung mit einer Idee« – der Idee des Guten und der des Schönen.[6] Anders als Kant es für das moralische Urteilsvermögen voraussetzt, wenn er das Gefühl zu einer Begleiterscheinung des Vernunftgebrauchs herabstuft, sieht Schiller somit in der Ästhetik Vernunft und Gefühl als gleichberechtigte Quellen des Urteilsvermögens an. Denn einerseits »tut man ganz recht, das Schöne *objektiv* auf lauter Naturbedingungen einzuschränken und es für einen bloßen Effekt der Sinnenwelt zu erklären. Weil aber doch – auf der andern Seite – die Vernunft von diesem Effekt der bloßen Sinnenwelt einen transzendenten Gebrauch macht und ihm dadurch, daß sie ihm eine höhere Bedeutung leiht, gleichsam ihren Stempel aufdrückt. So hat man ebenfalls recht, das Schöne *subjektiv* in die intelligible zu versetzen. Die Schönheit ist daher als Bürgerin zweier Welten anzusehen, deren einer sie durch *Geburt,* der andern durch *Adoption* angehört.«[7] Für Schiller wird

4 I. Kant, KpV, A 67.
5 I. Kant, KpV, A 126,127.
6 Vgl. F. Schiller, »Über Anmut und Würde« (1793), in: *Sämtliche Werke. Fünfter Band: Erzählungen. Theoretische Schriften,* München 1959, 433–488, hier 458.
7 A. a. O., 442, Hervorhebungen im Original.

wissenschaftsphilosophischer Seite zuerst durch Paul Griffiths Kritik erfahren. Griffiths wendet sich gegen die Vereinnahmung des Begriffs Emotion durch Psychologen und Neurologen und verweist darauf, dass sich mit dem von diesen Disziplinen bestimmten Begriff nur ein Ausschnitt der Semantik wiedergeben lässt. Da Griffiths im Englischen die Unterscheidung in Emotion und Gefühl anders als im Deutschen nicht ohne weiteres zur Verfügung steht, weicht er auf eine Umschreibung derjenigen mentalen Zustände aus, die er auch unter Gefühle oder Emotionen gefasst haben möchte, die aber durch die enge Definition der Psychologie und der Neurowissenschaften ausgeschlossen werden. Er nennt diese Emotionen »höhere kognitive Emotionen« (higher cognitive emotions) und fordert eine Theorie solcher Emotionen, um die Beteiligung emotionaler Zustände an kognitiven Prozessen erklären zu können, die für länger andauernde Handlungen von Bedeutung sind. In der oben vorgenommenen Klassifikation entspräche Griffiths Unterscheidung in Emotionen und höhere kognitive Emotionen die Unterscheidung in Emotionen und Gefühle (im engeren Sinne).

Emotionen wie Angst, Freude, Mitleid, Ekel, Traurigkeit, Überraschung und Wut können die Beteiligung emotionaler Zustände an kognitiven Prozessen, die für länger andauernde Handlungen von Bedeutung sind, gerade nicht leisten, weil es sich bei diesen Gefühlszuständen um kurzzeitige stereotype Antworten auf eine Situation handelt, die mit bestimmten Gesichtsausdrücken einhergehen und in allen Kulturen sowie bei einigen dem Menschen verwandten Arten in gleicher Weise vorkommen. Anders verhält es sich hingegen mit Gefühlen, denen als latente Dispositionen eine akute Erregungskomponente fehlt. Denn bei diesen handelt es sich um lang anhaltende Phänomene, die in keinem unmittelbaren Zusammenhang mit einem signifikanten Wechsel in einer Situation stehen.

Zwar sind Theorien mit naturwissenschaftlichen Methoden gut zu untersuchen, die sich ausschließlich mit Emotionen beschäftigen und Gefühle als Untersuchungsgegenstand vernachlässigen. Denn Emotionen sind auf Grund der akuten Erregungskomponente sowie dem sie manifestierenden motorischen Ausdruck messbar und lassen einen Experimentaufbau zu. Der Anwendungsbereich solcher Theorien ist jedoch auf solch messbare, quantifizierbare Gefühle eingeschränkt.

Die Lebenswissenschaften haben mit dieser Begriffsbildung einen ihren Anliegen adäquaten Gegenstandbereich geschaffen, bei dem anscheinend universale Phänomene, die in allen Kulturen gleichermaßen vertreten sind und gleichermaßen ihren Ausdruck finden, naturgemäß in den Fokus dieser

die Übereinstimmung mit der Idee des moralisch-ästhetischen Gefühls zu einer Kernfrage aufgeklärter Philosophie. Die Unmittelbarkeit der Wahrnehmung ermögliche – wenn sie denn alle teilen – die Umsetzung des Aufklärungsgedankens, da ästhetisches Urteil *und* Moralität sodann nicht mehr theoretisch vermittelt werden müssten, sondern die menschliche Natur selbst in der Praxis vernunftgemäß wahrnehme: Die »schöne Seele« ist geboren,[8] der Mensch durch »ästhetische Erziehung« befähigt, das Schöne, Gute und Wahre zu empfinden, zu fühlen.[9] Diese moralisch-ästhetischen Systematisierungsbemühungen Friedrich Schillers waren von bedeutendem Einfluss auf die Grundlagendiskussion der idealistischen Philosophie in Deutschland von Hölderlin bis Hegel.

Das Grundproblem in der Annahme eines intuitiven moral sense liegt augenscheinlich darin, dass sich im alltäglichen Handeln der Menschen keine allgemeine Übereinstimmung in der Beurteilung von moralisch falsch und moralisch richtig erkennen lässt. Bereits bei Shaftesbury wird versucht, diese bekannten Divergenzen damit zu erklären, dass nicht alle Menschen in gleicher Weise im richtigen Gebrauch ihres moralischen Sinns geübt seien und deswegen manche einen Defekt ihres intuitiven Vermögens aufwiesen. Jedoch ist dies sicherlich keine befriedigende Lösung, sondern lediglich eine Verschiebung des Problems; schließlich wird hier nicht auf ein unabhängiges Kriterium des Urteils, sondern auf eine zweite, höhere, nun wiederum vorgeblich »wahre« Ebene der »wirklichen« Intuition verwiesen, die vorhergehende »Scheinintuitionen« entlarve. Dieses Spiel der Verschiebung aber ist unendlich fortsetzbar, man begibt sich mithin in die Falle einer zirkulären Argumentation.

Dennoch, bei aller Problematik der Idee eines moral sense weiß auch der kategorische Kant einzuschränken, obwohl »das moralische Gefühl (wie Lust und Unlust überhaupt) etwas blos Subjectives ist, was kein Erkenntniß abgiebt. — Ohne alles moralische Gefühl ist kein Mensch; denn bei völliger Unempfänglichkeit für diese Empfindung wäre er sittlich todt«.[10]

8 »Eine schöne Seele nennt man es, wenn sich das sittliche Gefühl aller Empfindungen des Menschen endlich bis zu dem Grad versichert hat, daß es dem Affekt die Leitung des Willens ohne Scheu überlassen darf, und nie Gefahr läuft, mit den Entscheidungen desselben in Widerspruch zu stehen.« (A. a. O., 468.)
9 Vgl. F. Schiller, »Über die ästhetische Erziehung des Menschen in einer Reihe von Briefen« (1795), in: *Sämtliche Werke. Fünfter Band: Erzählungen. Theoretische Schriften*, München 1959, 570–669, hier beispielsweise 595, 653, 667.
10 I. Kant, MdS, A 37.

Wissenschaften treten. Da es zum Wissenschaftsverständnis dieser Wissenschaften dazugehört, von kontingenten, historisch auftretenden Phänomenen abzusehen, müssen die semantischen Begriffsverwendungen von Gefühl oder Emotion, die diesem Ideal nicht entsprechen, automatisch herausfallen. Die Kategorisierung soll zu dem führen, was man in der Wissenschaftstheorie natürliche oder indifferente Arten nennt. Arten, die sich auf Grund ihrer notwendigen Merkmale eindeutig über die Zeiten hinweg identifizieren lassen.

Übersehen wird dabei leicht, dass es den von den Lebenswissenschaften geschaffenen Phänomenbereich als wissenschaftlichen Gegenstand in dieser Weise vorher nicht gegeben hat und dass dessen Bildung selbst bereits eine bestimmte Wissens- und Wissenschaftskultur voraussetzt. Maßgeblich für die Bildung des derzeit in Psychologie und Neurowissenschaften verwendeten Emotionsbegriffs war, dass sich ein messbarer und so nicht nur phänomenal, sondern auch kausal feststellbarer Gegenstandsbereich eingrenzen lässt. Die semantische Ausgrenzung von Phänomenen, die sich in diese Kategorisierung nicht einpassen lassen, ist dann eine zwangsläufig auftretende Erscheinung.

Dass diese Kategorisierung allerdings keine selbstverständliche ist, zeigt sich daran, dass das, was wir heute Emotionen, Stimmungen oder Gefühle nennen, von der Antike bis ins 19. Jahrhundert Konzepte einer Affektenlehre waren, die sich mit den Temperamenten und unterschiedlichen Charakteren von Menschen beschäftigt hat. Die Vorstellung etwa, Emotionen seien Produkte des Gehirns, gehörte zu dieser Lehre nicht dazu.

Die Frage, ob Gefühle wie Weltschmerz, Nostalgie oder Vertrauen in ähnlicher Weise evolutionär entstanden und damit universal sind wie Emotionen, ist bisher noch fast ebenso wenig gestellt worden, wie die Frage, inwieweit sie, wenn dem so wäre, kulturellen oder sozialen Prägungen und Ausdifferenzierungen unterliegen. Für Emotionen wird diese Frage nicht nur gestellt, sondern es werden auch unterschiedliche Antworten gegeben. Griffiths argumentiert allerdings im Laufe seiner Arbeit dafür, die Dichotomie Biologie–Kultur hinsichtlich Emotionen *und* Gefühlen fallen zu lassen, weil sie verhindert, dass sich Phänomene und Verhaltensweisen erfolgreich in eine Theorie integrieren lassen, die zwar auf biologischen Dispositionen beruhen, sich jedoch erst in einem spezifischen sozialen oder kulturellen Umfeld entfalten lassen. Denn die vorhandene biologische Anlage reicht unter Umständen alleine nicht aus, um ein bestimmtes Verhalten hervorzubringen. Dieser Einwand betrifft demnach insbesondere die Ausgrenzung derjenigen Phänomene, die in vorliegendem Zusammenhang unter der Kategorie Gefühle erscheinen.

Kein EGB

Als Wissenschaftler/innen können wir eigentlich nichts darüber sagen, wie wir mit Gefühlen umgehen sollen, denn dies hieße, den berühmt-berüchtigten »naturalistischen Fehlschluss« zu begehen. Beschrieben werden kann dagegen, wie Menschen *glauben*, Emotionen behandeln zu müssen, welche Bedeutungen sie ausgehend davon ihren Gefühlen beimessen und inwieweit sie dabei Absichten und Wirkungen zur Deckung bringen.

Geisteswissenschaftlich lassen sich drei kulturelle Konjunktionen des Umgangs mit Emotionen unterscheiden: die religiös-metaphysische Tradition, der Utilitarismus und die Versuche zur Beschreibung einer naturalistischen Ethik. Religionen und der Naturalismus leiten sich beide aus einer vorgeblich sicheren Grundlegung her: So und nicht anders zu handeln, sei eben Gottes Wille bzw. entspreche dem »Gesetz« der Natur. Menschliche Willensfreiheit wirkt vor diesem Hintergrund wie ein Manko. Das utilitaristische Ideal des »guten Lebens« ist diffiziler, weil es Reflexionen und Diskurse über das menschliche Wohl und Wehe voraussetzt: Was »gut und richtig« ist, muss erst herausgefunden werden. Nicht nur das Christentum hat diese Haltung als »epikureisch« und diesseitsbezogen abgelehnt, auch die Soziobiologie bewertet sie heute skeptisch: Durch die Betonung des jetztzeitigen Vorteils gefährde der Mensch die Lebensgrundlagen auf diesem Planeten. Tatsächlich fällt es schwer, beim alltäglichen Gefühlsmanagement stets dessen weitreichendste Folgen (Abholzung des Regenwaldes, Ozon-Loch, Klimakatastrophe) mitzubedenken. Einfacher, wenn auch nicht notwendigerweise dauerhaft befriedigender ist es, sich den psychologischen Überlegungen und Ratschlägen entsprechend zu verhalten, die beanspruchen, rational anzugeben, wie der Umgang mit spontaner Liebe, Hass, Angst, Ekel, Wut, Neid, Schmerz usw. mit möglichst geringen Reibungsverlusten zu bewältigen ist. Diese Ethik ist utilitaristisch, denn sie orientiert sich primär am aktuellen Nutzen für das Selbst und andere. Überdies steht sie, ohne sich dessen bewusst zu sein, in der Tradition des epikureischen Gefühlsmanagements.

Ein *Emotionales Gesetzbuch* scheint vor diesem Hintergrund doch ein ziemlicher Unfug zu sein. In politischen Rechtscodizes (bei religiösen Vorschriften kann anderes gelten) sind als zu regelnder Sachbereich nur manifeste *Handlungen* anzutreffen, die allerdings auch hinsichtlich ihrer emotionalen Motivation (Affekt vs. Vorsatz) bewertet werden. Innere Zustände, die für andere nicht beobachtbar sind, werden aus guten Gründen ausgenommen – schon deshalb, weil ein jeglicher Gesetzgeber seine Autorität aufs Spiel setzt, wollte er Gegebenheiten sanktionieren, die er überhaupt nicht feststellen bzw. ahnden *kann*.

5 Griffiths 1997, 105–106.

Griffiths kritisiert auch die Annahme, Emotionen seien biologisch verankert und stellten evolutionäre Antworten auf die Anforderungen der Umwelt
für das Überleben dar, während das bei Gefühlen (höhere kognitive Emotionen bei Griffiths oder sekundäre Emotionen bei Damasio) nicht so sei. Er be-
zweifelt, dass das Aufkommen von Gefühlen sich weniger direkt evolutionär
erklären lasse als Emotionen[5] und erläutert dies mit Hilfe eines Beispiels: Der
Umstand, dass die Entwicklung des Sexualverhaltens von Rhesusaffen von
bestimmten sozialen Interaktionen in den jungen Jahren der Affen abhänge,
zeige, inwiefern es nicht nur biologisch angelegter Dispositionen bedürfe,
sondern auch eines entsprechenden kulturellen und sozialen Umfeldes, damit Gefühle zur Entfaltung kommen. Käme es nämlich allein auf die biologische angelegte Disposition an, damit sich das Sexualverhalten entwickelt,
wäre keine vorangehende soziale Interaktion nötig. Die Unterscheidung in
rein dispositional angelegte und evolutionär entstandene Emotionen auf der
einen Seite und kulturell oder sozial vermittelte Gefühle auf der anderen hält
er daher für irreführend.

Eine solche Unterscheidung als strikte Unterscheidung einzuführen, ist in
der Tat irreführend. Dennoch scheint das von Griffiths angeführte Beispiel
nicht das zu zeigen, was es nachweisen soll, nämlich die biologische Disposi-
tionsabhängigkeit und kulturelle Vermitteltheit von Gefühlen. Gefühle mögen sich indirekt evolutionär erklären lassen, aber dass sie sich – wie Griffiths
behauptet – genauso direkt evolutionär erklären lassen wie Emotionen, lässt
sich mittels des Beispieles zum triebgesteuerten Sexualverhalten nicht zeigen.
Denn das triebgesteuerte Sexualverhalten mag als stammesgeschichtlich entwickeltes Merkmal nur aufkommen, wenn bestimmte soziale Interaktionen
vorangegangen sind, es mag auch auf einer Hintergrunddisposition beruhen,
aber es ist, damit es sich zu einer Disposition entwickelt, abhängig von einer
konkret auftretenden Situation. Die Unterscheidung in rein dispositional
angelegte und evolutionär entstandene Emotionen auf der einen Seite und
kulturell oder sozial vermittelte Gefühle auf der anderen ist daher nicht ganz
durchlässig.

Hinter der Argumentation von Griffiths steckt zudem eine implizite Akzeptanz. Die Akzeptanz nämlich, evolutionäre Antworten seien authentischer,
da älter. Der durchaus gängigen Darstellung des Verhältnisses von Emotionen und Rationalität nach waren im Verlauf der Evolution Emotionen vor
den rationalen Fähigkeiten des Menschen vorhanden. Mit dieser Darstellung
geht einher, dass Emotionen authentischer, schneller und immanenter seien
als rational fundierte Handlungsentschlüsse, Entscheidungen oder Urteile.

These 1

Die Basisemotionen[>>>], von denen in der Psychologie die Rede ist, sind eine hilfreiche Heuristik, die auch plausibel wirkt, da ja inzwischen physiologische Trägerstoffe für diese subjektiven Gefühlszustände (»Qualia«) angegeben werden können. Kulturanthropologisch ist demgegenüber davon auszugehen, dass relevante emotionale Erlebnisse immer in einer empirischen raum-zeitlichen Lebenswelt und vor dem Hintergrund eines bestimmten kulturellen Szenarios verortet sind und so analysiert werden müssen. Gefühle scheinen in ihren Bedeutungen und Nuancen auch historisch wandelbar zu sein: So sind psychiatrische Krankheitsbilder wie Hysterie, Nervosität und Perversionen, die um 1900 als überaus verbreitet galten, heute »am Verschwinden«. Ob dies durch eine veränderte medizinische Terminologie und andere kurative Umgangsweisen bedingt ist oder tatsächlich an einem gewandelten »epidemiologischen« Zustand liegt, ist ungeklärt.

These 2

Ein weiteres heuristisches Modell liefert die evolutionsbiologische Annahme, dass sämtliche Verhaltensweisen von Lebewesen mit einem entwickelten Zentralnervensystem auf drei Grundformen zurückgeführt werden können: Angriff, Flucht und Fortpflanzungs-/Brutpflegeverhalten. In der Ontogenese des Menschen soll die Phylogenese rekapituliert und erst später im sozialen Umgang differenziertere und reflektiertere Verhaltensweisen entwickelt werden – Wut, Angst und Liebe wären damit die grundlegendsten aller humanen Gefühlszustände.

These 3

Verschiedene wissenschaftliche Richtungen, die in der Vergangenheit versprochen haben, subjektives Bewusstsein sowie dessen kulturelle Kontexte unter Verweis auf solche biologische Daten vollständig und hinreichend erklären zu können, sind gescheitert: Die Psychoanalyse hat seit rund 100 Jahren die alles beherrschende Wirkung der Eltern-Kind-Konflikte propagiert, die Soziobiologie seit rund 30 Jahren den »Egoismus« der Gene und die Neurowissenschaft seit rund 20 Jahren die Physiologie des Zentralnervensystems für die materielle Grundlage von Subjektivität und kulturellen Erscheinungen ausgeben wollen. Geblieben ist es bei dem weitgespannten Anspruch und vielen leeren Versprechungen, denn faktisch sind keine dauerhaft befriedigenden Erklärungen für lebensweltlich relevante Zustände oder Lösungen für soziale Probleme formuliert worden. Reduktionistische Programme, die vorgeben, jedes unserer Alltagsprobleme entschlüsseln und auch beheben zu können, sind wohl eher aufgrund einer alltäglichen Sehnsucht nach Sinnfindung eine gewisse Zeit lang populär. Sie bewegen sich innerhalb des anthropologischen Zirkelschlusses und verweisen – mit einem gewissen zeitlichen Abstand wird dies jedes Mal deutlich erkennbar – auf historisch kontingenten Bedingungen ihres Entstehungszeitraums. Dies muss nicht heißen, dass ihnen eine gewisse Annäherung an die »objektiven« Verhältnisse gänzlich abzusprechen ist.

tw

>>>
Die sechs Basisemotionen sind nach Paul Ekman: happiness (Freude), surprise (Überraschung), sadness (Trauer), fear (Angst), disgust (Ekel), anger (Ärger). Caroll E. Izard zählt darunter weiterhin: interest-exitement (Interesse-Erzeugung), distress-anguish (Qual), shame and guilt (Scham und Schuld), contempt (Verachtung – ist umstritten). Auch die Zahl der »Basisemotionen« ist in der Literatur umstritten. Quelle Vgl. http://emotions.psychologie.uni-sb.de/vorlesung/komponenten.html (Stand Januar 2005)

Dieser Darstellungsweise entspricht das Verständnis von Emotionen als automatisierten Antworten auf eine Situation oder Entscheidung, die die Evolution hervorgebracht hat, ehe ein rationaler Zugang in Form narrativer Komponenten in Emotionen oder Gefühlen Eingang gefunden haben. Griffiths kritisiert mithin eine Weise der Kategorisierung, an der er dann schließlich selbst mit seiner Kritik partizipiert.

Diese Überlegungen sollen nicht darüber hinwegtäuschen, dass Kategorisierungen für wissenschaftliches Arbeiten unerlässlich sind. Sie normieren einen Gegenstandsbereich und damit ein Untersuchungsfeld. Ob es sich um brauchbare Kategorien handelt, zeigt sich nicht zuletzt im Verlauf des wissenschaftlichen Arbeitens. Die Verabsolutierung solcher Kategorienbildung täuscht jedoch leicht über die Reichweite der herausgebildeten Untersuchungsgegenstände und der dazugehörigen wissenschaftlichen Theorien hinweg. Die tatsächlich legitimierte Reichweite klarzustellen, ist letztlich nicht nur der wissenschaftlichen Redlichkeit geschuldet, sondern entlastet die betreffenden Theorien auch hinsichtlich überzogener Erwartungen an die Erklärungsleistung.

Literatur

- Ben Ze'ev, A., *The Subtlety of Emotions*, Cambridge Mass. 2000.
- Birnbacher, D., »Gegenstand und Ursache der Emotion in Spinozas Affektenlehre«, in: *Affekte. Philosophische Beiträge zur Theorie der Emotionen*, hrsg. von S. Hübsch / D. Kaegi, Heidelberg 1999, 101–115.
- Damasio, Antonio. R., *Descartes' Irrtum. Fühlen, Denken und das menschliche Gehirn*, München 1997. (engl.: *Descartes' Error. Emotion, Reason and the Human Brain*, New York 1994.)
- Dennett, D., »Cognitive wheels: The frame problem in AI«, in: Z.W. Pylyshyn (Hrsg.), *The Robot's Dilemma: The Frame Problem in Artificial Intelligence*, Norwood NJ 1987, 41–64.
- De Sousa, R., *The Rationality of Emotions*, Cambridge Mass. 1987.
- Ekman, P., *Approaches to Emotions*, Hillsdale NJ 1984.
- Elster, J., *Alchemies of the Mind: Rationality and the Emotions*, Cambridge 1999.
- French, P. A., *Philosophy of Emotions*, 1999.
- Frijda, N., *The Emotions*, Cambridge 1986.
- Green, O. H., »Is Love an Emotion?«, in: R. E. Lamb (Hrsg.), *Love Analyzed*, Boulder Colorado / Oxford 1997, 209–224.
- Griffiths, Paul E., *What Emotions really are. The Problem of Psychological Categories*, Chicago / London 1997.
- Scherer, K., *Approaches to Emotions*, Hillsdale NJ 1984.

ag	Anja Göritz
agr	Angela Grünberg
ap	Alexandra Pontzen
be	Birte Englich
bf	Björn Falkenburger
ch	Christoph Holzhey
cn	Cordula Neis
eme	Eva-Maria Engelen
jpr	Jan Philipp Reemtsma
mh	Martin Heisenberg
mk	Martin Korte
mm	Monia Manaa
mthf	Marie Theres Fögen
rmk	Rainer Maria Kiesow
ra	Robert André
se	Susanne Erk
tj	Tobias Jentsch
tw	Tilmann Walter
ws	Wolf Singer

ROBERT ANDRÉ

geb. 1963, lebt in Hamburg. Er studierte Literaturwissenschaft, Philosophie und Kunstgeschichte in Hamburg, Baltimore und Tübingen und arbeitet freiberuflich als Literaturwissenschafter sowie philosophischer Berater (Philosophische Praxis Hamburg). Zu seinen Forschungsschwerpunkten zählen die Geschichte und Theorie der Literatur sowie neben der praktischen Philosophie die Rechtsphilosophie.

EVA-MARIA ENGELEN

geb. 1963, studierte Philosophie, Geschichte und Rechtswissenschaften an den Universitäten Mannheim, Freiburg und Konstanz und lehrt an der Universität Konstanz. Zu ihren Forschungsschwerpunkten zählen Philosophie der Gefühle, Wissenschaftstheorie und Wissenschaftsgeschichte, Sprachphilosophie, Philosophiegeschichte. Eva-Maria Engelen ist seit 2000 Mitglied der Jungen Akademie.

BIRTE ENGLICH

geb. 1968, lebt in Würzburg. Sie studierte Psychologie in Gießen, München und Mannheim und arbeitet zurzeit in einem DFG-Forschungsprojekt über Urteilsverzerrungen und Urteilseinflüsse auf richterliche Entscheidungen an der Universität Würzburg. Zu ihren Forschungsschwerpunkten zählen psychologische Einflüsse bei der Entscheidungsfindung vor Gericht sowie Ankereffekte und andere Urteilseinflüsse im Allgemeinen, des Weiteren Gruppenprozesse und Leistungsvorteile in Teams.

SUSANNE ERK

geb. 1970, lebt in Frankfurt am Main. Sie studierte Medizin in Köln und arbeitete von 1999 bis Anfang 2005 als wissenschaftliche Mitarbeiterin an der Abteilung Psychiatrie III der Universität Ulm. Seit Februar 2005 arbeitet sie im Labor für klinische Neurophysiologie und Neuroimaging an der Psychiatrischen Klinik der Johann Wolfgang Goethe-Universität in Frankfurt am Main. Zu ihren Forschungsschwerpunkten zählt die grundlagenwissenschaftliche Anwendung funktionell bildgebender Verfahren zum Verständnis von Emotionen, speziell die Untersuchung des Einflusses der Emotionen auf Gedächtnisleistungen sowie der Mechanismen der Emotionsregulation.

BJÖRN FALKENBURGER

geb. 1974, lebt in Göttingen. Nach dem Medizinstudium in Tübingen arbeitete er als Arzt in der Neurologischen Klinik. Er forscht über die Freisetzung von Dopamin im Gehirn und beschäftigt sich mit experimentellen Therapien der Parkinson-Krankheit. Björn Falkenburger ist seit 2003 Mitglied der Jungen Akademie.

MARIE THERES FÖGEN

geb. 1946, lebt in Frankfurt am Main und Zürich. Sie studierte Rechtswissenschaft an den Universitäten München und Frankfurt am Main, lehrt als Professorin für Römisches Recht und Privatrecht an der Universität Zürich und ist Direktorin am Max-Planck-Institut für Europäische Rechtsgeschichte in Frankfurt am Main. Zu ihren Forschungsschwerpunkten zählen die antike und mittelalterliche Rechtsgeschichte sowie moderne Rechts- und Gesellschaftstheorie.

ANJA GÖRITZ
geb. 1972, lebt in Nürnberg.
Sie studierte Psychologie
und arbeitet als Habilita-
tionsstipendiatin an der
Universität Erlangen-Nürn-
berg. Zu ihren Forschungsschwerpunkten zählen die
Datenerhebung über das
Internet und die Erzeugung
von Stimmungen.

ANGELA GRÜNBERG
geb. 1967, lebt in London.
Sie studierte Geschichte,
Philosophie und Jura
in London, Oxford und
Berlin. Sie arbeitet als
freie Anwältin (barrister)
in London und unterrichtet
zeitweise am Law Depart-
ment der London School
of Economics. Zu ihren
Forschungsschwerpunkten
gehören Rechtsphiloso-
phie, insbesondere Natur-
rechtsphilosophie, und
die Philosophie der Sprech-
akte.

MARTIN HEISENBERG
geb. 1940, lebt in Würz-
burg. Er studierte Chemie
und Biologie in München
und Tübingen und ist Pro-
fessor für Neurobiologie
und Genetik an der Uni-
versität Würzburg. Seine
Forschung konzentriert
sich auf das Gehirn und
Verhalten der Taufliege
Drosophila, mit dem Ziel

ein funktionelles Gehirn-
modell zu entwickeln.
Zu seinen wichtigsten Ent-
deckungen gehören die
Selbstorganisation im
visuellen Verhalten durch
initiale Aktivität, das operante Lernen, selektive
Aufmerksamkeit und die
Lokalisation von Gedächt-
nisspuren im Gehirn.

CHRISTOPH HOLZHEY
geb. 1968, lebt in Berlin. Er
studierte Physik in Oxford
und Princeton und Ger-
manistik an der Columbia
University, New York.
Gegenwärtig ist er wissenschaftlicher Mitarbeiter
im von der Volkswagen-
Stiftung geförderten For-
schungsprojekt »Mystik
und Moderne« an der Uni-
versität Siegen. Zu seinen
Forschungsschwerpunk-
ten zählen paradoxe Lust
in Literatur, Ästhetik und
Wissenschaft und bio-
physikalische Theorien der
Selbstorganisation.

TOBIAS JENTSCH
geb. 1974, lebt in Berlin.
Er studierte Deutsche
Literatur, Philosophie und
Geschichte in Konstanz
und Wien und hat eine
literaturwissenschaftliche
Dissertation über Meta-

phern des Fremden ge-
schrieben. Er ist fester
Mitarbeiter der Jungen
Akademie.

RAINER MARIA KIESOW
geb. 1963, ist Privatdozent
am Fachbereich Rechts-
wissenschaft der Johann
Wolfgang Goethe-Univer-
sität und Referent am
Max-Planck-Institut für
Europäische Rechtsge-
schichte, Frankfurt am
Main. Sein Forschungs-
schwerpunkt sind die
Grundlagen des Rechts seit
Entdeckung der Neuen
Welt. Rainer Maria Kiesow
ist seit 2000 Mitglied der
Jungen Akademie.

MARTIN KORTE
geb. 1964, lebt in Braun-
schweig und Rheine. Er
ist Professor für Tierphy-
siologe an der TU Braun-
schweig. Seine Forschungs-
schwerpunkte sind die
zellulären Grundlagen
von Lern- und Gedächtnis-
vorgängen. Martin Korte
ist seit 2000 Mitglied der
Jungen Akademie.

MONIA MANAA
geb. 1969, lebt in München.
Sie studierte Rechtswis-
senschaften und Kunst in
Passau, Köln, Paris und
München. Zurzeit schreibt
sie eine rechtshistorische
Dissertation über Unter-

nehmensfusionen. Zu ihren Forschungsschwerpunkten zählen Europäische Rechts- und Wirtschaftsgeschichte, Rechtstheorie, Unternehmens- und Gesellschaftsrecht.

CORDULA NEIS

geb. 1971, lebt in Berlin. Sie studierte Romanische Philologie, Musik- und Erziehungswissenschaften an den Universitäten Saarbrücken, Pavia und Potsdam. Die Sprachwissenschaftlerin ist als wissenschaftliche Mitarbeiterin am Institut für Romanistik der Universität Potsdam tätig. Zu ihren Forschungsschwerpunkten zählen Sprachtheorie, Sprachphilosophie, Aufklärungsforschung und Begriffsgeschichte. Ihre Dissertaion über die Berliner Preisfrage nach dem Ursprung der Sprache (1771) wurde 2003 vom Deutschen Romanistenverband mit dem Elise-Richter-Preis ausgezeichnet.

ALEXANDRA PONTZEN

geb. 1968, lebt in Aachen. Sie studierte Germanistik, Romanistik, Philosophie und Erziehungswissenschaft in Bonn und Toulouse und lehrt Deutsche

Literatur an der Université de Liège (Lüttich). Zu ihren Forschungsschwerpunkten zählen Künstlerliteratur und Werkbegriff, deutsch-jüdische und Gegenwartsliteratur, literarische Emotionspsychologie.

JAN PHILIPP REEMTSMA

geb. 1952, lebt und arbeitet vorwiegend in Hamburg. Er lehrt Neuere Deutsche Literatur an der Universität Hamburg, ist Geschäftsführender Vorstand des Hamburger Instituts für Sozialforschung und Vorstand der Arno Schmidt Stiftung. Zahlreiche Veröffentlichungen zu literarischen, historischen, politischen und philosophischen Themen, darunter Verbrechensopfer. Recht und Gerechtigkeit (2002, mit Winfried Hassemer), Warum Hagen Jung-Ortlieb erschlug. Unzeitgemäßes über Krieg und Tod (2003).

WOLF SINGER

geb. 1943, studierte Medizin in München und Paris, promovierte 1968 an der Ludwig-Maximilians-Universität in München, habilitierte sich 1975 an der TU München und ist seit 1981 Direktor am Max-Planck-Institut für Hirnforschung in Frankfurt

am Main. Seine Forschung ist der Aufklärung der neuronalen Grundlagen kognitiver Funktionen gewidmet. Zunächst konzentrierten sich die Arbeiten auf die Hirnentwicklung, wobei erfahrungsabhängige Reifungsprozesse im Vordergrund standen. Heute befassen sich die meisten Projekte mit dem so genannten Bindungsproblem. Kognitive Funktionen beruhen auf der gleichzeitigen Verarbeitung einer Vielzahl unterschiedlicher Sinnessignale in weit verteilten Regionen der Hirnrinde. Wie diese Teilprozesse zusammengebunden werden, um kohärente Wahrnehmungen zu ermöglichen, ist eines der zentralen Forschungsthemen.

TILMANN WALTER

geb. 1968, lebt in Heilbronn. Er studierte Geschichte und Germanistik in Heidelberg und lehrt derzeit Geschichte an der Universität Sankt Gallen. Zu seinen Forschungsschwerpunkten gehören Wissenschaftsgeschichte, Historische Anthropologie und die Geschichte der Sexualität.

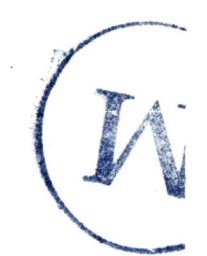